陆瘦燕朱汝功针灸集成

# 陆瘦燕朱汝功论腧穴

陆瘦燕　朱汝功　**著**

陆焱垚　王佐良　席时召　**整理**

上海科学技术出版社

# 内 容 提 要

本书是"陆瘦燕朱汝功针灸集成丛书"中的一本。第一至第三章是陆瘦燕朱汝功伉俪在1961年出版的《腧穴学概论》,书中对每个十四经经穴的位置、解剖、主治、取穴、针灸等作了详细介绍,并选录古人针灸成方,可作临床参考,另外,收辑了经外奇穴382个。在附录中,收载了有关腧穴的七篇歌诀、十四经经穴分布图和具有特别标志或特殊取穴方法的腧穴照片图,并有穴名笔画索引,以便查阅。第四章是他们在20世纪五六十年代发表的论文,对腧穴的命名、五输穴的意义和临床应用作了深入的探讨。

本书可供中医临床医师、针灸医师及学习针灸者与爱好者参考阅读。

**图书在版编目(CIP)数据**

陆瘦燕朱汝功论腧穴/陆瘦燕,朱汝功著;陆焱垚,王佐良,席时召整理. —上海:上海科学技术出版社,2014.6(2020.6重印)

(陆瘦燕朱汝功针灸集成)

ISBN 978-7-5478-2201-2

Ⅰ.①陆… Ⅱ.①陆… ②朱… ③陆… ④王… ⑤席… Ⅲ.①俞穴(五腧)-研究 Ⅳ.①R224.2

中国版本图书馆 CIP 数据核字(2014)第 073589 号

# 陆瘦燕朱汝功论腧穴

陆瘦燕 朱汝功 著

上海世纪出版(集团)有限公司
上海科学技术出版社 出版、发行

(上海钦州南路71号 邮政编码 200235 www.sstp.cn)

苏州望电印刷有限公司印刷

开本 787×1092 1/16 印张 21.75

字数 300 千字

2014 年 6 月第 1 版 2020 年 6 月第 5 次印刷

ISBN 978-7-5478-2201-2/R·723

定价:58.00 元

# 前　言

　　现代著名针灸学家、针灸临床家、针灸教育家陆瘦燕、朱汝功伉俪,他们一生从事针灸医疗、教育和科研工作,经过半个多世纪在针灸医、教、研各领域的科学探索和实践锤炼,他们的学术思想推陈出新,融会贯通,自成体系;他们的诊疗针术日臻精湛,炉火纯青,形成了自己独特的风格,成为当今针灸学术界的一个著名流派——陆氏针灸流派。

　　1950 年为促进针灸学术的发展和传扬,瘦燕先生将自己悬壶 20 余年的治疗心得编著了《针灸正宗》第 1 集和第 2 集,此书是他从医后的第 1 次临床总结,书中收集了 115 个病种的有效案例,记录了他早年的学术思想和医疗经验,从中可管窥在 20 世纪三四十年代,瘦燕先生之针术已达立竿见影之效。

　　在 20 世纪 50 年代末至 60 年代初,陆瘦燕、朱汝功两位大师又整理总结了针灸经络、腧穴、刺灸、治疗等方面的系统理论和临床实践,主持编写了"针灸学习"丛书,作为学习针灸者和针灸工作者的专业参考读物,先后由上海科学技术出版社出版了《经络学图说》《腧穴学概论》《刺灸法汇论》及《针灸腧穴图谱》。他们在书的封面上均印有一"盘"状纹样,是二位大师寓意"和盘托出",将自己的学识,倾心尽力整理撰写,以飨读者,以期促进针灸学术的交流,提高针灸队伍的整体水平,推动针灸学术的发展。其中《针灸腧穴图谱》还多次被海外出版社翻印发行,影响极为深远。但随着时间的迁移,这些专著已难觅踪影,读者欲购而不得,欲学而无从师之。

　　2009 年 6 月,"陆氏针灸疗法"被列为上海市非物质文化遗产项目,2011 年5 月,又被列入国家级非物质文化遗产项目。为更好地传承、发扬"陆氏针灸疗法"创始人——陆瘦燕和朱汝功两位大师的学术思想和医疗特色,我们特将两位大师以往的著作、论文、医案、医话、讲稿,包括未发表过的文章,做一系统的整理,分成 6 本专著,分别是《陆瘦燕朱汝功论经络》《陆瘦燕朱汝功论腧穴》《陆瘦燕朱汝功论刺灸》《陆瘦燕朱汝功论针灸辨证论治》《陆瘦燕朱汝功针灸医案》及《陆瘦燕朱汝功针灸腧穴图谱》，组成一套"陆瘦燕朱汝功针灸集成"丛书，既便于随时参考学习，又便于长久收藏。

本丛书内针灸处方中穴位右下方所用符号："＋"代表针刺补法，"－"代表针刺泻法，"±"代表针刺先补后泻，"干"代表针刺先泻后补，"△"代表艾灸，"○"代表火罐，"♀"代表温针。穴位右下方同时标明所取为"左""右"或"双"侧。对某些特殊穴位所用的特殊手法，均在处方下手法栏内加以说明。药物处方中所用的重量单位，一律以法定单位"克"为标准。

今年欣逢汝功先生百岁，她与瘦燕先生共同创立了陆氏针灸流派，更在瘦燕先生被迫害致死后，继续丰富发展了陆氏针灸流派。同时，将其流派的精髓整理成书，付梓出版。她经历了命运的大起大落，遭到不公正的对待，但依然笑对人生；她待人宽厚，凡事坦然处之，因此得享高寿。由于她的健在，对我们的整理工作给予了很多的指导和帮助，使丛书得以顺利完成。

丛书各分册分别由"陆氏针灸"共创人、100 岁高龄的朱汝功教授及国医大师颜德馨教授，上海中医药大学原校长严世芸教授，"石氏伤科"传承人、上海市黄浦区中医医院原院长石仰山教授，上海市针灸经络研究所原所长陈汉平教授作序。承各位国医翘楚对丛书的关切和厚爱，深表感谢！

这套丛书较为完整地反映了两位大师在针灸学术和针灸临床上的系统理论和经验特色，是他们留给后人的一份宝贵文化遗产。我们怀着对他们无比崇敬和感恩的心情，怀着对现代针灸学术继承发展的良好愿望，尽心尽力地来完成这一工作。希望这套丛书能对热爱中医针灸，热爱"陆氏针灸流派"的同仁和后学者有所裨益，并以此告慰瘦燕先生的在天之灵。

整理者：陆焱垚、王佐良、席时召

2013 年 12 月于上海

# 陆瘦燕朱汝功针灸人生

"陆氏针灸"是我国现代针灸学术界的一大流派,2009 年被列入上海市非物质文化遗产名录,2011 年又被列入国家级非物质文化遗产名录,作为一个地方流派,"陆氏针灸"是唯一进入国家级的针灸项目。

在众多的针灸流派中,"陆氏针灸"能脱颖而出,被列入国家级非物质文化遗产名录,这完全源于"陆氏针灸"的创始人、我国现代著名的针灸学家、针灸教育家及临床家陆瘦燕和他的夫人朱汝功在针灸领域几十年如一日的不懈努力。

## 一、幼承庭训,孜孜以求

陆瘦燕,1909 年 12 月 14 日出生在江苏省嘉定县西门外严庙乡(今上海市嘉定区朱家桥人民村杨家宅)一个针灸医师的家庭。

生父李培卿(字怀德,1865~1947 年),医术高超,有"神针"之誉,生有六子二女,陆瘦燕排行最小,自幼出嗣陆门,迁居江苏昆山。李公因爱幼子,后亦定居昆山悬壶应诊,使陆瘦燕能始终跟随于生父左右,他耳濡目染针灸治病之神效,更受其父济世仁术的熏陶,16 岁中学毕业后,即立志继承父业,随父学医。李公严格要求,悉心教诲,陆瘦燕天资聪颖,勤奋好学,因此,在少年时即对针灸奠定了坚实的基础。

1927 年,陆瘦燕 18 岁,通过上海医学会考试,开始行医生涯,起先分别在江苏昆山南街"绿墙头"及上海南市两处开业,后因战乱,全部迁至上海八仙桥(今上海市金陵中路 112 弄 5 号),白天门诊,晚上出诊。当时虽年纪尚轻,但他视患者如亲人,诊病认真,手法熟练,疗效显著,因此,诊务日隆,前来求治者络绎不绝。

陆瘦燕在 1950 年出版的《针灸正宗》第 1 集《金针实验录》自序中谈道:"先君培卿公以金针鸣于世,大江南北,求诊者踵接。而先君未曾以此自满,日夜孜孜,虚心求益,以诲瘦燕。燕不敏,悬壶以来,二十余年如一日,兢兢业业,履薄临深,不敢稍背父训。"从这些话中,我们可以看出他深得严父的教诲,在临床上认真钻研,不敢有丝毫懈怠。

朱汝功,1913年7月16日出生在江苏省奉贤县三官堂(今上海市奉贤区光明乡)一个教师家庭,父亲朱叔屏学术渊博、精通书法,生有一子一女,朱公并无重男轻女的封建思想,非但不尊父命给女儿缠足,还自幼让女儿与兄长朱汝霖一起入学。但天有不测风云,朱汝功13岁时,父母在一年中相继仙逝,故全赖祖父母及伯母抚养长大。但自幼受其父好学的影响,养成刚毅自强的性格,发奋读书,毕业于奉贤县师范学校,毕业后在奉贤南桥女校任教。抗日战争爆发后,日军由金山卫登陆,奉贤首当其冲,无奈避居上海表姐家,受出身于中医世家并在沪行医的表姐夫王士良的影响,进中国医学院学岐黄之术,业从章次公、李培卿等名师,1941年毕业后,在奉贤南桥开业,诊务亦颇兴盛。

1943年,陆瘦燕与朱汝功结为伉俪,婚后在上海八仙桥各自设诊行医。他们医术高明,医德高尚,日诊数百号,并有很多前来投帖拜师者,但在当时,中医颇受歧视,针灸更被认为"不科学",当局者大有消灭废除中医之势。他们对此深感气愤和忧虑,并坚信中医流传数千年,是以临床实践为基础,以系统理论做指导的一门医学,是中华民族赖以生存、繁衍的一门医学,是任何人都否定和消灭不了的。陆瘦燕在《金针心传》按语中说:"余不辞辛苦,埋头苦干,于中国针灸界或稍有贡献也。"他是这样说的,也是这样做的。

## 二、医术精湛,蜚声海上

中华人民共和国成立后,随着中医政策的颁发和落实,中医针灸得到新生。他们在自己诊所内首先改变"隔衣进针"自古相沿的旧习惯,采用暴露体表治疗部位,皮肤经消毒后再进行针刺的操作方法。同时,对针具也用煮沸或乙醇浸泡方法进行消毒,这在当时是一个了不起的创举,是针灸临床上的一大改革和进步,以后逐步成为广大针灸工作者的操作常规,亦为针灸进入医院打下了基础。

他们改进针具,创制"瘦燕式"金、银质毫针及各种规格的不锈钢毫针,认为针具的好坏,主要在于针柄绕得是否均匀紧凑,针尖是否圆利得当,在他们的倡导下,逐步发展成目前部定的"松针形"毫针针尖的统一规格。每日诊毕,对使用过的针具都要逐一整修,务使针体挺直,无弯曲,无缺损,针尖没有勾毛。

1952 年，陆氏伉俪除私人开业外，还一起参加了上海市公费医疗第五门诊部的特约门诊工作。1955 年，陆瘦燕又被聘为第二军医大学中医顾问，朱汝功被聘为上海市干部疗养院、上海市第二肺结核病院的中医顾问。除此之外，自 20 世纪 50 年代始，陆瘦燕一直担任上海市针灸学会主任委员及上海市中医学会副主任委员，他定期组织学术讲座、开办进修班，为提高整体针灸队伍的水平，做了大量工作。上海的针灸医学在 20 世纪五六十年代发展迅速，陆瘦燕功不可没。

当时，陆氏伉俪已合并诊所，分别看上午和下午，诊所业务鼎盛，"陆瘦燕"三个字在上海可以说家喻户晓、妇孺皆知。前来求治的不仅有各种风湿痹证及内科杂病，还有精神病、麻风病之类的特殊病证。在夏季，前来打"伏针"的患者更多，不得不每日限额挂号（上午半日 400 号），以致患者通宵排队候诊，这成了当时一道奇特的景观。其中，有的请人代为排队，有的向人租借板凳排队，由此，"陆瘦燕针灸"诊所的邻居多把"代人排队""出租板凳"当作一个难得的商机。陆瘦燕从清晨 6 点开始门诊，30～40 个患者一批，他亲自逐个切脉问诊、处方配穴、书写病历（初诊病史由学生提前写就），然后由学生安排治疗床位，同时依据病历上的处方，进行体表穴位消毒，他再进行针刺治疗，而装艾、点火、起针、拔罐等辅助工作则均由学生完成。这样一批接着一批，一直要到午后 1 点多才能结束门诊。朱汝功从下午 2 点开始门诊，要治疗 200 多个患者，到 6 点多结束。除了门诊外，朱汝功还要出诊，为中风瘫痪等行动不便的患者进行治疗。私人诊所每日要治疗如此多的患者，完成如此多的门诊量，不能说后无来者，也是前无古人、绝无仅有的。

陆瘦燕生前曾多次参加下乡巡回医疗，最后一次是 1965 年到南汇县黄路公社。在短短的 3 个月中，他下生产队登门送医、随访，悉心治愈了许多几十年没有被治好的疑难病证。有一个 6 岁儿童，在 3 岁时左耳因用发夹挖耳垢而致聋，去许多医院求治均无效果，经陆瘦燕针刺治疗 10 余次，基本恢复了听力；有一位患者下肢疼痛不能行走已 8 年，稍动则剧痛，彻夜不能安眠，虽经中西医调治，病势不减，陆瘦燕为她每周治疗 2 次，连续 6 周，病情日益好转；有一位患者患"老胃病"已 40 多年，稍受风寒或心情不好就要发作，经陆瘦燕针刺治疗 11 次就解除了病痛；还有用针灸结合中药，治疗 4 次，治愈患者 20 年的鼻炎；有用 4 次灸法治愈 6 年的阳痿……当地农民交口称颂，纷纷写信，表达感激之情，方圆几十里的患者都赶来请他治疗。当时，香港《大公报》为介绍大陆医学专家下乡为广大农民治病的事迹，登载了一篇题名《"针灸大王"下乡记》的文章，此后，"针灸大王"陆瘦燕更蜚声海内外。

### 三、无私传授，桃李天下

除了私人带徒外，1948 年，陆氏伉俪共同创办了"新中国针灸学研究社"及针灸函授班，分别担任社长及副社长。他们亲自编写讲义，答复函授学员的来信提问，慕名前来参加针灸函授班的学子遍及海内外，全国各地及东南亚均办有"新中国针灸学研究社"分社，影响极大。

与此同时，他们研制针灸经络穴位模型；整理中医学理论，总结 20 余年之临床经验，撰著了《针灸正宗》第 1 集(《中风预防法》《金针实验录》)和第 2 集(《金针心传》《穴位释义》)；还在报刊上连载《燕庐医话》，宣传推广针灸医学。在中医衰退，针灸更是难以为继的境况下，陆氏伉俪大力宣传并兴办针灸教育，实是延续中医命脉的重要之举。

中华人民共和国成立后，为针灸医学蓬勃发展的需要，他们在 1952 年及 1955 年先后开办了两期针灸学习班，采用边教学、边临诊，集体上课，个别带教的模式进行教学，除针灸专业课外，还设置了中医基础理论和西医生理、解剖等课程，邀请有关专业老师授课。这样，既继承了传统的带徒模式，又吸收了医学院校集中上课、系统教学的方法，理论与实践相结合，学制 3 年，培养了一批学有专长的针灸医务人才，其中有不少后来成为针灸事业的骨干。他们创办针灸学习班的成功经验，为后来上海市历届中医带徒班所吸取。集中教，个别带，自"陆瘦燕朱汝功针灸学习班"始，成为中医教育界一种新的传授方式。

1958 年春，为更好地继承发扬针灸医学，培养针灸事业接班人，陆瘦燕毅然放弃了收入丰厚的私人门诊，接受上海中医学院的聘请，担任针灸教研室主任，并着手筹建针灸系。1959 年，又受卫生部委派，作为中华人民共和国成立后第 1 个中国医学代表团成员，赴苏联讲学、会诊，进行学术交流，将中国针灸较为系统地作了介绍，引起了苏联医学界的极大兴趣，回国后，陆瘦燕被任命为国家科学技术委员会委员、全国政协特邀委员等职。

1960 年，全国第 1 个针灸系在上海中医学院成立，陆瘦燕被任命为系主任，后又兼任上海中医学院附属龙华医院(以下简称"龙华医院")针灸科主任、上海市针灸研究所所长。同年，朱汝功亦结束了私人门诊，接受龙华医院的聘请，任针灸科副主任，至此，他们夫妇又共同在中医高等学府医疗、教育、科研各个领域携手并进。

陆瘦燕深感肩上责任重大，始终谦虚谨慎、脚踏实地、一丝不苟地工作。他亲自为针灸系、医疗系、西医学习中医研究班、针灸培训班的同学上课，做手法示教；主持编写针灸学不同层次的教材；研制教具，主持设计创制了我国第1台与成人同样大小的光电显示经络腧穴电动玻璃人模型，并于1964年获全国工业产品二等奖；主持设计创制了我国第1套脉象模型，亦于1964年获全国工业产品三等奖。通过直观的教具配合上课，大大提高了教学效果。

为促进针灸学术的发展和传播，他们共同整理总结了经络、腧穴、刺灸、治疗等方面的中医理论和临床经验，主持编写了"针灸学习"丛书，先后出版了《经络学图说》《腧穴学概论》《刺灸法汇论》《针灸腧穴图谱》等专著，作为学习针灸者和针灸工作者的参考读物，对推动针灸学术的发展起了积极作用。其中《针灸腧穴图谱》还被海外出版社多次翻印发行，影响极为深远。

## 四、热补凉泻，推陈出新

在临床上他们一贯坚持运用针刺手法，认为针灸治病，除了辨证正确、处方配穴得当外，还要运用适当的手法，这如同内科治病，辨证、用药、剂量三者缺一不可，是相辅相成的。尤其在治疗脏腑病时，运用补泻手法的疗效确实比不用补泻手法为佳。经过几十年的实践探索，他们的针刺手法已达得心应手、炉火纯青之境。

陆瘦燕曾说："针刺手法一旦失传，不仅会降低疗效，更可怕的是，针灸学中具有特色的操作技术将毁灭在我们这一代，实在是上愧对祖先，下愧对子孙。"故他对针刺基本手法、辅助手法、补泻手法进行了深入的研究和科学的分类，特别对"烧山火"与"透天凉"这两种复式补泻手法，从源到流，从理论到操作，做了深入而精辟的讨论，提出了较为规范的具体操作方法："烧山火"手法，以徐疾、提插、九六、开阖四法的补法为主，结合捻转补法组成；"透天凉"手法，以徐疾、提插、九六、开阖四法的泻法为主，结合捻转泻法组成。并指出了手法成败的主要关键所在。

1958年夏季，全国第1次针灸经络学术会议在上海召开，卫生部、各省市的领导及针灸专家参加了这次盛会,共同探讨了针灸医学的继承和发展等问题。陆瘦燕在会上表演了"烧山火""透天凉"针刺补泻手法,使受试者当即分别产生热或凉的感觉,对此,会场为之震惊和振奋。此后,在全国针灸界掀起了研究针刺手法的热潮。

在参加上海中医学院工作后,更为他们研究针刺手法的物质基础及原理机制提供了有利条件。20世纪60年代初,他们率先与上海中医学院生化教研室协作,观察了"烧山火""透天凉"手法对体温、血糖和血浆柠檬酸含量变化的影响,结果是:"烧山火"使体温普遍上升,血糖和血浆柠檬酸含量明显增加($P<$0.01);"透天凉"使体温普遍下降,血糖和血浆柠檬酸含量明显降低($P<0.01$);而"平针"手法对上述三者均无明显影响。对"烧山火""透天凉"手法的一系列研究,不仅使中国具有特色的针刺技法得以薪传,而且通过实验研究证实,不同的补泻手法不仅有不同的主观的感觉变化,而且有实际发生的生理过程和物质基础。

另外,他们还与上海医科大学附属中山医院协作,用多方位经穴肌电测绘的方法,观察行气手法对针感的产生、针感的走向和相应经穴电变化的影响。这些研究,在当时无论是国内还是国外均居领先地位。他们将古老的针刺手法与现代的实验方法相结合,为以后的经络、手法研究提供了借鉴,亦开创了针灸实验的先河,为《实验针灸学》积累了经验,打下了基础。

## 五、谦和律己,仁心仁术

陆瘦燕久负盛名,但他从不以名医自居,在刚参加上海中医学院工作时,学院根据他在中医界的学术地位、社会上的知名度及私人门诊时的业务状况(门诊量每日数百人,每月收入近万元,当时上海地区一个大学毕业生每月的工资是48元5角),给他工资级别定为"一等一级"。他知悉后,立即找领导,说:"上海名医甚多,除程门雪院长外,还没有其他人被定为'一等一级',黄文东、杨永璇等医师都定为'一等二级',请领导也把我定为'一等二级'吧。"他自参加上海中医学院工作,历任针灸教研室主任、针灸系主任、上海市针灸研究所所长,工资一直按"一等二级"标准计算,每月为302元。他如此谦和律己的美德,一直被传为佳话。

对待患者,不论其地位和身份的高低,他都一视同仁,热情认真地给予诊治。

有一位被其他医院诊断为不治之症并拒绝治疗的胃癌晚期患者,因相信中医针灸,到龙华医院针灸科观察了多次,看到陆瘦燕治疗患者极其认真仔细,怀着求生的希望,走到陆瘦燕面前,向他诉说病情,要求针灸治疗。陆瘦燕二话不说,立即答应了,并当场为他做了详细的四诊检查,之后,要他将在其他医院诊治的病历卡都带来,以便仔细研究,制定周密的治疗方案。经过一年多针刺、艾灸及中药的综合治疗,这位患者经摄片检查,证实胃癌已被治愈,他又获得了新生。20年后,当这位89岁的退休工人在报上看到"原上海市针灸研究所所长陆瘦燕同志追悼会在沪举行"的消息后,不禁老泪纵横,失声痛哭,立即写信给当时上海中医学院院长黄文东,诉说当年陆所长为他治病的经过。20年过去了,当年的癌症患者仍旧健在,可为他治病的医生却含冤而逝,怎不令人悲痛不已呢?在信中,他写道:"父母生我身,陆所长活我命,此恩此德无法报答,只有嘱子孙们为祖国四个现代化贡献力量,来报答陆所长救活我命于万一。"

陆瘦燕任上海市针灸研究所所长期间,社会活动及学术活动十分频繁,行政工作也多,但他坚持每周3个半天门诊。有一位双目失明的患者慕名而来,陆瘦燕为他做针灸治疗,制定了局部与远端相结合的配穴原则,运用导气与补泻相结合的针刺手法,通过一个疗程的治疗,这位患者重见了光明。这一消息不胫而走,顿时有不少患者前来求治,报社也闻讯前来采访,准备报道他治病的神奇疗效。然而,陆瘦燕却对记者说:"此病还在探索研究阶段,很不成熟,不宜过早报道,以免造成患者不必要的损失。"这种实事求是、谦虚谨慎的态度,是他一贯的工作作风。

他们平易近人,没有名医架子,待人和蔼热情,平日下班回家,路过邻居家时,也总要和邻居聊聊家常。1959年家里凭票买了18英寸电视机,在当时电视机是稀罕物,遇有好的节目,他们总要邀请邻居们来家中一起观看。行医济世几十年,凡有求于他们的,总是尽力给予帮助,在私人门诊时,遇贫困患者不但分文不取,有时还反资助其财物。一位经常送陆瘦燕上下班的三轮车工人的妻子患病,他闻讯后,嘱其带妻子去龙华医院检查,经医生诊断,患的是急性胆囊炎,需马上手术。陆瘦燕立即替患者安排住院。患者出院时,需支付医药费、手术费、住院费600多元,但家境贫寒难以承担,陆瘦燕闻讯后,替他缴清了所有费用,还另外出资给患者补养身体。他们为人善良,以助人为乐,受到他们帮助的,真是不计其数。

陆瘦燕自幼出嗣陆门，养父早逝，养母陆俞渊是教师，对他要求很严，如每日必须练习毛笔字，要写完规定的张数才能休息，对养母的养育之恩，陆瘦燕始终铭记于心。成名后，他对养母更是孝顺，家里最好的朝南有阳台的房间是养母的卧室，每日下班回家，都要先到养母房中问好，养母晚年双目失明，他们夫妇对她更是关心照顾得无微不至。1959 年陆瘦燕到苏联讲学，每次写信回家，都要问候她，说："母亲已经 80 多岁了，风烛之年，很担忧她的身体，要多关心和照顾她。"

他们常年工作繁忙，但热爱生活，兴趣广泛，常于闲暇之时外出旅游及摄影，使自己融于大自然中，暂时忘却尘世的喧嚣和诊务的繁忙。年轻时，在家中还专门布置了一间暗房，自己冲胶卷、印照片、放照片，所以在家中，除了书籍外，最多的就是照片了。

他们还喜欢欣赏戏剧，只要有空，就会去书场听书，去剧场观看演出。遇到老朋友相聚时，还自娱自乐，自弹自唱。陆瘦燕的三弦弹得很好，蒋调的评弹开篇竟也能模仿得惟妙惟肖。

鉴赏书画是他们的又一个爱好，与陆抑非、唐云、陶冷月等著名画家多有交往。曾邀画家孔小瑜至家中作画达数月之久。家中客厅、书房、卧室，甚至走廊都悬挂有名家的中堂、条屏及对联。他们自己在书法上亦有很深的造诣，诊余，陆瘦燕常挥毫书写横幅、对联、扇面以自娱，他既爱六朝书法之工整，又喜板桥书法之险怪，其作品布局大气，运笔流畅洒脱，字体苍劲清逸，自成一体。朱汝功自幼随父练习书法，字体刚健有力，全无脂粉之气。

## 六、风雨同舟，传承发扬

1966 年，十年动乱开始了，正在深入进行的针刺研究项目不得不中止了，陆瘦燕被戴上"反动学术权威""牛鬼蛇神"帽子，半天监督劳动，半天写检查挨批斗。朱汝功亦是停止工作，边劳动，边检查。

他们身处逆境，但深信自己是无辜的，他们相互开导、安慰和鼓励，在这一段十分艰难的岁月中，始终能正确地对待群众运动，乐观地对待生活。

1969 年 4 月 17 日，陆瘦燕又遭诬陷，被隔离审查，10 日之后，于 4 月 27 日在原上海市针灸研究所隔离室被迫害致死，终年 60 岁。

1979 年 3 月 10 日，陆瘦燕获平反昭雪，恢复名誉，并得到了公正的评价。

1981 年 1 月 26 日《人民日报》登载的《中华人民共和国最高人民法院特别法庭判决书》:"……由于林彪、江青反革命集团的指挥和煽动而造成的冤案,使各级党政军机关、各民主党派、各人民团体和社会各界的大批干部和群众以及大批归国华侨遭受诬陷迫害。社会各界知名人士被迫害致死的有……卫生界著名专家胡正祥、张昌绍、计苏华、陆瘦燕、叶熙春、李重人等人……"历史终究恢复了它的本来面目,洗刷了陆瘦燕的冤案。

十年动乱结束后,朱汝功恢复原职,后又任上海市针灸经络研究所室主任("文革"后,龙华医院针灸科并入上海市针灸经络研究所)、上海市针灸学会副主任委员、《上海中医药杂志》及《上海针灸杂志》编委等职,她以宽宏大度的胸怀,一如既往,一心事业。在临床上开展以针灸为主,辅以中药治疗肿瘤的课题工作;并率子女和及门弟子,以高度的责任心和对亲人的深切怀念之情,将陆瘦燕生前的论著及医案进行搜集整理,先后出版了《陆瘦燕针灸论著医案选》《针灸腧穴图谱》修订本《陆瘦燕朱汝功针灸学术经验选》《针灸名家陆瘦燕学术经验集》等专著,将陆氏针灸流派的理论体系和医疗特点做了详尽介绍。

1981 年,朱汝功年近七十,应胞兄汝霖之邀,移居美国,继续为传播和发扬针灸医学尽力。她多次为针灸学习班的学员授课,应邀在世界针灸学术交流会上做报告及手法示范,奇迹般地治愈了许多当地医院束手无策的患者,使中国古老的针灸医学得到国外更多人士的认同和赞扬。1981～2001 年,朱汝功在美国行医 20 年,深受当地民众的爱戴及同行的尊崇,自 1986 年起历任美国针灸医学会第 6、第 7 届副理事长,美东针灸医师联合会第 1、第 2 届常务理事兼学术研究部主任等职,为在国外传播和发扬针灸医学做出了很大的贡献。

1989 年 11 月,为了纪念陆瘦燕对我国针灸事业所做的巨大贡献,继承和发扬他的学术思想和医疗经验,上海市针灸经络研究所等单位在上海组织召开了"纪念陆瘦燕诞辰八十周年暨陆氏针灸学术经验交流会",并编印了论文专辑,全国各地赴会者数百人。朱汝功专程从美国返沪参加了这次盛会,并做了"陆瘦燕先生传略"专题报告。世界卫生组织传统医学合作中心、中国针灸学会、中国中医研究院等 12 个组织机构,以及全国人大常务委员会副委员长周谷城,卫生部部长钱信忠,卫生部中医药管理局局长吕炳奎,中国针灸学会会长、世界针灸学会联合会终身名誉主席鲁之俊等来电来函致贺,美国针灸学会会长、世界针灸学会联合会执委洪伯荣,美国纽约针灸医师公会会长丁景源,美东针灸医师联合会会长徐觉己等也发来或送来了贺电、贺词、锦旗和花篮。会上,大家缅怀陆瘦燕的一生,探讨他的学术思想和成就,并交流了各自在学习陆氏针灸学术基础上的体会和运用陆氏学术思想所做出的新成绩,可谓盛况空前。会后成立了"陆瘦燕针灸学术研究会",以期进一步整理研究陆氏针灸学术思想。

1997 年,朱汝功 84 岁,她日常生活非常节俭,但为培养中医针灸人才,特地回国向上海中医药大学捐资设立"朱汝功奖学金",用于资助生活贫困、品学兼优的针灸专业学生。

2008 年,在朱汝功 96 岁高龄时,还重辑再版了陆瘦燕早年出版的《针灸正宗》第 1 集和第 2 集,定名为《陆瘦燕金针实验录》,使陆氏针灸流派得以更广泛地传播、继承和发扬。

2009 年 10 月,《中华中医昆仑·陆瘦燕卷》出版,此卷名为《陆瘦燕卷》,实为丛书特设陆瘦燕与夫人朱汝功合传,记载他们的生平事迹、医术专长、学术思想、传承教育、医风医德、养生之道和突出贡献,使这些宝贵的医学成就和精神财富发扬光大,千古流传。

2009 年 11 月,由上海中医药大学主办,上海市针灸经络研究所、上海中医药大学针灸推拿学院、上海中医药大学附属龙华医院、上海中医药大学附属岳阳中西医结合医院、上海中医药大学附属曙光医院等八个单位联合承办,召开了"纪念瘦燕先生百年诞辰暨陆氏针灸学术思想交流大会",97 岁的陆氏针灸流派共创人朱汝功出席了大会,并向大会赠送了纪念图书,全国各中医院校专家教授及陆氏弟子 400 余人出席了大会,在会上交流了学习陆氏学术经验的体会,陆氏针灸传人表演了"陆氏针灸"特色手法。大家深切缅怀陆瘦燕为发展中医针灸事业做出的巨大贡献。

2011 年 7 月,由上海中医药大学、上海中医药大学附属岳阳中西医结合医院、上海市针灸经络研究所等单位,在"上海老饭店"为朱汝功的百岁华诞举行了隆重的庆贺盛会。朱汝功虽于 2001 年曾患脑梗死,右侧肢体行动不便,但在子女的搀扶下,稳步走上寿台,脸色红润,神采奕奕,还微笑着向大家致意。时任上海市政协副主席、中国农工民主党上海市委主委蔡威,上海中医药大学党委书记、常务副校长谢建群等领导出席了盛会并致辞,美国纽约州执照针灸医师公会敬赠了锦旗,中国农工民主党上海市委、上海市卫生局、上海市针灸学会、上海中医药大学附属岳阳中西医结合医院、上海中医药大学附属龙华医院、上海中医药大学附属曙光医院、上海市针灸经络研究所、上海中医药大学针推学院等单位及众多的学生、亲朋好友共 300 余人对寿星献上了祝福。

在祝寿人群中，最引人注目的是朱汝功那些七八十岁、白发苍苍的弟子由他们的年轻弟子搀扶着向寿星行礼献花，这一情景，不能不让人动容。虽然经历了十年浩劫，在浩劫中失去了很多，但他们精湛的医术和崇高的医德还是被传承了下来。

2012 年上海中医药大学附属龙华医院成立了"陆瘦燕名老中医工作室"及"海派中医陆氏针灸流派传承研究基地"，这朵针灸奇葩定会代代相传，不断提高和发展。

回顾陆氏伉俪的一生，经历了针灸医学的衰退、兴旺和发展，也经历了人生的辉煌和低谷，但不管遭受何种境遇，无论遇到什么挫折，他们都能以平常之心面对，并极尽一己之力，为针灸事业做无私的奉献。他们可贵的品德，永远是我们学习的楷模。他们阐发经络理论并指导临床；全面切诊，整体治疗，注重肾气和胃气对人体的影响；权衡缓急，处方配穴有常有变；重视爪切，研究行气、补泻手法；针法与灸法并重，辅以中药，进行综合治疗；提倡温针、伏针、伏灸等陆氏针灸流派的学术思想和医疗特色，极大地丰富了针灸学术理论和内涵，给后辈留下了宝贵的文化遗产，他们将永远铭记在我们心中。

整理者：陆焱垚、王佐良、席时召

2013 年 12 月于上海

# 颜　序

　　瘦燕先生,余多年老友也。2009 年 11 月"纪念陆瘦燕先生百年诞辰暨陆氏针灸学术思想交流大会"在上海召开,因事笔者未能亲自出席,敬书"超群拔俗",以纪念这位当代的针灸泰斗。

　　瘦燕先生出身于针灸世家,幼承庭训,勤奋学习,苦心钻研,未及弱冠,即悬壶行医,且诊务兴盛,成名极早。20 世纪 40 年代,瘦燕先生和夫人朱汝功共同创办"新中国针灸学研究社"及针灸函授班,培养中医针灸人才;在报刊上连载《燕庐医话》,宣传普及针灸医学,为中医针灸的传承不遗余力。

　　中华人民共和国成立后,中医药学获得新生,陆、朱两位先生在"陆瘦燕针灸"诊所分别上下午应诊,一日的门诊量最多时达 800 号,后被香港《大公报》誉为"针灸大王"。同时,他们又先后开办了两期"陆瘦燕、朱汝功针灸学习班",为当年上海市、区各级医院针灸科的开设,培养了很多专业人才,这些人后来大多成为针灸各领域的骨干。为更好地继承发扬针灸医学,培养针灸事业接班人,他们毅然放弃了收入丰厚的私人门诊,瘦燕先生进入上海中医学院(上海中医药大学前身)主持针灸学的教学、医疗和科研工作,汝功先生进入上海中医学院附属龙华医院主持针灸科工作。他们不仅编写教材,创制教具,更将古老的针刺手法与现代实验方法相结合,开拓了针灸机制研究的新思路,打开了经络传导和针刺补泻手法研究的新局面,为发扬针灸医学做出了很大的贡献。

　　陆、朱两位大师在针灸学术上有许多创新,并自成体系;在医疗上,针术精湛,有自己独特的风格,成为当今针灸学术界的一个著名流派——陆氏针灸流派,2009 年被列入上海市非物质文化遗产名录,2011 年被列入国家级非物质文化遗产名录。相信这一宝贵的文化遗产一定会得到很好的保护、传承与发扬,成为服务于全人类生命健康的宝贵资源。

　　从 20 世纪 40 年代始,陆、朱两位大师就努力撰写论著,将他们丰富的临床经验和学术思想和盘托出，坦诚以告读者，希望针灸医学得到进一步兴旺和发展。他们出版了《针灸正宗》《经络学图说》《腧穴学概论》《刺灸法汇论》《针灸腧穴图谱》等专著。十年动乱后，汝功先生更在痛失亲人的情况下，率领子女和及门弟子，将陆氏针灸流派的理论体系和医疗特点做了系统整理和总结，出版了《陆瘦燕针灸论著医案选》《针灸腧穴图谱》(修订本)、《陆瘦燕朱汝功针灸学术经验选》《针灸名家陆瘦燕学术经验集》等书，这是何等宽广的胸怀和对针灸的热爱，为后辈留下了详尽的文字资料，使传承发扬陆氏针灸有了丰厚坚实的文化底蕴。

今天，焱垚、佐良、时召三位"陆氏针灸"的传人，将陆、朱两位大师以往已发表的，及未曾发表的著作、论文、医案、医话重新整理，编成一套"陆瘦燕朱汝功针灸集成"丛书，以便后学者继承学习，发扬光大，此乃中医界之幸事矣。书成，索余为丛书之一的《陆瘦燕朱汝功论腧穴》作序，余欣然应命，也是在继承发扬中医文化中做了一件实际工作。

甲午年春于申江餐芝轩

---

颜德馨系首届国医大师，上海市名中医，国家级非物质文化遗产传统医药项目代表性传承人。

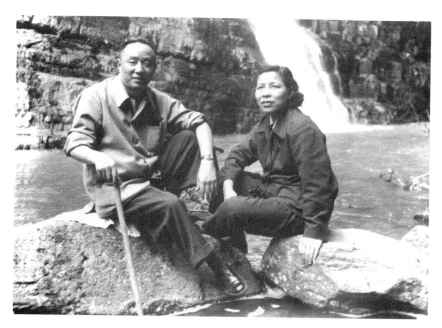

1953 年,陆氏伉俪游宁波溪口三隐潭

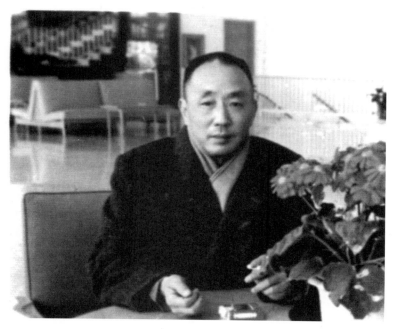

1966 年,陆瘦燕留影于上海虹桥机场候机厅

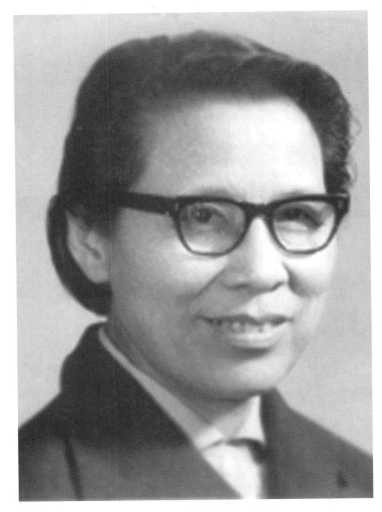

朱汝功(摄于 20 世纪 70 年代)

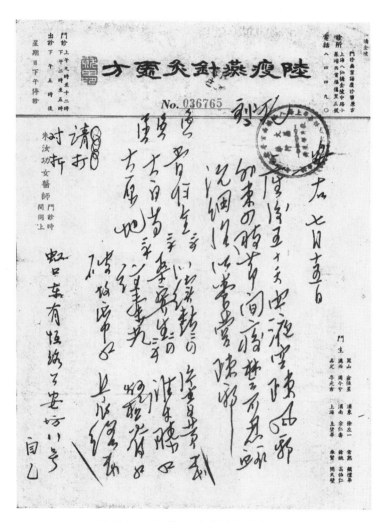

20世纪40年代,陆瘦燕处方手迹(一)

20 世纪 40 年代, 陆瘦燕处方手迹 (二)

# 凡　例

一、本书计分四章，列述有关腧穴的各项知识，务使读者学习后能够基本上掌握其要点，以便在临床上应用。

二、本书对某些腧穴的位置，例如劳宫、中冲、承光、天鼎等穴，均考证文献，并根据主编者的临床经验，而予以必要的订正。

三、本书十四经经穴取穴法项内，载有取穴时的体位和姿势；并对个别具有特别标志或特殊取穴方法的腧穴，均摄成照片，明确表示，编列在附录中以方便读者。

四、本书附有十四经经穴分部图，明白显示十四经经脉及各个腧穴间位置的相互关系。对募、络、郄、会、五输等要穴，均在图中逐一标明，务使读者一目了然，便于掌握。

五、本书附录中载有十四经经穴分寸歌，以供学者习诵之用；歌中文字及若干腧穴的分寸，编者作了一些修正，故与他书稍有不同。

六、本书为使读者便于掌握五输穴、八会穴、十二募穴、十六郄穴等起见，特在附录中编载各歌诀，以供习诵；十五络穴歌，已详本丛书《陆瘦燕朱汝功论经络》中，不再附载。

七、本书还附有要穴主治歌，系从清代《医宗金鉴》中摘出，可以帮助读者重点掌握临床上常用腧穴的主治性能。

八、书末载有穴名笔画索引，对经穴、奇穴及其正、别名，都按笔画编列成目，以便查阅。

附注：1. 本书经穴图承上海中医学院裘沛然医师和李鼎医师协助厘订，并由周剑卿先生绘图，特此致谢。

2. 本丛书内另有《陆瘦燕朱汝功针灸腧穴图谱》一册，备有各种针灸腧穴详图多幅，配合本书学习时作参考用。

# 目　录

# 第一章 总 论

## 第一节 绪 论

腧穴学是针灸医学中的一个重要组成部分。不明腧穴，就无从正确施行针灸，更难谈它的治疗效果了。所以专题论述腧穴学是有必要的。腧穴不仅是针灸临床施术的基础，而且从其创始、定位等系统发展的整个过程中，和针灸医学有着十分紧密的关系。因此，腧穴学是学习针灸者必修的一门课程。

### 一、腧穴的原始

腧穴的原始，最初可能是以"按之快然""以痛为输"的形式出现的，这种发现完全是出于人类自卫的本能。古时，大地一片洪荒，原始人类穴居而野处，由于居处卑湿，雨露浸淫，风湿痹痛之类的疾病相当的多；身体某处有了病痛，很自然地就会用手去揉按捶击，于是前面所说的"按之快然""以痛为输"的腧穴雏形就出现了。其后随着社会的进步和经验的积累，施术方法就由徒手形式发展成为利用砭石、艾灸、九针等医疗工具，从而使针灸医学正式脱离了原始医学的阶段而成为一门独立的专门科目。同时由于使用这些医疗工具以后，大大提高了医疗效果，扩大了治疗范围，在无数次的实践中逐渐肯定了腧穴的位置和主治性能，并发展成为"腧穴学"的理论体系。

### 二、腧穴的意义

"腧穴"也称"孔穴"，意思是孔隙宛陷的所在。若从字义上来解释："腧"字古义和"输"及"俞"相通，就是流注转输的意思；而"腧"字从"肉"，似乎是孔穴的专用字。"输"与"腧"相通的根据在《内经》中可以找到很多例子，如《灵枢·经筋》中将在痛处局部取穴的方法称为"以痛为输"；《灵枢》第2篇将讨论肘膝以下66只五输穴的专文名为"本输"篇等，都是例证。至于"俞"是"腧"简写的根据，如背部膀胱经第 2 行五脏六腑腧穴的"腧"字,皆写作"俞"字,但《灵枢》第 51 篇却以"背腧"为名,所以"腧"和"俞"也是同义的。"穴"的意义,梁代顾野王在《玉篇》中解释为"孔穴也",就是低陷之意。腧穴本身在古人的理解中是经气注输出入的处所,而其位置又多在骨解肌肉的会缝宛陷之中,所以命名为"腧穴",实含有这两种意义。

此外在《内经》中,往往还将腧穴称为"节""会""气府""骨空"等,也是由于上述同样的理由。

# 第二节 腧穴的分类

腧穴是一切孔穴的总称,其内容分类可从两方面来叙述。

## 一、以经络分类

1. 经穴 所谓"经穴"就是分布在十四经脉循行径路上的腧穴,是十四经脉之气直接注输出入的处所;也是针灸治病最重要的部分。腧穴按经脉分类的方法,从腧穴发展的过程来看,是先从无定位和定名的阿是穴形式,进而在肯定了固定位置的条件下,在经络学说形成之后,才最后归纳而成的。按此分类的最早文献,大概要算《灵枢·本输》了,但是仅有 66 个五输穴按十二经分类的记载。十四经经穴的系统分类到元代滑伯仁著《十四经发挥》时才趋于完整。经穴的数目,在《内经》各篇不止一次地提到有 365 个。古人认为人体上有孔穴 365 个相应于周天 365 日,所以《灵枢·邪客》中说:"岁有三百六十五日,人有三百六十五节。"其实《内经》中所记载的腧穴是不足此数的。据南京中医学院编著《针灸学》一书时整理的结果,仅得 160 个穴位,这是因为《内经》并不是记载经穴的专书。古代最早的一本专论经穴的著作,名为《明堂孔穴》,其中对各经腧穴有比较全面的记载,可惜久已佚亡。晋代皇甫谧编撰《甲乙经》的时候,即是以此为蓝本的。我们从《甲乙经》中所记载的 349 个经穴数字来看,可以知道《内经》中所说的人有 365 节确实是和当时实际的经穴总数相近似的。其后随着针灸医学的发展,新的腧穴代有发现,逐步充实到经穴中去,目前全身经穴的总数已有 361 个(表 1 - 1)。

表 1-1　历代文献经穴总数

| 文献<br>腧穴 | 《内经》<br>（秦、汉以前） | 《甲乙经》<br>（晋） | 《铜人》、《发挥》<br>（宋、元） | 《针灸大成》<br>（明） | 《针灸学》<br>（1957 年） |
|---|---|---|---|---|---|
| 单　穴 | 25 | 49 | （＋2）51 | 51 | （＋1）52 |
| 双　穴 | 135 | 300 | （＋3）303 | （＋5）308 | （＋1）309 |
| 总穴名 | 160 | 349 | 354 | 359 | 361 |
| 总穴数（双侧） | 295 | 649 | 657 | 667 | 670 |

经穴按十四经分布，各经所属的经穴数目各有多少，见表 1-2。

表 1-2　十四经经穴数目

| 经名 | 手太阴肺经 | 手阳明大肠经 | 足阳明胃经 | 足太阴脾经 | 手少阴心经 | 手太阳小肠经 | 足太阳膀胱经 | 足少阴肾经 | 手厥阴心包经 | 手少阳三焦经 | 足少阳胆经 | 足厥阴肝经 | 督脉 | 任脉 | 合计 |
|---|---|---|---|---|---|---|---|---|---|---|---|---|---|---|---|
| 穴数 | 11 | 20 | 45 | 21 | 9 | 19 | 67 | 27 | 9 | 23 | 44 | 14 | 28 | 24 | 361 |

2. 奇穴　也是有定名定位的腧穴。"奇"是不拘于"经"的意思，所以从其绝对意义来说，应该局限于不在十四经脉循行径路上的腧穴，才能名实相符。但是实际上目前所有的奇穴包括了以下四个方面。

（1）有些奇穴，其本身位置不在经脉循行的径路上，也不是经脉之气直接注输出入的处所，即是真正名副其实的"经外奇穴"。但是必须指出，这些腧穴，虽不在经脉上，却仍和络脉之气相通，因此也能治疗内脏的疾病。例如女膝、中魁、大小骨空等。

（2）有些奇穴，其位置也和经穴一样，同在十四经循行的径路上。这些穴位可能由于在经穴形成以后才被发现，所以迄今尚未列入十四经经穴的系统内。例如印堂、巨阙俞同在督脉经上；近来发现的阑尾穴位在足阳明经上等。

（3）有些奇穴，本身就是经穴，不过由于在民间应用时有其他特殊的作用，所以将它从经穴中分别出来列入奇穴之中，便于流传。例如百虫窝。

(4) 有些奇穴,为了便于在民间普及,所以组成了小型的处方,有的还另外制订了简捷的取穴方法。例如四花、患门、十二井穴、十三鬼穴等。

3. 阿是穴　前面已经说过,这是腧穴最初原始的形式,既无定名,亦无定位,只要在痛处附近以手按压,患者有舒快感觉的,皆可用作腧穴。

"阿是穴"的名称最早见于《备急千金要方》,其文说:"……有病痛,即令捏其上,若果当其处,不问孔穴,即得便快,或痛,即云阿是,灸刺皆验。"其后《玉龙经》称为"不定穴",《医学纲目》又名"天应穴",日本针灸医师还有"扪当穴"的称呼,近代针灸家常有取压痛点施针的方法,也是属于此种范畴。这类腧穴临床上一般用在医治痹痛证最多,例如《玉龙歌》中说:"浑身疼痛疾非常,不定穴中细审详。"《医学纲目》也说:"浑身疼痛,但于痛处针,不拘经穴,穴名天应穴。"但是目前若干内脏疾患,也发现可以在压痛点上针灸治愈。这实在是针灸医学的一项巨大进步。

## 二、以腧穴的性质分类

1. 俞穴　就是背部足太阳膀胱经第 2 行所属的五脏六腑的"背俞穴"。张介宾说:"五脏居于腹中,其脉气俱出于背之足太阳经,是为五脏之腧。"同时十二经标本中,五脏经脉的标部也差不多均在背俞,所以俞穴乃是脏腑和经脉之气注输出于背部的处所,故可治疗一切脏腑的疾病(表 1 - 3)。

表 1 - 3　脏 腑 俞 穴

| 脏腑 | 肺 | 肾 | 心 | 肝 | 脾 | 心包 | 小肠 | 大肠 | 胃 | 膀胱 | 胆 | 三焦 |
|------|-----|-----|-----|-----|-----|-------|-------|-------|-----|-------|-----|------|
| 俞穴 | 肺俞 | 肾俞 | 心俞 | 肝俞 | 脾俞 | 厥阴俞 | 小肠俞 | 大肠俞 | 胃俞 | 膀胱俞 | 胆俞 | 三焦俞 |

2. 募穴　募有集聚的意思,是脏腑经脉之气结聚的所在。清代徐大椿说:"气所结聚处也。"因为腹属阴,阴主聚,所以脏腑的募穴都在腹部。兹据《甲乙经》列表如下(表 1 - 4)。

表 1 - 4　脏 腑 募 穴

| 脏腑 | 肺 | 肾 | 心 | 肝 | 脾 | 心包 | 小肠 | 大肠 | 胃 | 膀胱 | 胆 | 三焦 |
|------|-----|-----|-----|-----|-----|-------|-------|-------|-----|-------|-----|------|
| 募穴 | 中府 | 京门 | 巨阙 | 期门 | 章门 | 膻中 | 关元 | 天枢 | 中脘 | 中极 | 日月 | 石门 |

按:《甲乙经》记载仅十一募,少心包之募,今依日本书籍补入。

3. 络穴　络穴首载于《灵枢·经脉》,乃是十五主络由经脉别出处的腧穴,例如手太阴肺经之络自列缺穴处别出,所以列缺即是肺经的络穴。全身十二经脉及任督二脉各有主络一条,加上脾经另有一条大络,共十五络,因此络穴也有15只。由于络穴是十五络脉的别出处,而十五络主要的作用是沟通表里两经,加强其间的联系,故此络穴乃是表里经脉脉气出入的枢纽,不论在生理、病理上的影响都很大。兹列表如下(表1-5)。

表1-5　十五络穴

| 经别 | 手太阴肺经 | 手少阴心经 | 手厥阴心包经 | 手太阳小肠经 | 手阳明大肠经 | 手少阳三焦经 | 足太阳膀胱经 | 足少阳胆经 | 足阳明胃经 | 足太阴脾经 | 足少阴肾经 | 足厥阴肝经 | 任脉 | 督脉 | 脾之大络 |
|---|---|---|---|---|---|---|---|---|---|---|---|---|---|---|---|
| 络穴 | 列缺 | 通里 | 内关 | 支正 | 偏历 | 外关 | 飞扬 | 光明 | 丰隆 | 公孙 | 大钟 | 蠡沟 | 尾翳 | 长强 | 大包 |

4. 原穴　原穴首载于《灵枢·九针十二原》及《灵枢·本输》,十二经脉各有原穴1只。所谓原穴,《难经·六十六难》解释说:“脐下肾间动气者,人之生命也,十二经之根本也……三焦者,原气之别使也,主通行三气,经历于五脏六腑……故所止辄为原。”这段引文的意义就是说:脐下肾间命门真火寄附之处,乃是先天的根本,生命的源泉,十二经脉的原气皆本于是。三焦者,上焦是宗气所出,中焦是荣气所出,下焦是卫气所出,此三气通行于全身十二经脉,经历五脏六腑,其根本的动力,即先天原气的作用,而三焦主生三气,是阳气之父,故是原气的别使。所以十二经的原穴就是营卫之气所注输,经脉原气所留住的处所。徐灵胎说:“各经之气留住深入之处,即为原。”也即指此而言(表1-6)。

表1-6　十二原穴

| 经别 | 手太阴肺经 | 手阳明大肠经 | 足阳明胃经 | 足太阴脾经 | 手少阴心经 | 手太阳小肠经 | 足太阳膀胱经 | 足少阴肾经 | 手厥阴心包经 | 手少阳三焦经 | 足少阳胆经 | 足厥阴肝经 |
|---|---|---|---|---|---|---|---|---|---|---|---|---|
| 原穴 | 太渊 | 合谷 | 冲阳 | 太白 | 神门 | 腕骨 | 京骨 | 太溪 | 大陵 | 阳池 | 丘墟 | 太冲 |

5. 郄穴　郄是孔隙的意思,是经气深集的处所。由于十二经脉的原气皆出于四关,所以郄穴也都在四肢。十二经脉各有郄穴。阴阳二跷,阴阳二维,其脉皆起于下肢,故亦各有郄穴1只,共计为十六郄。兹据《甲乙经》列表如下(表1-7)。

表 1-7　十 六 郄 穴

| 经别 | 手太阴肺经 | 手阳明大肠经 | 足阳明胃经 | 足太阴脾经 | 手少阴心经 | 手太阳小肠经 | 足太阳膀胱经 | 足少阴肾经 | 手厥阴心包经 | 手少阳三焦经 | 足少阳胆经 | 足厥阴肝经 | 阴跷脉 | 阳跷脉 | 阴维脉 | 阳维脉 |
|---|---|---|---|---|---|---|---|---|---|---|---|---|---|---|---|---|
| 郄穴 | 孔最 | 温溜 | 梁丘 | 地机 | 阴郄 | 养老 | 金门 | 水泉 | 郄门 | 会宗 | 外丘 | 中都 | 交信 | 跗阳 | 筑宾 | 阳交 |

6. 五输穴　五输穴就是肘膝以下66只五行穴(包括六腑之原穴在内)出于《灵枢·本输》,用来说明经脉的原气出于四关,向躯干渐流渐大,渐流渐深的现象。《灵枢·九针十二原》说:"所出为井,所溜为荥,所注为输,所行为经,所入为合。"故井穴就是脉气所出之处,荥穴是脉气初出开始流行之处,俞穴是脉气注输的所在,经穴是脉气经过的处所,合穴是脉气所归,深入的部位。由于五输穴代表经脉原气流行的现象,而经脉之气是和内脏息息相关的,所以在临床上常配合五行生克的变化用来治疗内脏的疾病。兹列表如下(表1-8)。

表 1-8　五 输 穴

| 手少阳三焦经(相火) | 足阳明胃经(戊土) | 手太阳小肠经(丙火) | 足少阳胆经(甲木) | 足太阳膀胱经(壬水) | 手阳明大肠经(庚金) | 阳经五行属性 | 五输穴名称 | 阴经五行属性 | 足厥阴肝经(乙木) | 手少阴心经(丁火) | 足太阴脾经(己土) | 手太阴肺经(辛金) | 足少阴肾经(癸水) | 手厥阴心包经(相火) |
|---|---|---|---|---|---|---|---|---|---|---|---|---|---|---|
| 关冲 | 厉兑 | 少泽 | 窍阴 | 至阴 | 商阳 | 庚金 | 井 | 乙木 | 大敦 | 少冲 | 隐白 | 少商 | 涌泉 | 中冲 |
| 液门 | 内庭 | 前谷 | 侠溪 | 通谷 | 二间 | 壬水 | 荥 | 丁火 | 行间 | 少府 | 大都 | 鱼际 | 然谷 | 劳宫 |
| 中渚 | 陷谷 | 后溪 | 临泣 | 束骨 | 三间 | 甲木 | 俞 | 己土 | 太冲 | 神门 | 太白 | 太渊 | 太溪 | 大陵 |
| 支沟 | 解溪 | 阳谷 | 阳辅 | 昆仑 | 阳溪 | 丙火 | 经 | 辛金 | 中封 | 灵道 | 商丘 | 经渠 | 复溜 | 间使 |
| 天井 | 三里 | 小海 | 阳陵泉 | 委中 | 曲池 | 戊土 | 合 | 癸水 | 曲泉 | 少海 | 阴陵泉 | 尺泽 | 阴谷 | 曲泽 |

7. 八会穴　这里所说的八会穴,乃是人体气、血、脏、腑、筋、脉、骨、髓之气所会聚之处,出《难经·四十五难》(表1-9)。

表1-9　八会穴

| 脏会 | 腑会 | 气会 | 血会 | 脉会 | 髓会 | 筋会 | 骨会 |
|------|------|------|------|------|------|------|------|
| 章门 | 中脘 | 膻中 | 膈俞 | 太渊 | 绝骨 | 阳陵泉 | 大杼 |

8. 交会穴　由经脉循行时交错会合而形成,其形成的理由和作用,在《陆瘦燕朱汝功论经络》中已经论述。十二经和任督二脉,共有交会穴101只,见表1-10。

表1-10　十四经会穴数目统计

| 经名 | 手太阴肺经 | 手阳明大肠经 | 足阳明胃经 | 足太阴脾经 | 手少阴心经 | 手太阳小肠经 | 足太阳膀胱经 | 足少阴肾经 | 手厥阴心包经 | 手少阳三焦经 | 足少阳胆经 | 足厥阴肝经 | 任脉 | 督脉 | 合计 |
|------|------|------|------|------|------|------|------|------|------|------|------|------|------|------|------|
| 交会穴 | 1 | 4 | 7 | 5 | - | 4 | 9 | 14 | 1 | 5 | 27 | 2 | 12 | 10 | 101 |

9. 八法穴　这是和奇经八脉脉气相通的手足肘膝以下的8个腧穴,首见于金代窦汉卿的著作中,是灵龟八法施术的基础,故名"八法穴",又名"八脉交会八穴"。八法穴可以分成四组,其循行及主病如下表(表1-11)。

表1-11　八法穴循行

八法穴表
公孙、内关　通于　冲脉、阴维脉　合于胃、心、胸
后溪、申脉　通于　督脉、阳跷脉　合于目内眦、颈、项、耳、肩、膊、小肠、膀胱
临泣、外关　通于　带脉、阳维脉　合于目锐眦、耳后、颊、颈、肩
列缺、照海　通于　任脉、阴跷脉　合于肺系、咽喉、胸膈

腧穴的名称,都有其一定的意义。有的因治病得效而来,有的因经络及生理关系而来,有的是因象形而得名,有的由比拟推理而取名。这些命名的原则和个别腧穴的名义,将另作专辑讨论,本书姑不置议。

# 第三节　腧穴的功能

《灵枢·九针十二原》说:"节之交,三百六十五会……神气之所游行出入也。"所谓神气,就是血气,也即是营气。《素问·气穴论篇》进一步说:"分肉之间,溪谷之会,以行营卫,以会大气。"大气的意义,明代马元台认为是指宗气。故腧穴在生理上的功能是宗、营、卫三气注输出入的处所。宗气推动营卫之气在经脉内外流行的现象,称为经气,故又为经气出入之所。这是腧穴的第1种生理功能。此外,《灵枢·小针解》说:"节之交,三百六十五会者,络脉之渗灌诸节者也。"从这段引文中可以理解,腧穴还是经脉和络脉相通经气的枢纽。经脉中的气血,必须通过腧穴的转输,才能灌注于络脉,渗濡到四肢百骸、筋骨皮肉中去。这是腧穴的第2种生理功能。

由于上述关系,所以腧穴在病理机制上是邪气由外入里、自络而经传布时聚散的点站。这种概念,《素问·五藏生成篇》说:"人有大谷十二分,小溪三百五十四名……此皆卫气之所留止,邪气之所客也。"卫气循行于经脉之外,是抵抗外邪侵袭的屏障,一旦卫阳不固,下陷于脉中,则病邪就得乘虚而入,传注留止于经脉腧穴之中,使得经络壅阻,气血不和,百病也就因此而生。为此,在临床上针刺或艾灸必取腧穴施治,其理由也即在此。

# 第四节　腧穴主治性能的分析和归纳

十四经腧穴的主治性能虽然各有其特异性,但是在特异之中也有共同之处,理解了这种共同点和特异点后,对掌握腧穴的主治规律可有很大的帮助,故在讨论腧穴各论之前,有必要作一综合的介绍。

## 一、腧穴主治的一般规律

腧穴的主治性能,一般而论,均以经络的病理和生理为主要依据,就是以经络的是动病和所生病为基础的;也有以腧穴所在的部位和经络的交叉、交会来决定主治的;还有很多腧穴的主治性能是因脏腑的生理和五行生克的关系而产生的。这些问题,都已在本丛书《陆瘦燕朱汝功论经络》中讨论过了。但是其中有几点共同的规律,举述如下:① 头部和躯干部的腧穴,大都只能治疗局部或邻近的疾病;而四肢,特别是肘膝以下的 66 只五输穴,却不但能治局部或邻近病,并且还能主治头面和躯干病。② 阴经(脏经)的腧穴差不多都可治疗本脏的疾病,而阳经(腑经)的腧穴,却一般以治疗经脉循行所过处的外经病为主要(若干个别的腧穴也能治疗本腑病,但这些腧穴不多)。③ 十二经脉的主治规律,手三阴、手三阳,足三阴、足三阳之间也各有其相同点和不同点的区别,详见表 1－12。

表 1－12 十四经经穴主治重点异同

| 经 别 | | 主 治 重 点 | 特 异 性 | 共 同 性 | |
|---|---|---|---|---|---|
| | | | | 部分相同 | 三经相同 |
| 手三阴经 | 手太阴经 | 喉、胸、肺 | 肺部病 | 手厥阴和手少阴二经同治心病和神志病 | 胸部病 |
| | 手厥阴经 | 胸、心、胃、神志病 | 心、胃病 | | |
| | 手少阴经 | 胸、心、神志病 | 心 | | |
| 手三阳经 | 手太阳经 | 头项、目、耳、喉、鼻病,神志病、热病 | 头项、神志病 | 手太阳和手阳明二经同治鼻病 | 头、目、喉、耳病和热病 |
| | 手少阳经 | 头颞部、目、耳、喉、胸胁病,热病 | 头颞、胸胁病 | | |
| | 手阳明经 | 头面、目、耳、口、齿、喉病,热病 | 头面、口、齿病 | | |
| 足三阴经 | 足太阴经 | 腹、脾胃、小溲、生殖病 | 脾胃病 | 足太阴和足厥阴二经对若干肠胃病有共同治疗影响 | 腹部、生殖、小溲病 |
| | 足厥阴经 | 腹、胁肋、小溲、生殖病 | 胁肋及肝病 | | |
| | 足少阴经 | 腹、咽喉、肺、生殖、小溲 | 肠、咽喉、肺、肾病 | | |
| 足三阳经 | 足太阳经 | 头项、目、鼻、腰、背、后阴病,及神志病、热病 | 头项、腰、背、后阴病(背俞穴治脏腑病) | ① 足太阳、足阳明二经同治目病和神志病 ② 足少阳、足阳明二经同治喉病 | 头、鼻部病和热病 |
| | 足少阳经 | 头颞、耳、目、鼻、喉、胸胁病及热病 | 头颞病、耳及胸胁病 | | |
| | 足阳明经 | 头面、鼻、口、齿、喉病,肠胃病,神志病、热病 | 头面、口、齿、肠胃病 | | |
| 任督脉 | | 任督两脉的腧穴,大都以主治局部有关的内脏病为主,若干个别腧穴,因其交会经脉的关系也可治全身病 | | | |

## 二、各经腧穴的主治分析

在同一经脉中，由于腧穴所在部位的不同和其生理作用的差异，因此也就有其特异的性质，故在掌握了腧穴主治的一般规律后，还须进一步讨论每条经脉腧穴的主治规律。这样才可在阅读各论时，对繁复的各经腧穴主治症，有一个纲领性的认识，下面分别列表说明，见表1-13至表1-26。

**表1-13 手太阴肺经经穴主治异同分析**

| 穴名 | 主治特异性 | 主治共同性 |
|---|---|---|
| 中府 | 肺痈、肺胀满 | 胸、肺疾患和肩背局部疾病 |
| 云门 | 喉痹、瘿气 | |
| 天府 | 衄血 | 胸、肺疾患和上臂内廉局部疾病 |
| 侠白 | 胸痹、心痛、干呕 | |
| 尺泽 | 吐血、小儿惊风、瘛疭 | |
| 孔最 | 失音 | 胸、肺疾患和前臂内廉局部疾病 |
| 列缺 | 偏正头痛、口噤、前阴、小溲病 | |
| 经渠 | 暴痹、壮热无汗 | |
| 太渊 | 缺盆中引痛、白翳 | |
| 鱼际 | 喉痛、咽肿 | 胸、肺、咽、喉部疾患和大指内廉局部疾病 |
| 少商 | 鼻衄、喉痹、中风闭证 | |

**表1-14 手阳明大肠经经穴主治异同分析**

| 穴名 | 主治特异性 | 主治共同性 | |
|---|---|---|---|
| 商阳 | 耳鸣、耳聋、口干、颐肿、青盲 | 上肢病、手指及手腕局部疾病 | 主治头面、耳、目、口、齿、鼻部、咽喉病和热病 |
| 二间 | 衄血、牙疼、目昏、喉痹 | | |
| 三间 | 目痛、齿龋 | | |
| 合谷 | 首面疾患、痱痿不用 | | |
| 阳溪 | 目赤眦痛、谵言妄笑 | | |
| 偏历 | 目视䀮䀮、咽干 | | |

| 穴名 | 主治特异性 | 主治共同性 | |
|---|---|---|---|
| 温溜 | 喉痹、齿痛、疔疮 | 上肢病、前臂外前廉局部疾病 | 主治头面、耳、目、口、齿、鼻部、咽喉病和热病 |
| 下廉 | 飧泄、溲血、头风 | | |
| 上廉 | 肠鸣、脑风头痛 | | |
| 三里 | 齿痛、颊肿、颌肿 | | |
| 曲池 | 臂痪、目赤、齿痛 | | |
| 肘髎 | 麻木 | 主治上臂部局部病 | |
| 五里 | 瘰疬、目视晄晄 | | |
| 臂臑 | 瘰疬、臂痛不举 | | |
| 肩髃 | 半身不遂、肩臂痛 | | |
| 巨骨 | 吐血、屈伸不利 | | |
| 天鼎 | 暴瘖、喉痹、咽痛 | 主治颈部及咽喉部局部病 | |
| 扶突 | 咳逆上气、暴瘖气梗 | | |
| 禾髎 | 衄衊、鼻疾患 | 主治鼻部病 | |
| 迎香 | 喘息不利、鼻疾患 | | |

表 1-15　足阳明胃经经穴主治异同分析

| 穴名 | 主治特异性 | 主治共同性 |
|---|---|---|
| 承泣 | 目翳、目视晄晄、泪出 | 头面、口、眼、鼻病 |
| 四白 | 口眼㖞僻、流泪 | |
| 巨髎 | 颊肿、鼻塞、眼睑瞤动 | |
| 地仓 | 口㖞、流涎 | |
| 大迎 | 齿痛、唇吻瞤动、口噤 | |
| 颊车 | 口噤、口眼㖞斜 | |
| 下关 | 牙车脱臼、齿痛颊肿 | |
| 头维 | 头痛、目痛 | |
| 人迎 | 颈项瘰疬、喉肿红痛 | 颈部病 |
| 水突 | 喘息、咽喉痛肿 | |
| 气舍 | 咳逆上气、喉痹咽肿 | |

| 穴名 | 主治特异性 | 主治共同性 |
|---|---|---|
| 缺盆 | 缺盆中痛、胸中热满 | 胸肺病 |
| 气户 | 胸胁支满、喘逆上气 | |
| 库房 | 咳逆上气、唾浊脓血 | |
| 屋翳 | 肺痈唾血、胸胁支满 | |
| 膺窗 | 乳妒乳痈、胸满短气 | |
| 乳中 | － | |
| 乳根 | 乳痈、胸痛膺肿 | |
| 不容 | 疝瘕、痃癖、胁痛、小儿疳眼 | 上腹及肠胃病 |
| 承满 | 肠鸣、下痢、饮食不下 | |
| 梁门 | 积气结痛、饮食不思、完谷不化 | |
| 关门 | 腹满积气、肠鸣泄利 | |
| 太乙 | 心烦吐舌、癫疾狂走 | |
| 滑肉门 | 癫疾、呕逆、舌强 | |
| 天枢 | 疝痛、肠鸣、泄痢、癥瘕 | |
| 外陵 | 腹痛、疝气 | 下腹、生殖、小溲病 |
| 大巨 | 遗精、早泄、少腹胀满 | |
| 水道 | 小便不利、狐疝、小腹胀 | |
| 归来 | 经闭、奔豚 | |
| 气冲 | 产崩、睾丸痛、癞疝、带下 | |
| 髀关 | 痿痹、下肢麻木 | 下肢膝股局部病 |
| 伏兔 | 腰胯引痛、脚气 | |
| 阴市 | 大腹水肿、寒疝腹痛 | |
| 梁丘 | 胃寒拘痛、乳部肿痛 | |
| 犊鼻 | 脚气湿痹、膝痛不仁 | |
| 三里 | 虚损劳瘦、一切肠胃病 | 下肢膝胻局部病及肠胃病 |
| 上巨虚 | 腹鸣泄泻、一切大肠病 | |
| 条口 | 胻酸转筋、两足无力 | |
| 下巨虚 | 少腹痛泄、腰痛控睾 | |
| 丰隆 | 痰饮喘嗽、狂癫瘁痁 | |

| 穴名 | 主治特异性 | 主治共同性 |
|------|-----------|-----------|
| 解溪 | 胃热谵语、头面浮肿、筋痹、瘕疝、惊悸、怔忡 | |
| 冲阳 | 热病无汗、偏风口㖞、振寒狂疾 | |
| 陷谷 | 高热、面肿、目痛、痰饮、痎疟、咳嗽、胸满 | 足部病及头面、口、鼻、齿、喉病，神志病、热病 |
| 内庭 | 腹胀、喘满、赤白痢疾、石蛊、便难、龋齿、瘾疹 | |
| 厉兑 | 尸厥口噤、寤寐多梦、鼻衄、目眮 | |

**表 1-16　足太阴脾经经穴主治异同分析**

| 穴名 | 主治特异性 | 主治共同性 | |
|------|-----------|-----------|---|
| 隐白 | 月事过多、腹胀、呕吐、暴泄 | 下肢及足部的局部病 | 脾胃病为主，生殖、小溲病为次 |
| 大都 | 腹满、霍乱、津枯便难 | | |
| 太白 | 暴泄、胸胁腹胀 | | |
| 公孙 | 肠中切痛、喜呕、恶食 | | |
| 商丘 | 痞满、黄疸、小儿痫瘛 | | |
| 三阴交 | 腹胀溏泄、崩漏、大小便难、月经不调 | 下肢小腿内侧的局部病 | |
| 漏谷 | 腹满、疝癖、食不生肌 | | |
| 地机 | 女子血瘕、腹胀溏泄、阴疝痔痛 | | |
| 阴陵泉 | 水肿、胸胁腹胀、溏泄 | | |
| 血海 | 崩漏、月事不调、五淋 | 下肢股内侧的局部病 | |
| 箕门 | 小便不通、遗溺、淋病 | | |
| 冲门 | 胎气上冲、带下产崩、疝痛 | 腹部脾胃病为主，小溲病为次 | |
| 府舍 | 疝瘕、腹痛积聚、霍乱 | | |
| 腹结 | 围绕脐痛、泄利 | | |
| 大横 | 下利、大便闭结 | | |
| 腹哀 | 腹痛、下利脓血、饮食不化 | | |

| 穴名 | 主 治 特 异 性 | 主 治 共 同 性 |
|------|------|------|
| 食窦 | 胸胁支满、腹胀水肿 | |
| 天溪 | 乳肿贲膺、咳逆上气 | |
| 胸乡 | 胸胁支满、背痛引胸 | 胸肺部疾病 |
| 周荣 | 唾多脓秽、咳逆上气 | |
| 大包 | 喘息胸痛、实则身痛、虚则尽纵 | |

### 表 1 - 17　手少阴心经经穴主治异同分析

| 穴名 | 主 治 特 异 性 | 主 治 共 同 性 | |
|------|------|------|------|
| 极泉 | 心痛、目黄、胁痛 | | |
| 青灵 | 胁痛、肩臂不举 | | |
| 少海 | 风眩头痛、瘰疬颈痛 | | |
| 灵道 | 心痛、悲恐、瘛疭 | 肘臂部病 | 上肢、胸部、心脏、神志病和热病 |
| 通里 | 心悸怔忡、心中懊侬 | | |
| 阴郄 | 吐血、衄血、心痛惊悸 | | |
| 神门 | 健忘、心痛、恐悸、癫疾、呕血、心烦 | | |
| 少府 | 痎疟、掌热、小便不利 | 指掌局部病和肘臂病 | |
| 少冲 | 热病烦心、心痛、少气 | | |

### 表 1 - 18　手太阳小肠经经穴主治异同分析

| 穴名 | 主 治 特 异 性 | 主 治 共 同 性 |
|------|------|------|
| 少泽 | 白翳、中风、喉痹舌卷 | |
| 前谷 | 耳鸣、热病无汗 | |
| 后溪 | 耳聋、癫疾 | |
| 腕骨 | 黄疸、口噤、颊肿 | |
| 阳谷 | 小儿瘛疭、嗍乳难、齿龋 | 手臂局部病，头、项、耳、目、鼻、喉病，以及神志病和热病 |
| 养老 | 目视不明 | |
| 支正 | 癫狂 | |
| 小海 | 耳聋、耳鸣、羊痫 | |
| 肩贞 | 瘰疬、缺盆中痛 | |

| 穴名 | 主治特异性 | 主治共同性 |
|---|---|---|
| 臑俞 | 肩臂酸楚 | 肩胛局部病为主 |
| 天宗 | 咳逆抢心 | |
| 秉风 | 肩痛不举 | |
| 曲垣 | 肩膊拘急 | |
| 肩外俞 | 颈项拘急 | |
| 肩中俞 | 咳上气急、目视不明 | |
| 天窗 | 中风失音、部肿瘰疬 | 颈部及喉部局部病为主 |
| 天容 | 气逆喘喝、咽中如梗 | |
| 颧髎 | 颔肿齿痛、口眼㖞斜 | 颜面局部病及耳目病为主 |
| 听宫 | 耳聋、耳鸣 | |

**表 1－19 足太阳膀胱经经穴主治异同分析**

| 穴名 | 主治特异性 | 主治共同性 | |
|---|---|---|---|
| 睛明 | 内眦赤痛、目眩、雀目 | 目区局部病 | 头、项、眼、鼻、脑病 |
| 攒竹 | 目视䀮䀮、眼睑𥆧动 | | |
| 眉冲 | 头痛、鼻塞 | 头部局部病 | |
| 曲差 | 衄衂、鼻疮 | | |
| 五处 | 头风、目眩、癫疾 | | |
| 承光 | 风眩头痛、远视无睹 | | |
| 通天 | 头重、头痛、鼻痔、流涕 | | |
| 络却 | 目内障、头旋、耳鸣 | | |
| 玉枕 | 脑风、鼻窒、目痛 | 头项局部病 | |
| 天柱 | 目瞑、鼻窒、头项重痛 | | |
| 大杼 | 头痛振寒、脊强、壮热无汗 | 上焦病：心、肺、胸部病 | 五脏六腑病 |
| 风门 | 风眩头痛、咳逆、拘挛背急 | | |
| 肺俞 | 咳嗽、哮喘、胸满、虚劳 | | |
| 厥阴俞 | 胸中烦闷、心痛 | | |
| 心俞 | 唾血、烦心、发痫、遗精、盗汗 | | |
| 督俞 | 心痛、腹胀痛 | | |

| 穴名 | 主治特异性 | 主治共同性 | |
|---|---|---|---|
| 膈俞 | 翻胃、吐血、骨蒸、虚损 | 中焦病：肠、胃、肝、胆病及血病 | 五脏六腑病 |
| 肝俞 | 黄疸、咳血、胁肋满闷 | | |
| 胆俞 | 身黄、翻胃、目黄、胁痛 | | |
| 脾俞 | 腹膜、反恶吐食、水肿、泄泻 | | |
| 胃俞 | 吐逆、腹胀、气膈不食 | | |
| 三焦俞 | 水肿、肠鸣腹胀、脏腑积聚 | 下焦病：生殖、大小便病 | |
| 肾俞 | 虚劳羸瘦、月经不调、腰痛、水肿 | | |
| 气海俞 | 腰痛、痔漏 | | |
| 大肠俞 | 腹中雷鸣、肠澼泄利、饮食不化 | | |
| 关元俞 | 腰痛、膜胀、消渴、瘕聚 | | |
| 小肠俞 | 泻痢、消渴、淋沥遗尿 | | |
| 膀胱俞 | 小便赤涩、泄利、癥瘕、前阴肿 | | |
| 中膂俞 | 赤白痢、疝痛、消渴 | | |
| 白环俞 | 遗精、淋沥、二便不利 | | |
| 上髎 | 赤白带下、阴挺、二便不利 | 生殖、大小便及前后二阴病 | |
| 次髎 | 疝气、赤白带下、小便淋赤 | | |
| 中髎 | 月经不调、大小便难、腰尻痛 | | |
| 下髎 | 淋浊、下血、泄泻、肠鸣、腰痛 | | |
| 会阳 | 气虚久痔、肠澼便血、阴汗湿痒 | | |
| 承扶 | 痔痛、尻部中痛 | 腘以上股区局部病 | |
| 殷门 | 腰脊强痛 | | |
| 浮郄 | 髀枢不仁、股外筋急 | | |
| 委阳 | 癃闭、遗溺、膝筋拘挛 | | |
| 委中 | 霍乱、半身不遂、腰脊强痛 | | |
| 附分 | 颈项强痛 | 上焦病：心、肺、胸部病 | 五脏六腑病 |
| 魄户 | 虚劳肺痿、喘逆上气 | | |
| 膏肓俞 | 虚损、咳逆、梦遗、盗汗 | | |
| 神堂 | 胸满、喘咳 | | |
| 譩譆 | 喘逆、胁痛 | | |

| 穴名 | 主 治 特 异 性 | 主 治 共 同 性 | |
|------|------------|------------|---|
| 膈关 | 噎闷、呕哕、诸病血症 | 中焦病：肠、胃、肝、胆病及血病 | 五脏六腑病 |
| 魂门 | 胸胁胀满、腹中雷鸣 | | |
| 阳纲 | 身热目黄、小便赤涩、饮食不下 | | |
| 意舍 | 腹胀、便滑、呕吐、消渴 | | |
| 胃仓 | 腹满、饮食不下、水肿 | | |
| 肓门 | 心下坚痛 | 下焦病：生殖、大小便病 | |
| 志室 | 腰脊强痛、腹中坚满、小便淋沥 | | |
| 胞肓 | 癃闭、少腹坚满 | | |
| 秩边 | 痔疾、腰痛、小便不利 | | |
| 合阳 | 崩中、瘕疝拘急、膝胻酸重 | 头、项、目、鼻、脑病，热病以及下肢局部病 | |
| 承筋 | 霍乱转筋、五痔篡痛、脚腨酸重 | | |
| 承山 | 霍乱转筋、胫酸、腰背痛 | | |
| 飞扬 | 头目眩晕、历节风、癫疾 | | |
| 跗阳 | 痿厥不仁、霍乱转筋 | | |
| 昆仑 | 腰脚痛、目眩 | | |
| 仆参 | 足痿、腰痛、尸厥 | | |
| 申脉 | 风眩、膝胻酸、腰脚痛 | | |
| 金门 | 头痛、小儿发痫、膝胻酸削 | | |
| 京骨 | 衄衊、内眦赤、腰痛、髀痛 | | |
| 束骨 | 腰膝强痛、头痛、目眩、项强 | | |
| 通谷 | 头痛、目眩、衄衊 | | |
| 至阴 | 头重、鼻塞、目痛、寒疟无汗 | | |

表 1 - 20 足少阴肾经经穴主治异同分析

| 穴名 | 主 治 特 异 性 | 主 治 共 同 性 |
|------|------------|------------|
| 涌泉 | 喘咳、奔豚、泄泻、大小便难、尸厥、疝气 | 生殖、小溲而有关肾脏病为主，肠病及肺病为次 |
| 然谷 | 喘烦、咳血、喉痹、消渴、癃闭、疝气、遗精、阴挺、月经不调、洞泄 | 足底及足内踝病 |

| 穴名 | 主治特异性 | 主治共同性 | |
|---|---|---|---|
| 太溪 | 热病无汗、霍乱、溺黄、唾血、嗌痛、牙痛、疝、癖、阳痿、月经不调 | 生殖、小溲而有关肾脏病为主,肠病及肺病为次<br>足底及足内踝病 | |
| 大钟 | 癃闭、腰痛、气闷、腹满、唾血、便秘、食噎不下 | | |
| 水泉 | 月经不调、阴挺、淋漏、目视不明、小腹满痛 | | |
| 照海 | 目痛、视昏、咽干、卒疝、带下、阴挺、阴肿、阴痒、痫症夜发、不眠 | | |
| 复溜 | 肠癖、痔、淋、水肿、肠鸣、伤寒无汗、脉微欲绝、足痿 | 生殖、小溲而有关肾脏病为主,肠病为次,小腿内廉病 | |
| 交信 | 五淋、癫疝、赤白痢、大小便秘、少气漏血、月事不调 | | |
| 筑宾 | 小儿疝气、癫狂吐舌、呕吐、腨内痛 | | |
| 阴谷 | 阴痿、溺难、妇人漏血、腹痛引阴、膝痛如锥 | | |
| 横骨 | 腹痛溺难、阴器下纵、五淋、腰疼 | 生殖、小溲、有关肾脏病及肠病 | 目赤自内眦始 |
| 大赫 | 虚劳失精、阴器上缩、阴茎痛、女子赤带 | | |
| 气穴 | 腰脊痛、泄利、奔豚、月经不调、不孕 | | |
| 四满 | 积聚疝瘕、肠癖、腹痛、月经不调、恶血疠痛 | | |
| 中注 | 月事不调、热结便秘 | | |
| 肓俞 | 寒疝腹痛、大便燥结 | 肠胃病 | |
| 商曲 | 腹中积聚、肠中切痛 | | |
| 石关 | 妇人不孕、腹中疞痛、脊强口噤、噫哕呕逆、积聚、气结 | | |
| 阴都 | 寒热痎疟、妇人无子、恶血腹痛、心烦肺胀、小肠热满 | | |
| 通谷 | 口喎、暴瘖、积聚痃癖、食不消、风痫癫疾、舌肿 | | |
| 幽门 | 呕吐多唾、食不下、心下痞胀、泄有脓血 | | |

| 穴名 | 主 治 特 异 性 | 主 治 共 同 性 |
|---|---|---|
| 步廊 | 胸胁痛、咳逆、呕吐不食、臂不得举 | |
| 神封 | 胸胁满痛、咳逆气短、呕吐不食、乳痈 | |
| 灵墟 | 胸胁支满、咳逆气短、呕吐不食、乳痈 | 胸、肺、食管病 |
| 神藏 | 胸满咳逆、呕吐恶食 | |
| 彧中 | 胸胁支满、多唾呕吐、哮喘、唾血 | |
| 俞府 | 咳逆上气、呕吐不食、喘息、寒热气嗽 | |

表 1-21　手厥阴心包经经穴主治异同分析

| 穴名 | 主 治 特 异 性 | 主 治 共 同 性 |
|---|---|---|
| 天池 | 腋肿、瘰疬、胸膈烦满 | 胸、胁、腋部病及心病 |
| 天泉 | 胸胁满痛、咳逆 | |
| 曲泽 | 心痛、烦渴、呕逆 | |
| 郄门 | 心痛、疔疮、呕血、衄血 | |
| 间使 | 心痛、呕吐、久疟、结胸 | |
| 内关 | 心暴痛、心烦惕惕、久疟、痞块 | 手臂局部病及心、胸、胃、神志、热病 |
| 大陵 | 心烦、心痛、吐血、惊悸 | |
| 劳宫 | 吐、衄、噫逆 | |
| 中冲 | 心痛、烦满、热病无汗、中风急救 | |

表 1-22　手少阳三焦经经穴主治异同分析

| 穴名 | 主 治 特 异 性 | 主 治 共 同 性 | |
|---|---|---|---|
| 关冲 | 喉痹、舌卷、烦心、心痛、胸中气噎 | 手腕以下及手指局部病 | 耳、头、目、喉病及热病 |
| 液门 | 疟疾寒热、目眩赤涩、耳聋、咽肿 | | |
| 中渚 | 热病无汗、头痛、目翳、耳聋 | | |
| 阳池 | 消渴口干、寒热疟疾 | | |
| 外关 | 目生翳膜、头痛、耳鸣、鼻衄 | | |
| 支沟 | 热病无汗、口噤、暴瘖、马刀肿瘘 | 前臂外侧局部病 | |
| 会宗 | 耳聋、五痫 | | |
| 三阳络 | 耳聋、暴瘖、齿龋 | | |
| 四渎 | 暴瘖、耳聋、下齿龋痛 | | |
| 天井 | 目锐眦痛、疮肿、瘾疹、瘰疬、癫疾 | | |

19

| 穴名 | 主治特异性 | 主治共同性 |
|---|---|---|
| 清冷渊 | 肩臂臑痛 | 肩臂局部病 |
| 消泺 | 颈项强急、癫疾 | |
| 臑会 | 项瘿气瘤、瘰疬 | |
| 肩髎 | 臂重肩痛 | |
| 天髎 | 身热无汗、颈项强急 | |
| 天牖 | 暴聋、目不明 | 耳病为主，侧头部病为次 |
| 翳风 | 耳聋、耳鸣、口噤、口㖞 | |
| 瘈脉 | 小儿惊痫、头风、耳鸣 | |
| 颅息 | 耳鸣、喘息、瞤耳、癫痓 | |
| 角孙 | 目翳、龈肿、耳郭红肿 | |
| 耳门 | 耳聋、耳鸣、聤耳流脓 | |
| 和髎 | 头重、颔痛、耳中嘈嘈 | |
| 丝竹空 | 目视𥆧𥆧、风痫戴眼 | 目病 |

表1-23　足少阳胆经经穴主治异同分析

| 穴名 | 主治特异性 | 主治共同性 |
|---|---|---|
| 瞳子髎 | 外眦赤痛、头痛、目翳 | 以腧穴所在局部及邻近部疾病为主，包括侧头部病，耳、目、口、齿病等 |
| 听会 | 耳聋、耳鸣、口㖞 | |
| 客主人 | 口眼㖞斜、耳聋、耳鸣、齿痛 | |
| 颔厌 | 目眩、耳鸣、偏风头痛 | |
| 悬颅 | 头痛、齿痛 | |
| 悬厘 | 耳鸣、偏头痛、面肿 | |
| 曲鬓 | 巅风目眇、颈颔搐满 | |
| 率谷 | 小儿惊风、两头角痛 | |
| 天冲 | 龈肿、齿痛、头痛 | |
| 浮白 | 耳鸣、颈项瘿气 | |
| 窍阴 | 耳鸣、头痛引颈、喉痹 | |
| 完骨 | 颈项摇瘛、颊肿引耳、喉痹 | |

| 穴名 | 主治特异性 | 主治共同性 |
|---|---|---|
| 本神 | 头痛、目眩 | 以腧穴所在局部及邻近部疾病为主，包括侧头部病，耳、目、口、齿病等 |
| 阳白 | 目肿痛痒、远视䀮䀮 | |
| 临泣 | 头痛、鼻塞、目眩、眵䁾 | |
| 目窗 | 青盲、白翳膜、远视䀮䀮 | |
| 正营 | 偏头痛、唇吻急强、齿龋 | |
| 承灵 | 头痛、鼻塞 | |
| 脑空 | 鼻衄、癫风、头痛 | |
| 风池 | 鼻渊、内眦赤痛、洒淅恶寒、中风 | 颈项局部病 |
| 肩井 | 咳逆、肩背痛、乳痈、翻胃 | |
| 渊腋 | 马刀肿瘤、胸胁痛 | 胸胁病 |
| 辄筋 | 喘息、呕吐、胸中胀 | |
| 日月 | 黄疸、呕吐吞酸、胁肋痛、胆病 | |
| 京门 | 肠鸣洞泄、腰髀引痛 | 生殖、小溲病 |
| 带脉 | 月经不调、带下赤白、小腹痛 | |
| 五枢 | 赤白带下、阴卵上缩、腰痛 | |
| 维道 | 水肿、带下、呕逆 | |
| 居髎 | 腰痛引腹、瘫痪、腿足诸疾 | 下肢腿股病 |
| 环跳 | 腰胯酸痛、半身不遂 | |
| 风市 | 瘫痪、浑身瘙痒、腰腿酸痛 | |
| 中渎 | 下肢痛风、筋痹不仁 | |
| 阳关 | 膝外廉痛、屈伸不利 | |
| 阳陵泉 | 胆病、胸胁胀满、半身不遂、口苦、呕吐 | 侧头部病，目、耳、胸、胁、项、下肢局部病 |
| 阳交 | 惊狂、面肿、肢冷、喉痹 | 侧头部病，目、耳、胸、胁、项、下肢局部病及热病 |
| 外丘 | 颈项痛、胸胁支满、瘈疭 | |
| 光明 | 眼痒、眼痛、痿躄、热病无汗 | |
| 阳辅 | 腋肿、百节酸痛、膝胻酸 | |
| 悬钟 | 筋骨挛痛、鼻衄、喉痹、颈项强急 | |

| 穴名 | 主治特异性 | 主治共同性 |
|---|---|---|
| 丘墟 | 胸痛、腋肿、足酸、目翳 | 侧头部病,目、耳、胸、胁、项、下肢局部病及热病 |
| 临泣 | 马刀腋肿、痎疟、目眩、胸满 | |
| 地五会 | 内损、眼痒、眼疼、耳鸣 | |
| 侠溪 | 胸胁满、目赤、颌肿、耳鸣 | |
| 窍阴 | 胁痛、耳聋、舌强、痈疽 | |

表 1-24　足厥阴肝经经穴主治异同分析

| 穴名 | 主治特异性 | 主治共同性 |
|---|---|---|
| 大敦 | 崩漏、寒疝、阴挺 | 下肢局部病,生殖、大小便病、前阴病、肝脏病 |
| 行间 | 口喎、泪出 | |
| 太冲 | 呕血、马刀挟瘿 | |
| 中封 | 五淋、阴缩 | |
| 蠡沟 | 疝气、癃闭、溲赤 | |
| 中都 | 便血、崩漏、癀疝 | |
| 膝关 | 膝内廉痛 | |
| 曲泉 | 阴痒、阴痛、尿闭 | |
| 阴包 | 月水不调 | |
| 五里 | 溺闭、肠中实满 | |
| 阴廉 | 经期不调、阴内廉痛 | |
| 急脉 | 疝气、阴挺、阴茎痛 | 前阴病 |
| 章门 | 积聚痞块、奔豚腹胀 | 肠、胃、胸、胁病 |
| 期门 | 热入血室、奔豚上下、胸胁积痛 | |

表 1-25　任脉经经穴主治异同分析

| 穴名 | 主治特异性 | 主治共同性 |
|---|---|---|
| 会阴 | 疝气、前后阴病、经水不通 | 下腹部疾病:包括生殖、小溲、肠病等 |
| 曲骨 | 小腹满痛、遗精、赤白带 | |
| 中极 | 水肿、月事不调、恶露不止 | |

| 穴名 | 主治特异性 | 主治共同性 |
|---|---|---|
| 关元 | 虚损、五淋、七疝、带下、失精 | 下腹部疾病：包括生殖、小溲、肠病等 |
| 石门 | 崩中、水肿、气淋、泄泻 | |
| 气海 | 恶露不止、癥瘕、腹鸣、喘促、厥冷、月经不调 | |
| 阴交 | 肠鸣、水肿、崩中、带下 | |
| 神阙 | 尸厥、泄泻、鼓胀、脱肛 | |
| 水分 | 小便不通、洞泄、肠鸣、水肿 | 上腹部疾病：以肠胃病为主，有补气益血的功效 |
| 下脘 | 完谷不化、腹胀、腹痛、癖块 | |
| 建里 | 腹胀、肠鸣、呕逆 | |
| 中脘 | 翻胃、五膈、积聚、腹疼 | |
| 上脘 | 饮食不化、腹鸣、奔豚、吐利 | |
| 巨阙 | 心痛、惊悸、胸满气短、痰饮 | 以神志病为主，兼治中上焦病 |
| 鸠尾 | 呕血、喘息、癫痫、惊悸 | |
| 中庭 | 胸胁支满、噎塞、吐逆 | 以胸部病为主，包括心、肺病，兼治食管和胃病 |
| 膻中 | 翻胃、痰喘、咳逆、妇人乳少 | |
| 玉堂 | 胸膺痛、喘急、咽壅、呕吐 | |
| 紫宫 | 胸膺痛、咳逆、喉痹 | |
| 华盖 | 哮喘、胸满痛 | |
| 璇玑 | 咳逆、胸痛、咽肿 | |
| 天突 | 哮喘、暴瘖、咯血、喉痹 | 以咽喉病为主，兼治舌病 |
| 廉泉 | 咽食困难、舌根急缩、咳嗽 | |
| 承浆 | 口㖞、面肿、口噤、消渴 | 治口唇部疾病 |

表1-26　督脉经经穴主治异同分析

| 穴名 | 主治特异性 | 主治共同性 |
|---|---|---|
| 长强 | 大小便难、脱肛、洞泄、腰脊强、肠风、瘈疭 | 肠病、生殖病、腰脊病、脑病、小溲病 |
| 腰俞 | 腰脊痛、经闭、淋浊 | |
| 阳关 | 经病、带下、遗精、风痹不仁 | |
| 命门 | 腰痛、赤白带、泄精、角弓反折 | |

| 穴名 | 主治特异性 | 主治共同性 |
|---|---|---|
| 悬枢 | 泻痢、水谷不化、腰脊痛 | 脑病、腰脊病、肠胃病 |
| 脊中 | 癫痫、黄疸、脱肛、便血 | |
| 中枢 | 腰痛、俯仰不利 | |
| 筋缩 | 脊强、癫疾、瘛疭 | |
| 至阳 | 黄疸、胸胁痛、胃寒纳滞 | 脑病、脊背病、肺脏病、热病 |
| 灵台 | 喘息、久咳、胸引背痛 | |
| 神道 | 惊悸、瘛疭、咳嗽、健忘 | |
| 身柱 | 咳喘、脊强、癫痫、小儿惊风 | |
| 陶道 | 骨蒸、盗汗、疟疾、脊强 | |
| 大椎 | 五劳七伤、惊风、寒热、疟疾、肺胀满 | |
| 痖门 | 舌缓不语、瘛疭、癫疾、衄血、暴瘖 | 头、项、鼻、舌、喉病及脑病 |
| 风府 | 头重、项强、目眩、鼻衄、偏枯 | |
| 脑户 | 头重、口噤、痉不恫、瘖不能言 | 头、鼻、眼、脑病 |
| 强间 | 头痛、项强、目眩、癫痫、呕吐 | |
| 后顶 | 颈项强急、目眩、瘛疭、头痛 | |
| 百会 | 耳聋、中风、癫疾、鼻塞、头风、脱肛 | |
| 前顶 | 头风、目眩、惊痫、鼻多清涕 | 头、鼻、眼、脑病 |
| 囟会 | 小儿惊风、癫疾、鼻痔、头痛 | |
| 上星 | 面肿、头痛、鼻塞、衄血、目眩 | |
| 神庭 | 风癫、目眩、泪出、鼻渊、不安眠 | |
| 素髎 | 鼻息肉、衄血、酒渣鼻 | 鼻、口、齿、脑病 |
| 水沟 | 发狂、不省人事、口噤、浮肿、腰脊内痛、唇吻抽搐 | |
| 兑端 | 齿龈痛、消渴、口疮、癫痫 | |
| 龈交 | 牙疳、鼻塞、内眦赤痒 | |

# 第五节　取穴的标准

　　针灸治病,对所取腧穴的是否准确与疗效的关系很大。要提高针灸治疗效果,必须深入钻研腧穴的部位和折取的标准。因此本节中对取穴的标准问题特别重点提出来讨论一下。目前常用的有下述三种。

## 一、骨度法

　　骨度的记载,最早见于《灵枢·骨度》,是古人经过实地测量和归纳而制订的。其内容以一个身长七尺五寸的成年人为基础,依其不同部位的长度和阔度订成一些固定的基准尺寸数字,就是所谓"骨度"。用这种骨度的比例尺寸作为取穴时的折算标准,称作"骨度法",或名"定点折寸法"。通过骨度的计算,可以在任何长短、胖瘦的不同人体上取得准确的腧穴位置,因此本法在取穴法中就显得特别重要(表1-27)。

表1-27　常用骨度分寸

| 部位＼项目 | 起 止 处 | 分寸(单位寸) | 标准 | 说　明 |
|---|---|---|---|---|
| 头颈部 | 前发际至后发际 | 12 | 直寸 | 用在头部前额及后项。若前发际不明者,可自眉心上量到后发际作15寸,后发际不明者,可自大椎穴量至前发际作15寸,前后发际均不明者,可自眉心量至大椎作18寸 |
| | 前发际至眉心 | 3 | 直寸 | |
| | 后发际至大椎 | 3 | 直寸 | |
| | 两完骨之间 | 9 | 横寸 | 用在头部,两法可通同应用 |
| | 两头维穴之间 | 9 | 横寸 | |
| | 结喉以下至天突穴 | 4 | 直寸 | 用在颈部 |
| | 两人迎穴之间 | 3 | 横寸 | |
| 胸腹部 | 天突至膻中 | 6.8 | 直寸 | 用在胸部或每隔一肋折作1.6寸 |
| | 歧骨至脐 | 8 | 直寸 | 用在上腹部(鸠尾骨折作0.5寸) |

| 项目<br>部位 | | 起 止 处 | 分寸<br>（单位寸） | 标准 | 说 明 |
|---|---|---|---|---|---|
| 胸<br>腹<br>部 | | 脐中央至横骨上廉 | 6.5 | 直寸 | 用在下腹部 |
| | | 两乳之间 | 8 | 横寸 | 用在胸部和腹部 |
| | | 两缺盆穴之间 | 8 | 横寸 | 用在折量妇女时，亦为胸腹部的横寸标准 |
| 侧胸<br>腹部 | | 腋窝以下至季肋 | 12 | 直寸 | 用在侧胸部 |
| | | 季肋以下至髀枢 | 9 | 直寸 | 用在侧腹部 |
| 上<br>肢 | | 腋横纹头至肘横纹 | 9 | 直寸 | 用在上臂 |
| | | 肘横纹至腕横纹 | 12.5 | 直寸 | 用在前臂 |
| 下<br>肢 | | 横骨上廉至内辅骨上廉 | 18 | 直寸 | 用在大腿内侧（足三阴经） |
| | | 内辅骨下廉至内踝中 | 13 | 直寸 | 用在小腿内侧（足三阴经） |
| | | 髀枢至膝中 | 19 | 直寸 | 用在大腿外侧（足三阳经） |
| | | 膝中至外踝中 | 16 | 直寸 | 用在大腿外侧（足三阳经） |
| | | 足踵至趾端 | 12 | 直寸 | 用在足部 |

## 二、指寸法

为了简化上述的测量手续，后世的医家通过实践的探求，又制订了一种"指寸法"。但是由于人体的生理发育往往有特殊性，故其准确程度也远不如骨度法。兹将古人文献中记载的三种方法分述如下。

1. 中指同身寸法　本法首载于《千金方》，以"中指上第一节为一寸"。目前所应用的中指同身寸法，多以《针灸大全》所记载的作标准，其法"以大指与中指相屈如环，取中指中节横纹，上下相去长短为一寸"。临床上适用于四肢的直寸和背部的横寸（图1-1）。

2. 拇指同身寸法　此法也出《千金方》，取手大拇指第1节横度为1寸，相当于中指同身寸。但是临床应用没有前法广泛（图1-2）。

3. 一夫法　也出《千金方》，将示、中、环、小四指相并，称为一夫，相当于3寸左右。可用在小腿、下腹作为直寸，或作背部的横寸（图1-3）。

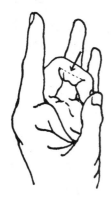

图 1-1 中指同身寸图

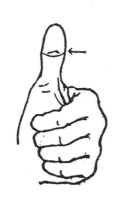

图 1-2 拇指同身寸图

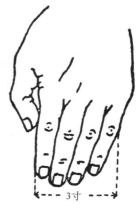

图 1-3 一夫图

### 三、解剖标志法

这种取穴方法是以人体的解剖部位为标志,作为取穴的依据,可以简化取穴的手续,而且也很准确,有下面两种。

1. 固定标志 人体的五官、毛发、爪甲、乳头、脐窝、骨骼等皆有一定的位置,因此可以利用来作为取穴的标志。例如:取神阙认脐中,取少商认大指爪甲内角,取胸部穴以肋骨间隙为依据,取督脉经穴以脊椎棘突为标准等。此种方法,在取穴时应用得很多。

2. 活动标志 当人体活动时,随着骨骼及肌肉的变位,往往可以发生某些特殊的标志,利用这种标志来作为取穴的基准,其准确性也很高。例如:屈肘时在横纹头上取曲池,转手时在尺骨茎突端上陷中取养老,垂手中指端处取风市,抬起脚后跟站着,在腨肠部人字纹下取承山等,均属此法范畴。

此外,古人在折取奇穴时,还有各种特殊的方法,如折绳法、骑竹马法等,也可视为利用人体解剖标志的取穴方法。

## 第六节 怎样学习腧穴学

(一)**最简捷的方法,首先要熟记十四经经穴分寸歌**
腧穴的部位皆有一定的分寸,取穴时必须依此规定的分寸来测量才能准确。

但是全身的腧穴很多,记忆很不容易。将所有腧穴分经编歌,诵读顺口,就易熟记,便能掌握十四经穴的分寸。而且各经经穴皆有定数,皆有一定的排列次序,这对取穴及系统记忆腧穴的主治都很重要。因此学习腧穴学,必须背熟十四经经穴的分寸歌,实为首要的条件。

(二)按经点穴,特别须记住各个腧穴的部位标志和邻近腧穴的穴名

在熟记了十四经穴分寸歌后,第 2 个步骤必须请老师或辅导者按经在实体上将腧穴的位置逐一指点明白。在老师点穴时必须特别记住个别腧穴的部位标志,取穴方法和上下左右与之相邻近的腧穴名称及部位关系,这样在临床应用时才不致模棱两可,影响其准确程度。

(三)必须多加分析,掌握同经腧穴的主治共同点和个别腧穴的特异点

腧穴的主治性能有共同的作用,也有不同的特点,这在前面已经讲过了。学习腧穴学必须多加分析,找出各经经穴之间的这种关系和规律来,如此可以帮助记住各经各穴的主治。假如单靠一穴一穴的呆记,必然会顾前失后,而忘却全面性的相互作用。

(四)必须重点掌握腧穴的部位解剖和其内容

有些腧穴内部有着重要的器官和血脉,倘若施术不慎,遭受损伤,严重时可造成死亡。因此学习腧穴学,对腧穴的部位、解剖也须重点掌握,明白其下有何重要脏器和血管,这样,在施术时才能知所警戒,不致给患者带来不必要的损害。

(五)必须系统掌握腧穴的针刺深浅和灸壮多少

每个腧穴针刺深浅的程度和灸壮多少的标准,虽似各有不同,但若以部位来归纳,是有一定的系统规律的。掌握了这些规律,即可推知某穴应针分寸及应灸壮数,不必一一去查阅书本,而在应用时可以得心应手了。

# 第二章　十四经经穴

## 第一节　手太阴肺经

起自中焦,从胸出腋走手,络大肠,属肺,左右共 22 穴。

**中府**(膺中俞、肺募、府中俞、膺俞)

【位　置】　在云门下 1 寸,乳上 3 肋间,动脉应手陷中,去胸中行 6 寸。

【解　剖】　在前胸壁之外上方,第 2 肋骨之外侧,胸大肌之上部,有胸肩峰动脉,胸外侧动脉,分布着肋间神经和胸前神经。

【主　治】　胸满气急,寒热咳嗽,肺痈吐脓,喘逆善噎,肩息背痛,涕浊喉痹。

【取　穴】　正坐或仰卧,自乳头外 2 寸,向上取第 3 肋骨与第 4 肋骨之间,与任脉之华盖穴平行,相去 6 寸。

【针　灸】　浅刺,刺入 3～5 分,灸 3 壮。

【附　注】　此穴为肺之募,手足太阴二脉之会。

【例　方】　《千金方》:中府、间使、合谷主面腹肿。《资生经》:云门、阳溪、合谷、温溜、中府、浮白治喉痹。中府、胃仓、承满、鱼际、周荣治食不下。

## 云门

【位　置】　在巨骨下气户穴旁开 2 寸陷中。

【解　剖】　在锁骨外端的下面,肩胛骨喙状突的内侧,胸大肌之上部,皮下有头静脉通过,深部正当腋动脉之起点及臂神经丛,有胸肩峰动脉,分布着胸前神经、肋间神经及锁骨上神经等。

【主　治】　伤寒肢热,咳逆短气,胸胁满痛,喉痹瘿气,举臂不得。

【取　穴】　正坐或仰卧,平任脉之璇玑穴,相去 6 寸处取之。

【针　　灸】　针3～5分,灸3壮,宜以微针浅刺,刺太深则令人气逆。

【例　　方】　《资生经》:云门、人迎、神藏治咳逆喘不得息。云门、秉风治肩痛不能举。

## 天府

【位　　置】　在上臂内廉,距腋下3寸。

【解　　剖】　在肱骨之前外侧上部,即肱二头肌外侧沟中,当头静脉通路,分布着肌皮神经及臂外侧皮神经。

【主　　治】　衄血不止,暴渴内逆,喘不得息,恍惚善忘,嗜卧不觉,瘿气咽肿。

【取　　穴】　伸臂仰掌,从腋窝横纹前端,直向尺泽穴下量3寸取之。

【针　　灸】　针5分,禁灸。

【例　　方】　《资生经》:天府、臑会、气舍主瘿气咽肿。

## 侠白(夹白)

【位　　置】　在天府穴下1寸。

【解　　剖】　在肱骨之前外侧中央部,即肱二头肌外缘,当头静脉之通路,有桡侧副动脉,分布着臂外侧皮神经。

【主　　治】　胸痹心痛,干呕烦满,赤白汗斑。

【取　　穴】　在肘中约纹之上5寸,臑内前廉脉动处,伸臂仰掌取之。

【针　　灸】　针5分,灸5壮。

## 尺泽(鬼堂、鬼受)

【位　　置】　在屈臂横纹上,两筋骨罅宛陷中。

【解　　剖】　在肱桡关节部,当肱二头肌腱的外方,肱桡肌起始部,有桡侧返动脉,分布着桡神经和前臂外侧皮神经。

【主　　治】　振寒瘛疭,咳嗽唾浊,心烦身痛,喉痹上气,吐血气喘,肘臂挛痛,小儿惊风,五脏诸疟。

【取　　穴】　从肘窝横纹中央,稍偏桡骨侧当两筋(肱二头肌腱和肱前肌)之间,伸臂仰掌取之(附图9-24)。

【针　　灸】　针5分,灸5壮。

【附　注】 此穴是手太阴肺经所入为合。

【例　方】 《资生经》：尺泽、少泽主心烦。

## 孔最

【位　置】 腕侧横纹上 7 寸，尺泽穴下 5 寸 5 分。

【解　剖】 在桡骨前面，上层是肱桡肌之内缘，下层为拇长屈肌之外缘，深部有桡动脉和桡神经通过，由前臂外侧皮神经司感觉。

【主　治】 壮热无汗，头疼咽痛，吐血失音，肘臂厥痛。

【取　穴】 伸臂仰掌，从尺泽穴对太渊穴直下 5 寸 5 分处取之。

【针　灸】 针 5 分，灸 5 壮。

【附　注】 此穴为手太阴肺经之郄穴。

## 列缺 (童玄、腕劳)

【位　置】 在腕后桡侧 1 寸 5 分。

【解　剖】 在桡骨之桡侧，茎突之上方，拇长展肌腱的外缘，旋前方肌中，有桡动脉的分支，分布着前臂外侧皮神经和桡神经。

【主　治】 偏正头痛，咳上气喘，口噤不开，小儿惊痫，掌中热痛，胁下满悸，肩臂寒栗，半身不遂。

【取　穴】 令患者两虎口交叉，示指按压在桡骨茎突之上部，示指尖端筋骨陷中是穴 (附图 9 - 18)。

【针　灸】 针 2～3 分，灸 3～5 壮。

【附　注】 此穴为手太阴之络，别走手阳明经。又与任脉之气相通，是奇经八脉交会八穴之一。

【例　方】 《资生经》：列缺、阴陵泉、少府主阴痛。列缺、后溪、少泽、前谷主疟寒热。

《医学纲目》：健忘取列缺、心俞、神门、中脘、三里、少海，灸百会。

## 经渠

【位　置】 在桡骨茎突之内侧，寸口动脉陷中。

【解　剖】 在桡侧腕屈肌腱与拇长展肌腱之间,旋前方肌中,为桡静脉动脉之通路,分布着前臂外侧皮神经和桡神经。

【主　治】 咳逆上气,疟病寒热,热病无汗,暴痹心痛,喉痹掌热。

【取　穴】 伸臂仰掌,从腕部横纹上行 1 寸和尺泽穴直对,试以手按脉,中指着脉之处,动应于手,取之便是。

【针　灸】 直针浅刺 2～3 分,禁灸,灸之伤人神明。

【附　注】 此穴是手太阴肺经所行为经。

【例　方】 《千金方》:热病汗不出,取经渠、阳池、合谷、支沟、前谷、内庭、后溪、腕骨、阳谷、厉兑、冲阳、解溪。

## 太渊(鬼心、太泉)

【位　置】 在掌后内侧横纹头动脉中。

【解　剖】 在桡侧腕屈肌腱的外侧,拇长展肌腱的内侧,旋前方肌的下缘,舟状骨结节之外上部,有桡动脉,分布着前臂外侧皮神经和桡神经。

【主　治】 目中白翳,乍寒乍热,缺盆引痛,喘不得息,臂内廉痛,胸满噫呼,肺胀心痛。

【取　穴】 在经渠穴直下,当腕部拇指侧横纹端,有动脉处,仰掌取之。

【针　灸】 针 2～3 分,灸 3 壮。

【附　注】 此穴是手太阴肺经所注为输,亦为原穴。肺朝百脉,故为脉会,乃八会穴之一。

【例　方】 《资生经》:太渊、肺俞、上管、条口、隐白疗不可卧。

## 鱼际

【位　置】 在手大指本节后,散脉中。

【解　剖】 在第 1 掌骨之中间,即拇短展肌的中部,有桡动脉的分支,分布着桡神经的浅支。

【主　治】 烦心干渴,肘挛支满,短气心痹,唾血寒热,喉焦咽肿,胃逆霍乱。

【取　穴】 当大拇指本节(指掌关节)后骨陷中,赤白肉际处,仰掌取之。

【针　灸】 针 3～5 分,灸 3 壮。

【附　注】　此穴是手太阴肺经所溜为荥。

【例　方】　《千金方》：吐血补尺泽，泻鱼际。

　　　　　　《资生经》：鱼际、少商、公孙、解溪、至阴、完骨治头痛烦心。鱼际、列缺、少泽、缺盆治咳嗽。鱼际、灵道主肘挛。

## 少商（鬼信穴）

【位　置】　在手大指端内侧，去爪甲如韭叶。

【解　剖】　在拇指末节爪廓之桡侧，有指掌侧固有动脉形成的动脉网，分布着正中神经而来的指掌侧固有神经和桡神经的浅支。

【主　治】　颈颔肿大，中风闭证，疟病寒热，手臂不仁，膨膨喘逆，唾沫唇干，濯濯舌烦，鼻衄喉痹。

【取　穴】　握拳立置拇指向上，去拇指爪甲内角（桡侧）1 分的部位取之。

【针　灸】　针 1 分，禁灸。

【附　注】　此穴是手太阴肺经所出为井。

【例　方】　《资生经》：少商、太冲、经渠主喉中鸣。

　　　　　　《百症赋》：少商、曲泽，血虚口渴同施。

# 第二节　手阳明大肠经

受手太阴之交，从手走头，络肺，属大肠，左右共 40 个穴。

## 商阳（绝阳穴）

【位　置】　在手大指次指内侧，去爪甲角如韭叶。

【解　剖】　示指爪廓之桡侧，有指掌侧固有动脉形成的动脉网，分布来自正中神经的指掌侧固有神经。

【主　治】　胸中气满，喘咳支肿，热病无汗，耳鸣耳聋，寒热疟疾，口干颐肿，颈肿喉闭，青盲翳障。

【取　穴】　俯掌，取示指之桡侧，赤白肉际，去爪甲约 1 分许处。

【针　灸】　针 1 分，灸 3 壮。

【附　注】　此穴是手阳明大肠经所出为井。

【例　方】　《资生经》：商阳、巨髎、上关、承光、瞳子髎、络却主青盲无所见。

## 二间(周谷、间谷)

【位　置】　在手大指次指本节前内侧陷中。

【解　剖】　在示指桡侧，第1节指骨基底的前方，有来自桡动脉的指背动脉，分布着桡神经浅支。

【主　治】　䬡鼽牙疼，目昏眦伤，头痛喉痹，振寒肩疼，浸淫疮起。

【取　穴】　横肱屈指，当示指本节前桡侧横纹尖端，赤白肉际取之(附图9-14)。

【针　灸】　针2～3分，灸3壮。

【附　注】　此穴是手阳明大肠经所溜为荥。

【例　方】　《资生经》：二间、三间疗多卧喜睡。

## 三间(少谷、小谷)

【位　置】　在手大指次指本节后内侧陷中。

【解　剖】　在示指桡侧第2掌骨小头之后方，握拳时正当第2掌骨与第1背侧间肌之间，有来自桡动脉的指背动脉，分布着桡神经浅支。

【主　治】　喉痹咽梗，肠鸣洞泄，目痛善惊，气喘口干，齿龋恶饮。

【取　穴】　横肱屈指，当示指本节后桡侧之凹陷中取之(附图9-14)。

【针　灸】　针3分，灸3壮。若治五指痛，可以针入1寸5分，直透劳宫。

【附　注】　此穴是手阳明大肠经所注为俞。

【例　方】　《资生经》：三间、阳谷、冲阳、内庭、厉兑、四渎、液门、阳谷、上关治齿龋痛。三间、肺俞、不容、章门、商阳、窍阴、兑端治口干。

《千金方》：三间、合谷、厉兑主吐舌戾颈喜惊。

《医学纲目》：大便不通并伤寒水结，取三间沿皮向下至合谷，三补三泻，候腹中通出针，承山七分泻之。

## 合谷(虎口、含口、合骨)

【位　置】　在大指次指歧骨间陷中。

【解　剖】在第1掌骨和第2掌骨之间,第2掌骨之桡侧,第1背侧骨间肌中,有来自桡动脉的指背动脉,分布着桡神经浅支。

【主　治】痱痿不用,唇吻不收,齿鼻衄血,寒热痎疟,雀目痛瞑,口噤不开,热病无汗,耳聋不通。

【取　穴】以手掌平置,伸开拇示两指,在第1、第2掌骨间微凹陷处取之。

【针　灸】针3~5分,灸3~5壮。

【附　注】此穴是手阳明大肠经所过为原。

【例　方】《甲乙经》:痦不能言,合谷、涌泉、阳交主之。

《资生经》:合谷、列缺、颊车、禾髎治口噤不开。合谷、水沟主痦。合谷、天池、丝竹空、鱼际、四白、天冲、三焦俞、风池治头痛。

《医学纲目》:痢不止取合谷、三里、阴陵泉、中脘、关元、天枢、神阙、中极。

## 阳溪(中魁)

【位　置】在手腕上侧,直对合谷穴,两筋间陷中。

【解　剖】在舟状骨与桡骨之间,桡腕关节之桡侧陷中,当拇短伸肌腱与拇长伸肌腱之间,桡动脉之后方,有桡动脉的分支,分布着桡神经浅支。

【主　治】鼽衄痂疥,谵言妄笑,热病无汗,心烦惊悸,厥逆头痛,目赤眦痛。

【取　穴】以手掌平置或侧置,伸直拇示两指,令拇指上翘,当腕后两筋(拇短伸肌腱和拇长伸肌腱)间陷中取之(附图9-13)。

【针　灸】针3分,灸3壮。

【附　注】此穴是手阳明大肠经所行为经。

【例　方】《千金方》:阳溪、阳谷主目痛赤。

## 偏历

【位　置】在腕后3寸。

【解　剖】在桡骨远端之背侧面,拇短伸肌腱与拇长伸肌腱之间,有桡动脉之分支,分布着桡神经之浅支和前臂外侧皮神经。

【主　治】目视䀮䀮,寒热疟疾,癫疾狂言,咽干喉痹,小便不利。

| 【取　穴】 | 横肱屈肘,令患者两手虎口交叉,当中指端肌沟陷中是穴(附图9-17)。 |
|---|---|
| 【针　灸】 | 针3分,灸3壮。 |
| 【附　注】 | 此穴为手阳明大肠经之络,别走手太阴经。 |
| 【例　方】 | 《资生经》:偏历、合谷、二间、昆仑、通谷治龋齿。偏历、阳溪、商阳、络却、腕骨、前谷治耳鸣。 |

### 温溜(蛇头、逆注、池头、温留、地头、沱头)

| 【位　置】 | 在腕后约5寸,下廉之下3寸5分。 |
|---|---|
| 【解　剖】 | 在桡侧腕短伸肌肌腹之下方,桡骨之背侧,有桡动脉之分支,分布着前臂背侧皮神经。 |
| 【主　治】 | 热病肠澼,臑肘臂痛,喉痹齿痛,癫疾吐舌,气膈善哕,鼓颔头痛,手面疔疮。 |
| 【取　穴】 | 横肱屈肘,手臂用力握拳,前臂部即有肌肉隆起如蛇头之状,在其下端正当阳溪穴上5寸处取之(附图9-21)。 |
| 【针　灸】 | 针3~5分,灸3~5壮。 |
| 【附　注】 | 此穴是手阳明大肠经之郄穴。 |
| 【例　方】 | 《甲乙经》:喉痹不能言,温溜及曲池主之。<br>《资生经》:温溜、偏历、二间、内庭治口喎。温溜、液门、京骨主狂仆。<br>《百症赋》:审他伤寒项强,温溜、期门主之。 |

### 下廉(手之下廉)

| 【位　置】 | 去腕后8寸5分,在曲池穴下4寸。 |
|---|---|
| 【解　剖】 | 在桡骨之桡侧,桡侧腕短伸肌之中,有桡动脉分支,分布着支配该部肌肉的桡神经和前臂背侧皮神经。 |
| 【主　治】 | 飧泄腹满,痃癖腹痛,头风痹痛,痨瘵狂言,溺黄溲血,疝气呕吐,乳痈涎出。 |
| 【取　穴】 | 横肱屈肘,当温溜穴上3寸5分处,分肉之间取之。 |
| 【针　灸】 | 针3~5分,灸3~5壮。 |

【例　方】《资生经》：下廉、五处、神庭治头风。下廉、悬钟治胃热不嗜食。下廉、丘墟主狂言非常。

## 上廉(手之上廉)

【位　置】　在下廉上 1 寸,曲池穴下 3 寸。

【解　剖】　在桡骨之桡侧,桡侧腕长伸肌的后方,桡侧腕短伸肌的上方,有桡动脉之分支,分布着支配该部肌肉的桡神经和前臂背侧皮神经。

【主　治】　肠鸣溲黄,风水膝肿,半身不遂,大肠气滞,脑风头痛。

【取　穴】　横肱屈肘,当下廉上 1 寸,屈肘横纹头(曲池穴)下 3 寸处取之。

【针　灸】　针 5～7 分,灸 3～7 壮。

## 三里(手)(手三里、上三里、鬼邪)

【位　置】　在曲池穴下 2 寸的部位。

【解　剖】　在桡骨之桡侧,桡侧腕长伸肌之后缘,桡侧腕短伸肌之前缘,有桡动脉之分支,分布着支配该部肌肉的桡神经和前臂背侧皮神经。

【主　治】　手臂不仁,肘挛不伸,齿痛颊肿,瘰疬颔肿,腰痛连脐,食癖气块,中风口癖,霍乱遗矢。

【取　穴】　横肱屈肘,当曲池穴下 2 寸取之。

【针　灸】　针 5～7 分,灸 3～7 壮。

【例　方】《资生经》：三里、温溜、曲池、中渚、丰隆主喉痹不能言。

## 曲池(鬼臣、阳泽、鬼腿)

【位　置】　在肘外辅骨屈肘两骨之中,当肘横纹头陷中。

【解　剖】　肱骨外上髁与桡骨关节之桡侧,桡侧腕长伸肌起始部,肱桡肌之外侧,有桡返动脉,分布着支配该部肌肉的桡神经和前臂背侧皮神经。

【主　治】　目赤齿痛,颈肿寒热,惊狂臂痿,半身不遂,风疹痂疥,臂痪腕急,瘰疬疔疮。

【取　穴】屈肘拱手,在肘窝横纹端尽处取之(附图 9 - 21)。

【针　灸】针 5 分～1 寸,灸 5～10 壮。

【附　注】此穴是手阳明大肠经所入为合。

【例　方】《资生经》:曲池、天井、外关主臂痿不仁。曲池、三里、关冲、中渚、阳谷、尺泽主肘痛时寒。曲池、人迎、神道、章门、中府、临泣、天池、璇玑、府舍主胸中满。

《医学纲目》:妇人月经不通,取曲池、支沟、三里、三阴交四穴,壅塞不通则泻之,虚耗不行则补之。

### 肘髎(肘尖)

【位　置】在肘大骨外廉陷者中,近肘外辅骨尖约寸许。

【解　剖】在肱骨外上髁的上方,肱桡肌的起始部,肱三头肌的外缘,有桡侧副动脉,分布着臂背侧皮神经。

【主　治】肘节风痹,臂痛不举,麻木不仁。

【取　穴】屈肘拱手,从曲池穴向外斜上约 1 寸,当肘关节上侧之处取之。

【针　灸】针 5～7 分,灸 3～7 壮。

### 五里(手之五里、尺之五里、大禁)

【位　置】在肘上 3 寸,行向里大筋之中。

【解　剖】在肱骨的外侧,肱三头肌外缘,深部为桡神经沟的下部,乃桡神经的通路,有桡侧副动脉,分布着臂外侧皮神经和臂背侧皮神经。

【主　治】心下满痛,肘臂疼痛,寒热瘰疬,目视䀮䀮。

【取　穴】横肱屈肘,从曲池穴上行 3 寸微向内斜,按取动脉处是穴。

【针　灸】禁针,灸 3～5 壮。

【例　方】《资生经》:五里、太溪、大钟、照海、二间治嗜卧。

《百症赋》:五里、臂臑,生病疮而能治。

### 臂臑(头冲、颈冲)

【位　置】在肘上 7 寸,腘肉端。

【解　剖】　在肱骨的外侧,三角肌尖端的后缘,肱三头肌的外缘,有旋肱后动脉,分布着腋神经和臂背侧皮神经。

【主　治】　颈项拘急,瘰疬寒热,臂痛不举。

【取　穴】　横肱屈肘,从曲池穴上量 7 寸,当三角肌之尽处取之(附图 9 - 22)。

【针　灸】　针 5 分～1 寸,灸 3～7 壮。

【附　注】　此穴为手阳明络之会,手阳明、阳维之会。

### 肩髃(肩尖、肩骨、中肩井、偏骨、髃骨、扁肩、扁骨)

【位　置】　在肩端两骨间。

【解　剖】　在肩峰和肱骨大粗隆间,三角肌的中央,有旋肱后动脉、肩胛上动脉(肩胛横动脉)、胸肩峰动脉围成的动脉网,由臂外侧皮神经(来自腋神经)及后锁骨上神经司感觉。

【主　治】　肩臂热痛,半身不遂,手臂挛急,风热瘾疹,劳气失精。

【取　穴】　正坐,以手臂平举,当肩端两骨(肩峰和肱骨大粗隆)间宛宛中取之(附图 9 - 22)。

【针　灸】　针 5 分～1 寸,灸 7～15 壮。

【附　注】　此穴为手阳明、阳跷之会。

### 巨骨

【位　置】　在肩端上行两叉骨间陷中。

【解　剖】　在锁骨与肩关节之间,三角肌边缘部,有腋动脉及头静脉分支,分布锁骨上神经。

【主　治】　惊痫吐血,肩背膊痛,屈伸不利。

【取　穴】　正坐,当肩胛骨与锁骨相接处的凹陷中取之。

【针　灸】　针 3～7 分,灸 3～7 壮。

【附　注】　此穴为手阳明、阳跷之会。

### 天鼎(天顶)

【位　置】　在缺盆上,直扶突,气舍穴后 1 寸 5 分。

【解　剖】　在胸锁乳突肌之下部后缘颈阔肌中,深层为中斜角肌起点,有颈外浅静脉,分布着锁骨上神经、颈皮神经,深层有膈神经。

【主　治】　暴瘖气梗,喉痹咽痛。

【取　穴】　正坐仰靠,在天突穴旁开 3 寸,当锁骨上,扶突穴直下 2 寸处取之。

【针　灸】　针 3 分,灸 3 壮。

【例　方】　《百症赋》:天鼎、间使,失音嗫嚅而休迟。

按:此穴从《甲乙经》订正,与他书不同。

## 扶突（水穴）

【位　置】　在人迎后 1 寸 5 分。

【解　剖】　在甲状软骨上缘之外后方,胸锁乳突肌中部,有来自甲状颈干的颈升动脉,分布着颈皮神经及支配该肌的副神经,肌下有颈内静脉及迷走神经通过。

【主　治】　咳逆上气,鸣喝喘息,暴瘖气梗。

【取　穴】　正坐仰靠或仰卧,按取颈动脉应手横平结喉处的人迎穴,以人迎至结喉的距离向后平量,当胸锁乳突肌后缘尽处是穴。

【针　灸】　针 3 分,灸 3 壮。

【例　方】　《甲乙经》:暴瘖气梗,取扶突与舌本（廉泉）出血。
　　　　　　《资生经》:扶突、天突、太溪主喉鸣暴忤气梗。

## 禾髎（长频、长频、长髎、长频、长频）

【位　置】　在鼻孔下,挟水沟旁五分。

【解　剖】　在上颌骨犬齿窝部上唇方肌中,有面前动脉和面前静脉的分支,及三叉神经第 2 支的眶下神经的分布。

【主　治】　鼻窒口僻,衄衊有痛,口噤不开,鼻疮息肉。

【取　穴】　正坐仰靠或仰卧,在鼻翼与上唇间,水沟旁 5 分部取之。

【针　灸】　针 3 分,禁灸。

## 迎香（冲阳）

【位　置】　在禾髎上,鼻孔旁。

【解　剖】 在鼻翼外缘沟中央,上唇方肌中,内方为梨状孔的边缘有眶下动脉,分布着颜面神经颊支,司感觉的是三叉神经第 2 支的眶下神经,深部有面前动脉。

【主　治】 无闻香臭,偏风㖞斜,鼻疮息肉,面痒浮肿,喘息不利。

【取　穴】 在鼻孔旁五分部位,使患者正坐仰靠或仰卧,取之。

【针　灸】 针 3 分,禁灸。

【附　注】 此穴是手足阳明之会。


# 第三节　足阳明胃经

受手阳明之交,从头走足,络脾,属胃,左右共 90 穴。

## 承泣(面髎、鼷穴、溪穴、兼泣)

【位　置】 在目下 7 分,直瞳子。

【解　剖】 在眶下缘与下眼睑交界处,眼轮匝肌中,有眶下动脉及三叉神经的第 2 支,即眶下神经分布。

【主　治】 目翳绿色、口眼㖞斜、目视䀮䀮、目眴泪出。

【取　穴】 正坐仰靠或仰卧,令患者正视,直瞳子下 7 分,当眼眶下缘与下眼睑处取之。

【针　灸】 针 3 分,不宜灸,一说禁针灸。

【附　注】 此穴为足阳明、阳跷、任脉之会。

【例　方】 《资生经》:承泣、四白、巨窌、上关、大迎、颧骨、强间、风池、迎香、水沟主口㖞僻不能言。

## 四白

【位　置】 在目下 1 寸,颧空骨内,直瞳子。

【解　剖】 当下颌骨前面眶下孔部,颜面神经支配的上唇方肌中,有眶下动脉及三叉神经第 2 支的眶下神经。

【主　治】 头痛目眩,眼生白翳,口眼㖞僻,目眴流泪。

【取　穴】正坐仰靠或仰卧,在瞳子直下 1 寸,当承泣下 3 分部位,使患者正视于眼窝下孔部取之。

【针　灸】针 3 分,灸 1～3 壮。

【例　方】《资生经》:四白、涌泉、大杼疗头疼目眩。

《医学纲目》:诸障翳取四白、晴明、太阳、百会、商阳、厉兑、光明各出血,合谷、三里、命门、肝俞、光明各灸之。

## 巨髎

【位　置】挟鼻孔旁 8 分,直瞳子下。

【解　剖】在鼻唇沟的中央,上颌骨的前面,上唇方肌中,当第 1 小臼齿根部,有面前动脉的分支,分布着颜面神经颊支和三叉神经第 2 支的眶下神经。

【主　治】风寒鼻塞,远视䀮䀮,颊肿壅痛,眼睑瞤动。

【取　穴】正坐仰靠或仰卧,在鼻孔旁 8 分,直对瞳子处取之。

【针　灸】针 3 分,灸 1～3 壮。

【附　注】此穴为足阳明、阳跷脉之会。

【例　方】《得效方》:青盲灸巨髎,又取肝俞、命门、商阳。

## 地仓（胃维、会维）

【位　置】挟口吻合处,旁开 4 分。

【解　剖】在口角外方口轮匝肌部,由三叉神经第 2、第 3 支司感觉,由颜面神经颊支司运动,深部有面前动脉通过。

【主　治】失瘖不语,水浆漏落,口眼㖞斜。

【取　穴】正坐或仰卧,在口角旁 4 分处取之。

【针　灸】直针 3 分再斜向颊车穴,可深刺 8 分～1 寸 5 分,灸 3～5 壮。

【附　注】此穴为手足阳明、阳跷脉之会。

【例　方】《资生经》:地仓、承山、上廉、下廉疗偏风。

## 大迎（髓孔）

【位　置】在曲颔前 1 寸 3 分骨陷中,有动脉应手。

【解　剖】 在第 3 大臼齿的下方下颌骨部，咬肌附着部前缘，面前动脉的后缘，分布着颜面神经的下颌支，由三叉神经第 3 支及耳大神经司感觉。

【主　治】 颈痛瘰疬，癫疾互引，颊肿寒热，风痉口噤，唇吻瞤动，牙痛脱臼。

【取　穴】 侧伏或侧卧，令患者闭口鼓腮，当下腭骨边缘出现沟形，按之有动脉应手处取之（附图 9－1）。

【针　灸】 针 3 分，灸 3 壮。

【例　方】 《千金方》：大迎、颧髎、听会、曲池主齿痛恶寒。

　　　　　《资生经》：大迎、五里、臂臑主寒热，颈瘰疬。

## 颊车(机关、牙车、鬼床、曲牙、机门、鬼林)

【位　置】 在耳下曲颊端陷者中，开口有孔。

【解　剖】 在下颌角的前上方，咬肌附着部，皮下为腮腺，有咬肌动脉，分布着三叉神经第 3 支的咬肌神经，由颈丛来的耳大神经司皮肤感觉。

【主　治】 颊肿口急，口眼㖞斜，失音不语，中风口噤，颈强难顾。

【取　穴】 侧伏或侧卧，在下颌角上缘，如开口即出现孔穴，以指按压咬紧上下齿，指下觉有筋肉突起处是穴。

【针　灸】 针 4 分，灸 3～7 壮。

【例　方】 《资生经》：颊车、颧髎主口僻痛，恶风寒，不可嚼。

## 下关

【位　置】 在客主人下，耳前动脉下廉，颧骨弓下际，合口有孔，张口即闭。

【解　剖】 在下颌小头的前方，颧骨弓下缘与下颌切迹所围成的空间，皮下有腮腺，再深部有咬肌，有颞浅动脉分出的面横动脉，分布着颜面神经颧支颜面神经腮腺丛，由三叉神经第 3 支司感觉。

【主　治】 耳鸣耳聋，牙痛颔肿，牙车脱臼，口眼㖞斜。

【取　穴】 正坐或侧卧闭口，沿颧骨下陷处，微向耳前按压，指下觉有一陷窝是穴。

【针　灸】 针 3～5 分，禁灸。

【附　注】　此穴为足阳明、足少阳之会。

【例　方】　《资生经》：下关、大迎、翳风、完骨主牙齿龋痛。

## 头维（头缝、颡大）

【位　置】　在额角发际，挟本神两旁各 1 寸 5 分。

【解　剖】　在颞上线与冠状缝（额骨和顶骨缝合部）交界处颞肌上缘，有颞浅动脉的额支，分布着颜面神经的颞支，由三叉神经的 1、2、3 支共司该部感觉。

【主　治】　头痛如破，喘逆烦满，目痛如脱，泪出不明。

【取　穴】　正坐仰靠或仰卧，从眉心直上，入发际 5 分神庭穴部横开 4 寸 5 分当发角处，按取骨缝（额骨和顶骨的合缝）中是穴。

【针　灸】　针 3 分，针尖沿皮向下，禁灸。

【附　注】　此穴为足阳明、足少阳之会。

【例　方】　《千金方》：头维、大陵主头痛如破，目痛如脱。

## 人迎（天五会、五会）

【位　置】　在挟结喉旁开 1 寸 5 分，有动脉应手处。

【解　剖】　在胸锁乳突肌的前缘与甲状软骨之接触部，正当颈总动脉分为颈外动脉和颈内动脉的分歧点，稍外有舌下神经降支，后方有迷走神经经过，该部由颈皮神经司皮肤感觉。

【主　治】　胸满喘息，喉肿红痛，颈项瘰疬。

【取　穴】　正坐仰面，在结喉旁 1 寸 5 分，有颈动脉搏手之处，当大筋（胸锁乳突肌）之前取之。

【针　灸】　针 3 分，无伤动脉，禁灸。

【附　注】　此穴为足阳明、足少阳之会。

## 水突（水门、水天）

【位　置】　在颈大筋前，直人迎下，气舍穴上。

【解　剖】　在甲状软骨下缘的外方，胸锁乳突肌的前缘，深部有颈总动脉，沿该动脉之前有舌下神经降支，动脉之外有迷走神经通过，该部由颈皮神经司皮肤感觉。

【主　治】喘息不通，呼吸短气，咽喉痛肿，咳逆上气。

【取　穴】正坐仰靠或仰卧，在人迎穴与气舍穴的中间部位，当大筋（胸锁乳突肌）之前取之。

【针　灸】针3～5分，灸3壮。

【例　方】《资生经》：水突、气舍治咽肿。

## 气舍

【位　置】直人迎下，挟天突旁开1寸5分陷中。

【解　剖】在锁骨内侧端之上缘，胸锁乳突肌的胸骨头与锁骨头之间，深部为颈总动脉，迷走神经与交感神经通过，由颈皮神经司皮肤感觉。

【主　治】喉痹咽肿，颈项强急，咳逆上气，瘿瘤瘰疬。

【取　穴】正坐仰靠或仰卧，当天突穴旁开1寸5分取之。

【针　灸】针3～5分，灸3～5壮。

## 缺盆（天盖、尺盖）

【位　置】乳头直上，当肩上横骨上际陷中，去中行各4寸。

【解　剖】在锁骨上缘，胸锁乳突肌后方颈阔肌中，有肩胛上动脉（肩胛横动脉），分布着锁骨上神经，深部有锁骨下动脉通过。

【主　治】缺盆中痛，寒热瘰疬，喉痹嗽血，胸中热满。

【取　穴】正坐或仰卧，从天突穴外量4寸，正当锁骨上窝，下与乳头对直，有陷窝处是穴。

【针　灸】针3分，慎不可过深，灸3～5壮。

【例　方】《千金方》：缺盆、心俞、肝俞、巨阙、鸠尾主咳唾血。

## 气户

【位　置】在巨骨（锁骨）下，俞府穴外开2寸陷中。

【解　剖】在锁骨下方，锁骨与第1肋骨邻近部，表层为胸大肌，深层为锁骨下肌，有肋间动脉，分布着胸前神经和锁骨下神经，由锁骨上

45

神经司皮肤感觉,内容肺脏。

【主　治】　胸胁支满,喘逆上气,呼吸肩息,食不知味。

【取　穴】　在璇玑穴旁4寸,与乳头对直,当锁骨和第1肋骨之间,正坐或仰卧取之。

【针　灸】　针3分,灸3壮,不可过深。

【例　方】　《千金方》:气户、云门、天府、神门主喘逆上气、呼吸肩息、不知食味。

## 库房

【位　置】　在气户下1寸6分。

【解　剖】　在第1、第2肋骨之间胸大肌中,深部为肋间肌,有肋间动脉,分布着胸前神经和肋间神经,内容肺脏。

【主　治】　胸胁支满,咳逆上气,唾浊脓血。

【取　穴】　正坐或仰卧,在华盖穴旁开4寸,下对乳头,当第1肋间取之。

【针　灸】　针3分,灸3壮。

【例　方】　《千金方》:库房、中府、周荣、尺泽主咳逆上气,呼吸多唾浊沫脓血。

　　　　　　《资生经》:库房、屋翳、膏肓俞治上气咳逆。

## 屋翳

【位　置】　在库房穴下1寸6分。

【解　剖】　在第2、第3肋骨之间胸大肌中,深部为肋间肌,有肋间动脉,分布着肋间神经和胸前神经,内容肺脏。

【主　治】　胸胁支满,小儿喘胀,遍身风痒,咳逆上气,唾浊脓血。

【取　穴】　正坐或仰卧,在紫宫穴旁4寸,神藏穴与周荣穴之间,当第2肋间,下对乳头处取之。

【针　灸】　针3分,灸3壮。

## 膺窗

【位　置】　在屋翳穴下1寸6分。

【解　剖】　在第 3、第 4 肋骨之间胸大肌中,深部为肋间肌,有肋间动脉,分布着胸前神经和肋间神经,内容肺脏。

【主　治】　乳妒乳痈,胸满短气,寒热咳逆。

【取　穴】　正坐或仰卧,在玉堂穴旁 4 寸,灵墟穴与胸乡穴之间,当第 3 肋间乳头直上处取之。

【针　灸】　针 3 分,灸 3 壮。

【例　方】　《资生经》:膺窗、太冲治唇肿。

## 乳中(当乳)

【位　置】　乳头正中。

【解　剖】　在第 4、第 5 肋骨之间胸大肌中,深部为肋间肌,有肋间动脉,分布胸前神经和肋间神经。

【主　治】　古人虽有治卒癫暴痫记载,不可断为适应之证。

【取　穴】　正坐或仰卧,在乳头正中央,当第 4 肋间,取之。

【针　灸】　针灸俱属禁列。

## 乳根

【位　置】　在乳下 1 寸 6 分。

【解　剖】　第 5、第 6 肋骨之间,有肋间动脉,分布着胸前神经和肋间神经。

【主　治】　胸痛膺肿,乳痛凄索,吐逆下利,呃逆干呕,气嗽痰哮,胞衣不下,噎膈恶食。

【取　穴】　正坐或仰卧,在中庭穴旁开 4 寸,步廊穴与食窦穴之中间,当第 5 肋间,乳头直下处取之。

【针　灸】　针 3 分,灸 3 壮。

【例　方】　《玉龙歌》:吼喘之症嗽痰多,若用金针疾自和,俞府乳根一样刺,气喘风痰渐渐磨。

## 不容

【位　置】　在幽门穴旁各开 1 寸 5 分。

【解　剖】　当第 8 肋软骨附着部之下缘,皮下为腹直肌鞘前叶,再下为腹直肌,有腹壁上动脉,分布着肋间神经。

【主　治】　胸背引痛,腹满虚鸣,喘咳口干,痰癖胁痛,疝瘕痃癖,小儿疳眼。

【取　穴】　仰卧,巨阙穴外开 2 寸,天枢穴上行 6 寸处取之是穴。

【针　灸】　针 5 分,灸 5 壮。

## 承满

【位　置】　在不容穴直下 1 寸。

【解　剖】　当第 8 肋软骨附着部的下方,皮下为腹直肌鞘前叶,再下为腹直肌,有腹壁上动脉,分布着肋间神经。

【主　治】　肠鸣下痢,胁下坚满,上喘气逆,饮食不下。

【取　穴】　仰卧,在不容穴下方 1 寸,当腹部正中线上脘穴旁开 2 寸处取之是穴。

【针　灸】　针 5 分,灸 5 壮。

【例　方】　《资生经》:承满、乳根疗嗝气。

## 梁门

【位　置】　在承满穴直下 1 寸。

【解　剖】　当第 8 肋软骨附着部的下方,皮下为腹直肌鞘前叶,再下为腹直肌,有腹壁上动脉,分布着肋间神经。

【主　治】　积气结痛,大肠滑泄,饮食不思,完谷不化。

【取　穴】　仰卧,在承满穴下 1 寸,当腹部正中线中脘穴旁开 2 寸处取之。

【针　灸】　针 5 分～1 寸,灸 3～7 壮。《类经图翼》:孕妇禁灸。

## 关门（关明）

【位　置】　在梁门穴直下 1 寸。

【解　剖】　当腹直肌的第 2 腱划处,皮下为腹直肌鞘前叶,再下为腹直肌,有腹壁上动脉,分布着肋间神经。

【主　治】　腹胀积气,肠鸣泄利,疟疾振寒,遗尿善满。

【取　穴】　仰卧,在天枢穴上行 3 寸,当建里穴旁开 2 寸处取之。

【针　灸】　针 5 分～1 寸,灸 3～7 壮。

【例　方】《甲乙经》：遗溺取关门及神门、委中主之。

《资生经》：关门、中府、神门主遗尿。

## 太乙（太一）

【位　置】在关门穴直下 1 寸。

【解　剖】在腹直肌中，有腹壁上动脉，分布着肋间神经，正当腹腔内的横结肠。

【主　治】癫疾狂走，心烦吐舌。

【取　穴】仰卧，在天枢穴上行 2 寸，当下脘穴旁开 2 寸处取之。

【针　灸】针 5 分～1 寸，灸 3～7 壮。

## 滑肉门（滑幽门、滑肉）

【位　置】在太乙穴直下 1 寸。

【解　剖】在腹直肌中，有腹壁上动脉，分布着肋间神经。

【主　治】癫疾呕逆，舌强吐舌。

【取　穴】仰卧，在天枢穴上 1 寸，当水分穴旁开 2 寸处取之。

【针　灸】针 5 分～1 寸，灸 3～7 壮。

## 天枢（长溪、谷门、大肠募、循际、长谷、循元、补元）

【位　置】去肓俞 1 寸 5 分，挟脐两旁各 2 寸。

【解　剖】上层为腹直肌鞘前叶，下层为腹直肌，有腹壁下动脉，分布着肋间神经，此穴正当腹直肌之最下腱划中。

【主　治】绕脐疝痛，腹胀肠鸣，虚损劳弱，妇人癥瘕，月事不调，泄痢切痛，水肿胞痛，饮食不化。

【取　穴】在神阙穴（脐孔）旁开 2 寸，仰卧取之。

【针　灸】针 5 分～1 寸，灸 3～7 壮。

【附　注】此穴为大肠之募。

【例　方】《资生经》：天枢、丰隆、厉兑、陷谷、冲阳主面浮肿。天枢、志室、肾俞治食不化。天枢、厉兑、内庭主食不化，不嗜食，挟脐痛。

《百症赋》：月潮违限，天枢、水泉细详。

## 外陵

【位　置】　在天枢穴直下 1 寸。

【解　剖】　在腹直肌中,有腹壁下动脉,分布着肋间神经。

【主　治】　心下如悬,引脐腹痛,疝气经痛。

【取　穴】　仰卧,在天枢穴下 1 寸,当阴交穴旁开 2 寸处取之。

【针　灸】　针 5 分~1 寸,灸 5~10 壮。

## 大巨(腋门)

【位　置】　在外陵穴直下 1 寸。

【解　剖】　当腹直肌中,有腹壁下动脉,分布着肋间神经。

【主　治】　癫疝癀疝,偏枯不举,少腹胀满,失精早泄。

【取　穴】　仰卧,在天枢穴下 2 寸,当石门穴旁开 2 寸处取之。

【针　灸】　针 5 分~1 寸,灸 5~10 壮。

## 水道

【位　置】　在大巨穴直下 1 寸。

【解　剖】　在腹直肌下端近外处,有腹壁下动脉,分布着第 12 肋下神经和
　　　　　　髂腹下神经。

【主　治】　膀胱有寒,三焦热结,小便不利,大便不通,小腹胀满,狐疝偏坠。

【取　穴】　仰卧,在天枢穴直下 3 寸,当关元穴旁开 2 寸处取之。

【针　灸】　针 5 分~1 寸,灸 5~10 壮。

## 归来(溪穴、溪谷)

【位　置】　在水道穴直下 1 寸。

【解　剖】　在腹直肌下端的外缘,有腹壁下动脉,分布着髂腹下神经。

【主　治】　少腹奔豚,阴缩茎痛,胞宫积冷,经闭不行。

【取　穴】　仰卧,在天枢穴直下 4 寸,当中极穴旁开 2 寸处取之。

【针　灸】　针 5 分~1 寸,灸 5~10 壮。

## 气冲(气街)

【位　置】　在归来穴下 1 寸,鼠蹊上 1 寸。

【解　剖】　在腹直肌停止部的外侧,耻骨结节上外方,有旋髂浅动脉和腹壁下动脉,分布着髂腹下神经和髂腹股沟神经。

【主　治】　腹痛控睾,足痿不用,癫疝阴肿,胞衣不下,月水不利,带下产崩。

【取　穴】　仰卧,在归来穴下 1 寸,当曲骨穴旁开 2 寸,鼠蹊部上 1 寸处取之。

【针　灸】　针 5～7 分,灸 3～7 壮,一说禁针。

【附　注】　冲脉所起。

【例　方】　《资生经》:气冲、章门治不得卧。

## 髀关

【位　置】　在膝上伏兔后交纹中。

【解　剖】　在股骨大粗隆之前下方,缝匠肌与阔筋膜张肌之间,股直肌之上端,有旋股外侧动脉,分布着股神经肌支和腰腹股沟神经。

【主　治】　腰痛膝寒,下肢麻木,痿痹不用,筋络拘急。

【取　穴】　仰卧,从气冲穴至伏兔穴作一连线,按取大转子的前下方,在直线上,正当和会阴穴平高处取之。

【针　灸】　针 5 分～1 寸,灸 3 壮,一说禁灸。

## 伏兔(外丘、外勾)

【位　置】　在膝上 6 寸起肉间。

【解　剖】　在股骨的前外侧,股直肌的肌腹中,有旋股外侧动脉的分支,分布着股神经肌支与前皮支。

【主　治】　腰胯引痛,膝冷不温,风痹脚气。

【取　穴】　正坐用力伸腿,当膝盖骨上缘上量 6 寸起肉处取之。

【针　灸】　针 5 分～1 寸,不宜用灸。

## 阴市(阴鼎)

【位　置】　膝上 3 寸。

【解　剖】　在股骨的前外侧,股直肌与股外侧肌之间,有旋股外侧动脉降支,分布着股神经肌支与前皮支。

【主　治】　寒疝腹痛,痿痹不仁,两足拘挛,大腹水肿。

【取　穴】　正坐垂足,从膝盖骨之上 3 寸,当犊鼻和伏兔的连线上,按之有陷窝处取之。

【针　灸】　针 5～7 分,禁灸。

## 梁丘(跨骨)

【位　置】　在膝上 2 寸。

【解　剖】　在股骨的前外侧,股直肌与股外侧肌之间,有旋股外侧动脉降支,分布着股神经肌支与前皮支。

【主　治】　腰膝脚痛,冷痹不仁,屈伸不利,胃寒拘痛,乳部肿痛。

【取　穴】　正坐垂足,从膝盖骨上 2 寸,在犊鼻穴和伏兔穴的连线上以手指按压,有凹陷处取之。

【针　灸】　针 3～5 分,灸 3～7 壮。

【附　注】　此穴为足阳明胃经之郄穴。

【例　方】　《资生经》:梁丘、地五会治乳肿。

## 犊鼻

【位　置】　在膝下胻上挟解大筋中。

【解　剖】　在胫骨上端之外侧,即膑韧带的外缘,有膝关节动脉网,分布着股神经前皮支、胫神经和腓总神经的关节支。

【主　治】　膝痛不仁,脚气湿痹。

【取　穴】　正坐垂足,当外膝眼陷中取之(附图 9 - 28)。

【针　灸】　针 5～7 分,灸 3～7 壮。

## 三里(足)(鬼邪、下陵、下三里、足三里)

【位　置】　在膝下 3 寸,箭骨外廉。

【解　剖】　胫骨上端和腓骨小头关节部的下方,胫骨前肌和趾长伸肌之间,有胫前动脉,分布着腓深神经,由股神经前皮支和腓肠外侧皮神经司皮肤感觉。

【主　治】　膈咽不通,肠鸣腹痛,霍乱遗矢,心腹胀满,膝胻酸痛,中风瘫痪,寒食不化,蛊毒痎癖,耳鸣目疾,虚劳羸瘦。

【取　穴】　正坐垂足,从犊鼻穴下量3寸,距胫骨前缘约5分,当筋骨(胫骨前肌和胫骨前缘)之间取之(附图9-32)。

【针　灸】　针5分～1寸,灸5～15壮。

【附　注】　此穴是足阳明胃经所入为合。

【例　方】　《千金方》:三里、仆参、飞扬、复溜、完骨主足痿失履不收。

《资生经》:三里、三间、京门、关门、三阴交、陷谷、水分、神阙、承满、温溜、三焦俞、大肠俞、胃俞、天枢治肠鸣。三里、太溪治痎癖。三里、章门、京门、厉兑、内庭、阴谷、络却、昆仑、商丘、阴陵泉、曲泉主腹满不得息。三里、大肠俞、三阴交、下脘、三焦俞、悬枢、梁门治谷不化。三里、阴市、阳辅、蠡沟主腰痛不可顾。

《医学纲目》:目昏暗,灸三里,针承泣、肝俞、瞳子髎。

## 上巨虚(上廉、巨虚上廉)

【位　置】　在三里穴直下3寸,两筋骨罅中。

【解　剖】　在胫骨与腓骨之间,即胫骨前肌中,有胫前动脉、腓深神经通过,由腓肠外侧皮神经司皮肤感觉。

【主　治】　胸胁支满,肠鸣泄泻,偏风足痿,手足不仁,脾胃虚弱,风水膝肿。

【取　穴】　正坐垂足,从三里穴直下3寸,蹲坐时,当筋骨(胫骨前肌和胫骨前缘)凹陷处是穴(附图9-32)。

【针　灸】　针5分～1寸,灸5～15壮。

【附　注】　此穴是大肠府之合穴。

## 条口

【位　置】　在下巨虚上1寸,上巨虚下2寸。

【解　剖】　在胫骨腓骨之间,趾长伸肌和胫骨前肌中,有胫前动脉、腓深神经通过,由腓肠外侧皮神经司皮肤感觉。

【主　治】　足缓失履,胻酸转筋,湿痹热痛,两足无力。

【取　穴】　正坐垂足，在三里穴下 5 寸，正当犊鼻穴和解溪穴的中央，蹲坐时筋骨（胫骨前肌和胫骨前缘）凹陷处取之（附图 9-32）。

【针　灸】　针 5～7 分，禁灸。

【例　方】　《千金方》：条口、三里、承山、承筋主足下热不能久立。

## 下巨虚（下廉、巨虚下廉）

【位　置】　在上廉穴直下 3 寸。

【解　剖】　在胫、腓两骨之间，当胫骨前肌与趾长伸肌之接近处，深部为蹞长伸肌，有胫前动脉及腓深神经通过，由小腿内侧皮神经及腓肠外侧皮神经司皮肤感觉。

【主　治】　少腹痛泄，腰痛控睾，乳痈惊痫，寒热身痛。

【取　穴】　正坐垂足，从三里穴直下 6 寸，距胫骨前缘约 5 分，当蹲坐时筋骨（胫骨前肌和胫骨前缘）凹陷处下端取之（附图 9-32）。

【针　灸】　针 5～7 分，灸 3～7 壮。

【附　注】　此穴是小肠腑的合穴。

## 丰隆

【位　置】　在外踝上 8 寸。

【解　剖】　在胫腓两骨之间，胫骨前肌肌腹的外缘，有胫前动脉的分支，分布着腓深神经，由腓肠外侧皮神经司皮肤感觉。

【主　治】　喉痹卒瘖，头痛面肿，痰饮喘嗽。

【取　穴】　正坐垂足，由足外踝上际，往上直量 8 寸，当条口穴外 1 寸处取之（附图 9-32）。

【针　灸】　针 3～7 分，灸 3～15 壮。

【附　注】　此穴为足阳明之络，别走足太阴经。

【例　方】　《资生经》：丰隆、复溜主风逆四肢肿。丰隆、承浆、阳交治面肿。

《丹溪心法》：经闭久，忽大崩，刺丰隆六分止血，刺石门五分断经。

《医学纲目》：诸痰为病，头风喘嗽，一切痰饮，取丰隆、中脘。

《百症赋》：强间、丰隆之际，头痛难禁。

《天元太乙歌》：心疼呕吐上脘宜，丰隆两穴更无疑，蛔虫并出伤寒病，金针宜刺显明医。

## 解溪

【位　置】　在冲阳后 1 寸 5 分，跗上陷中。

【解　剖】　在趾长伸肌腱与𧿹长伸肌腱之间，当小腿十字韧带中，有胫前动脉，分布着腓浅神经。

【主　治】　头面浮肿，啮齿龋痛，寒热癫疾，胃热谵语，目眩头痛，筋痹瘈疭，惊悸怔忡。

【取　穴】　正坐垂足，从冲阳穴直上 1 寸 5 分，当踝关节前横纹上，按取两筋（趾长伸肌腱和𧿹长伸肌腱）之间陷中是穴（附图 9 - 34）。

【针　灸】　针 3～5 分，灸 3～5 壮。

【附　注】　此穴为足阳明胃经所行为经。

【例　方】　《资生经》：解溪、阴陵泉治霍乱。解溪、悬枢治积气上下行。解溪、血海、商丘治腹胀。解溪、条口、丘墟、太白主膝股肿酸转筋。

## 冲阳（跗阳、会原、会骨、会屈、会源）

【位　置】　在足跗上 5 寸，骨间动脉应手处。

【解　剖】　在足背的最高处，第 2、第 3 楔状骨与第 2、第 3 跖骨的关节部，当趾长伸肌腱之内缘，有足背动脉，分布着来自腓浅神经的足背内侧皮神经。

【主　治】　热病无汗，偏风口㖞，振寒狂疾，足痿齿龋。

【取　穴】　正坐垂足，在第 2、第 3 跖骨接合处微前，有动脉处陷中取之。

【针　灸】　针 3 分，灸 3 壮。

【附　注】　此穴是足阳明胃经所过为原。

【例　方】　《千金方》：冲阳、三里、仆参、飞扬、复溜、完骨主足痿失履不收。
　　　　　　《资生经》：冲阳、丰隆主狂妄行，登高而歌，弃衣而走。

## 陷谷

【位　置】　在足大趾、次趾外间，本节后陷者中，内庭穴后 2 寸。

【解　剖】 在第2、第3跖骨骨间腔中,第2、第3趾的趾长伸肌腱之间,有来自胫前动脉的足背动脉,分布着来自腓浅神经的足背内侧皮神经。

【主　治】 胸胁支满,面肿目痛,痰饮痎疟,腹满喜噫,咳逆不止,高热无度。

【取　穴】 正坐垂足,第2趾外侧,本节后方陷中取之。

【针　灸】 针3～5分,灸3～5壮。

【附　注】 此穴是足阳明胃经所注为输。

【例　方】 《千金方》:陷谷、温溜、漏谷、复溜、阳纲主腹鸣而痛。

《资生经》:陷谷、上星、囟会、前顶、公孙治卒面肿。

## 内庭

【位　置】 在足大趾次趾外间陷中。

【解　剖】 在足第2、第3趾的跖趾关节之前,第2趾趾短伸肌腱之外侧,有趾背动脉,分布着来自腓浅神经的趾背神经。

【主　治】 脐急腹膨,喘满寒栗,龋齿喉痹,赤白痢疾,石蛊便难,瘾疹久疟。

【取　穴】 正坐垂足,在次趾、中趾之间,脚叉缝后5分处取之。

【针　灸】 针3～5分,灸3～5壮。

【附　注】 此穴是足阳明胃经所溜为荥。

【例　方】 《医学纲目》:伤寒汗多不止,取内庭、合谷、复溜俱泻。

## 厉兑

【位　置】 足次趾之端外侧去爪甲角如韭叶。

【解　剖】 在足第2趾外侧爪廓之旁,有来自胫前动脉的趾背动脉,分布着来自腓浅神经的趾背神经。

【主　治】 尸厥口噤,鼻衄喉痹,热病无汗,面肿龋齿,心腹胀满,口㖞眼睏,寤寐多梦。

【取　穴】 垂足踏地,在第2趾外侧爪甲角约1分许。

【针　灸】 针1分,灸3壮。

【附　注】 此穴是足阳明胃经所出为井。

【例　方】 《千金方》:厉兑、京骨、前谷主鼻不利涕黄。厉兑、三间、冲阳、偏历、小海、合谷、内庭、复溜主龋齿。

《资生经》：内庭、厉兑、公孙治寒疟不嗜食。厉兑、漏谷治心腹满。

# 第四节　足太阴脾经

受足阳明之交，从足走腹，络胃，属脾，左右共 42 穴。

**隐白**（鬼垒、鬼眼、阴白）

【位　置】　在足大趾端内侧，去爪甲如韭叶。

【解　剖】　在足蹞趾第 2 节的末端内缘，爪廓之旁，有趾背动脉，分布着来自腓浅神经的趾背神经。

【主　治】　气满喘息，腹胀心烦，呕吐暴泄，月事过多，小儿惊风，鼻衄血崩，足冷过膝。

【取　穴】　正坐垂足，在离蹞趾内侧爪甲角 1 分许处取之。

【针　灸】　针 1 分，本穴古籍均列入禁灸门，惟治崩漏病例，麦炷灸二三壮有良效。

【附　注】　此穴是足太阴脾经所出为井。

【例　方】　《千金方》：隐白、阴陵泉主胸中热暴泄。隐白、大敦主卒尸厥不知人，脉动如故。

　　　　　　《资生经》：隐白、然谷、脾俞、内庭主不嗜食。隐白、巨阙主鬲中不利。隐白、天府、阴陵泉治不得卧。

## 大都

【位　置】　在足大趾内侧本节前陷中。

【解　剖】　在蹞趾跖趾关节之前，蹞外展肌停止部之下缘，有跖内侧动脉，分布着胫神经的分支跖内侧神经。

【主　治】　热厥清泄，腹满烦闷，霍乱下利，津枯便难，心腹胀痛。

【取　穴】　正坐拱足，当蹞趾本节（趾跖关节）前下方，赤白肉际取之。

【针　灸】　针 1～3 分，灸 3～5 壮。

【附　注】　此穴为足太阴脾经所溜为荥。

【例　方】　《资生经》：大都、太白主暴泄心痛，腹胀心痛尤甚。

## 太白

【位　置】　在足大趾内侧，核骨后陷中。

【解　剖】　在第1跖骨小头的后下方踇外展肌中，当屈踇长肌上缘，有来自胫后动脉的跖内侧动脉，分布着来自胫神经的跖内侧神经。

【主　治】　热病满闷，胸胁腹胀，肠鸣切痛，骨酸身重，暴泄心痛，霍乱逆冷，食滞便难，泄有脓血。

【取　穴】　正坐拱足，按取足大趾本节核骨（第1跖骨小头）后下方，赤白肉际是穴。

【针　灸】　针3分，灸3～5壮。

【附　注】　此穴为足太阴脾经所注为输，亦为原穴。

【例　方】　《千金方》：太白、公孙主腹胀食不化，鼓胀，腹中气大满。

　　　　　　《资生经》：太白、公孙、大肠俞、三焦俞主肠鸣。太白、温溜、三里、陷谷治腹痛。

## 公孙

【位　置】　在足大趾本节后1寸。

【解　剖】　在第1跖骨基底的前下缘，踇外展肌中，当踇长屈肌上缘，有足底内侧动脉，分布着隐神经及腓浅神经分支。

【主　治】　肠中切痛，厥逆霍乱，腹胀心痛，喜呕恶食，诸疟黄疸，面浮虚肿。

【取　穴】　按取足背第1跖骨与第1楔状骨之关节部，即是足背最高点，自此处向内侧下按，当骨边陷中是穴，正坐拱足取之（附图9-36）。

【针　灸】　针3～7分，灸3～5壮。

【附　注】　此穴为足太阴脾经之络，别足阳明经。又与冲脉脉气相通，是奇经八脉交会八穴之一。

## 商丘（商垤）

【位　置】　在足内踝下，微前陷者中，前有中封，后有照海，此穴居中。

【解　剖】　在内踝前下方与舟状骨结节之间,小腿十字韧带的下侧,有来自胫前动脉的内踝前动脉,分布着小腿内侧皮神经(隐神经)和来自腓浅神经的足背内侧皮神经。

【主　治】　寒热善呕,头痛面肿,脾虚痞满,阴股内痛,狐疝腹痛,小儿痫瘛,痔蚀管疽,筋挛脚痛,黄疸溺黄。

【取　穴】　正坐垂足,将足大趾翘起,当内踝骨与中封穴之间出现凹陷处是穴。

【针　灸】　针 3～5 分,灸 3～5 壮。

【附　注】　此穴为足太阴脾经所行为经。

【例　方】　《资生经》:商丘、复溜主痔血泄后重。商丘、神庭、上星、百会、完骨、风池、神道、液门、前谷、光明、至阴、大杼主痎疟身热。商丘、日月治太息善悲。

　　　　　　《东垣十书》:翻胃取商丘、通谷、巨阙、然谷、隐白、阳陵泉、内庭、膈俞。

## 三阴交(承命、太阴、下之三里)

【位　置】　在内踝上 3 寸,骨后陷者中。

【解　剖】　在胫骨后方比目鱼肌与趾长屈肌之间,有胫后动脉,分布着隐神经及胫神经。

【主　治】　崩漏带下,梦遗泄精,腹满溏泄,饮食不化,肺胀痰嗽,大小便涩,癫疝腹痛,月经不调,腹中死胎,足痿痹痛。

【取　穴】　正坐垂足,从内踝尖上量 3 寸,当胫骨后缘,大筋(比目鱼肌)之前陷中取之。

【针　灸】　针 5～8 分,灸 5～10 壮,孕妇禁针。

【附　注】　此穴为足太阴、足厥阴、足少阴之会。

【例　方】　《丹溪心法》:产后心块痛,取三阴交、气海宜灸之。

　　　　　　《医学纲目》:产后胞衣不下,三阴交、中极各泻之。

## 漏谷(太阴络)

【位　置】　在内踝上 6 寸,骨下陷者中。

【解　剖】　在小腿中央的内侧比目鱼肌中,有胫后动脉的分支,分布着隐神经及胫神经。

【主　治】　腹满腹鸣,疝癖冷气,痹不能行,小便不利,食不生肌,厥气上巅,足踝肿痛。

【取　穴】　正坐垂足,在内踝上 6 寸,当胫骨之后缘取之。

【针　灸】　针 5~8 分,禁灸。

【附　注】　此穴为足太阴脾经之络。

## 地机(脾舍、地箕)

【位　置】　在膝下 5 寸,内侧骨陷中。

【解　剖】　在胫骨后缘与比目鱼肌之间,有胫后动脉的分支,分布着胫神经和隐神经。

【主　治】　腹胀溏泄,水肿腹坚,男子失精,女子血瘕,月经不调,小便不利,阴疝痔痛。

【取　穴】　正坐垂足,从内踝上量 1 尺,或从膝盖正中内缘下量 5 寸,当胫骨后缘是穴。

【针　灸】　针 5~8 分,灸 3~7 壮。

【附　注】　此穴为足太阴脾经之郄穴。

【例　方】　《资生经》:地机、阴陵泉、水分、幽门、小肠俞治不嗜食。

## 阴陵泉(阴之陵泉)

【位　置】　在膝内侧辅骨下陷中,与阳陵泉穴相对。

【解　剖】　在胫骨内踝下缘,胫骨后缘,比目鱼肌与腓肠肌三角腔中,缝匠肌的附着部,有胫后动脉、膝下内动脉,分布着隐神经及支配该部肌肉的胫神经。

【主　治】　水肿盈脐,虚劳失精,小便不利,腰膝腿痛,气淋阴痛,胸胁腹满,疝气茎痛,腹寒溏泄。

【取　穴】　正坐伸足,按取膝内辅骨(胫骨内踝)的后下方,当地机穴上 3 寸处陷中是穴。

【针　灸】　针 5~8 分,禁灸,一说灸 3 壮。

【附　注】　此穴为足太阴脾经所入为合。

【例　方】　《东垣十书》：遗溺失禁，针阴陵泉、阳陵泉，灸大敦七壮。

　　　　　　《医学纲目》：小便闭不通，取阴陵泉、阴谷、三阴交、气海、关元，
　　　　　　不已，取太溪、阴交。

## 血海（血郄、百虫窝）

【位　置】　在膝髌上内廉，赤白肉际2寸中。

【解　剖】　在股骨前内下部股骨内上踝之上缘，缝匠肌与股内侧肌之间，有
　　　　　　膝内动脉，分布着隐神经及股神经前皮支与肌支。

【主　治】　漏下恶血，暴崩不止，月事不调，风疮痒痛，五淋疥癣。

【取　穴】　正坐垂足，以手按于膝上，拇指按在膝盖内侧，指端尽处取之
　　　　　　是穴。

【针　灸】　针5分～1寸，灸3～5壮。

## 箕门

【位　置】　血海穴直上6寸，阴股内有动脉应手处。

【解　剖】　在股骨内侧缝匠肌之内侧缘，当内收长肌之下端，有股动脉，分
　　　　　　布着闭孔神经及股神经。

【主　治】　小便不通，遗溺淋病，鼠蹊肿痛。

【取　穴】　正坐，当膝盖骨内缘之上8寸，即血海穴上方6寸部位是穴。

【针　灸】　针3～5分，一云禁刺，灸5壮。

【例　方】　《千金方》：箕门、委中、委阳主阴跳，小便难。

　　　　　　《资生经》：箕门、通里、大敦、膀胱俞、太冲、委中、神门治遗溺。

## 冲门（慈宫、上慈宫、前章门）

【位　置】　在府舍下，横骨两端约纹动脉中。

【解　剖】　在髂前上棘的内下方，当腹股沟韧带中点的下缘，有腹壁下动脉
　　　　　　和旋髂浅动脉，分布着髂腹股沟神经。

【主　治】　腹中聚痛，寒气满癃，疝痛痔痛，胎气上冲，带下产崩，妇人
　　　　　　乳难。

【取　穴】　从曲骨穴旁开 3 寸 5 分,当腹股沟外端的边缘,仰卧取之。

【针　灸】　针 5 分～1 寸,灸 3～7 壮。

【附　注】　此穴为足太阴、足厥阴之会。

## 府舍

【位　置】　在腹结下 3 寸,去中行 4 寸。

【解　剖】　在腹股沟韧带中点稍上方,皮下为腹外斜肌腱膜,深部为腹内斜肌,有腹壁下动脉,分布着旋髂浅动脉及髂腹下神经和髂腹股沟神经,右当盲肠的下部,左当乙状结肠的下部。

【主　治】　疝瘕髀痛,腹痛积聚,厥逆霍乱。

【取　穴】　仰卧,在冲门穴直上 7 分,大横穴直下 4 寸 3 分,去中行 4 寸的部位是穴。

【针　灸】　针 5～7 分,灸 3～7 壮。

【附　注】　此穴为足太阴、足厥阴、阴维三脉之会。

### 腹结(肠窟、腹屈、肠结、阳窟)

【位　置】　在大横下 1 寸 3 分,去腹中行 4 寸。

【解　剖】　在腹内外斜肌部,有腹壁浅动脉,分布着肋间神经,内容小肠。

【主　治】　围绕脐痛,腹寒泄利,冲逆抢心。

【取　穴】　仰卧,脐中心旁开 4 寸,下 1 寸 3 分处取之。

【针　灸】　针 5 分～1 寸,灸 3～7 壮。

【例　方】　《资生经》:腹结、行间主痛抢心。

### 大横(肾气、人横)

【位　置】　与脐平,去中行旁 4 寸。

【解　剖】　在腹内外斜肌部,有腹壁浅动脉,分布着肋间神经。

【主　治】　四肢不用,多汗洞泄,虚寒下利,大便闭结。

【取　穴】　仰卧,离脐中心旁开 4 寸,当乳头直下处取之。

【针　灸】　针 5 分～1 寸,灸 3～7 壮。

【附　注】　此穴为足太阴、阴维之会。

## 腹哀(肠哀、肠屈)

【位　置】　在大横上 3 寸。

【解　剖】　在腹内外斜肌部,有腹壁上动脉,分布着肋间神经外侧皮支。

【主　治】　下利脓血,绕脐腹痛,饮食不化。

【取　穴】　仰卧,当乳头直下,在大横穴上 3 寸,平建里穴处是穴。

【针　灸】　针 5 分,灸 5 壮,一说禁灸。

【附　注】　此穴为足太阴、阴维之会。

## 食窦(命关)

【位　置】　在天溪下 1 寸 6 分陷中。

【解　剖】　在第 5、第 6 肋骨之间,前锯肌中,有胸外侧动脉,分布着胸长神经和肋间神经的外侧皮支。

【主　治】　胸胁支满,膈间雷鸣,脾疟痰黄,腹胀水肿。

【取　穴】　仰卧,手外开,从正中线中庭穴横开 6 寸,正当第 5 肋间隙是穴。

【针　灸】　针 3 分,灸 3 壮。

## 天溪

【位　置】　在胸乡穴下 1 寸 6 分陷中。

【解　剖】　在第 4、第 5 肋骨之间,胸大肌外下缘,下层为前锯肌,有胸外侧动脉,分布着胸长神经和肋间神经的外侧皮支。

【主　治】　胸中满痛,乳肿贲膺,咳逆上气,喉鸣有声。

【取　穴】　仰卧,手外开,从正中线膻中穴相去 6 寸,正当第 4 肋间隙是穴。

【针　灸】　针 3 分,灸 3 壮。

【例　方】　《资生经》:天溪、中府治吐逆上气。

## 胸乡

【位　置】　在周荣穴下 1 寸 6 分陷中。

【解　剖】　在第 3、第 4 肋骨之间胸大肌中,下层为胸小肌的外缘,有胸外侧动脉,分布着胸前神经和肋间神经的外侧皮支。

【主　治】　胸胁支满,背痛引胸,卧难转侧。

【取　穴】　仰卧,手外开,去正中线6寸,正当第3肋间处是穴。

【针　灸】　针3分,灸3壮。

## 周荣(周营)

【位　置】　在中府穴下1寸6分陷中。

【解　剖】　在第2、第3肋间胸大肌中,下层为胸小肌,有胸外侧动脉,分布着胸前神经和肋间神经的外侧皮支。

【主　治】　胸胁胀满,咳逆上气,唾多脓秽。

【取　穴】　仰卧,去正中线紫宫穴6寸,正当第2肋间隙处是穴。

【针　灸】　针3分,灸3壮,一说禁灸。

## 大包(大胞)

【位　置】　在渊腋下7寸。

【解　剖】　在胸侧部第7、第8肋骨之间,前锯肌中,有胸外侧动脉,分布着肋间神经的外侧皮支和胸长神经,内容肺脏。

【主　治】　喘息胸痛,实则身痛,虚则尽纵。

【取　穴】　侧卧举臂,以腋窝和11肋骨端的连线作1尺2寸,当此中点,距乳头线4寸处是穴,恰在渊腋下3寸。

【针　灸】　针3分,灸3壮。

【附　注】　此穴为脾之大络。

# 第五节　手少阴心经

受足太阴之交,从胸走手,络小肠,属心,左右共18穴。

## 极泉

【位　置】　在腋下筋间,动脉应手处。

【解　剖】　在胸大肌下缘,肱二头肌短头之内侧缘,深部正当腋动脉移行于肱动脉之接续部,有尺神经及正中神经通过,由臂内侧皮神经司皮肤感觉。

【主　治】　心痛干呕,四肢不收,咽干烦渴,臂肘厥寒,目黄胁痛。

【取　穴】　侧卧,将肩臂举起,在腋窝毛中两筋间,以手按之,动脉应手处是穴。

【针　灸】　针3～5分,灸3壮。

【例　方】　《资生经》:极泉、太渊、偏历、太冲、天突治咽干。极泉、日月、脾俞治四支不收。

## 青灵(青灵泉)

【位　置】　肘上3寸,在少海与极泉之直线上。

【解　剖】　在肱骨之前内侧,当肱二头肌内缘,皮下有贵要静脉,深部为肱动脉、尺神经及正中神经之通路,由臂内侧皮神经司皮肤感觉。

【主　治】　肩臂不举,头痛振寒,目黄胁痛。

【取　穴】　正坐或仰卧,屈肘举臂,从肘内肱骨内上踝尖上量3寸,与极泉穴对直,当肱二头肌内侧肌沟中取之。

【针　灸】　禁针,灸5壮。

## 少海(曲节)

【位　置】　在肘内廉节后陷中,有动脉应手其间。

【解　剖】　在肱二头肌腱之内方,肱前肌停止部,肱骨内上踝之前面,有尺侧下副动脉,分布着臂内侧皮神经和前臂内侧皮神经。

【主　治】　项痛引肘,腰痛引腹,上肢不举,风眩头痛,齿龋哕呕,瘰疬颈痛。

【取　穴】　正坐或仰卧,屈肘举臂向头,于肘窝横纹端,去肱骨内上踝约5分处取之(附图9-19)。

【针　灸】　针5分,灸3～5壮。

【附　注】　此穴是手少阴经所入为合。

【例　方】　《资生经》:少海、兑端、本神治吐沫。

## 灵道

【位　置】　在掌后1寸5分。

【解　剖】　在尺骨下部之前内侧,尺侧腕屈肌腱之桡侧,为尺动脉和尺神经的通路,分布着前臂内侧皮神经。

【主　治】　心痛悲恐,臂肘挛急,暴瘖不言,寒热瘰疬。

【取　穴】　屈肘仰掌,从小指后腕横纹上量1寸5分,以手切之,在尺侧腕屈肌腱的桡侧取之。

【针　灸】　针3~5分,灸3~5壮。

【附　注】　此穴是手少阴经所行为经。

【例　方】　《资生经》:灵道、天突、天窗治暴瘖不能言,口噤。灵道、尺泽、少海治肘挛。

## 通里(通理)

【位　置】　在掌后1寸陷中。

【解　剖】　在尺侧腕屈肌腱与屈指浅肌之间,为尺动脉及尺神经的通路。

【主　治】　心中懊侬,热病喉痹,心悸怔忡,面赤无汗,目眩头痛,少气遗溺。

【取　穴】　屈肘仰掌,直对神门穴上方1寸,当大筋桡侧取之。

【针　灸】　针3~5分,灸3~5壮。

【附　注】　此穴为手少阴心经之络,别走手太阳经。

【例　方】　《资生经》:通里、百会、后顶疗头目痛。

## 阴郄(少阴郄、石宫、通关)

【位　置】　在掌后去腕5分陷中。

【解　剖】　在尺侧腕屈肌腱与屈指浅肌之间,为尺动脉及皮神经的通路,分布着前臂内侧皮神经。

【主　治】　寒嗽气逆,心痛惊悸,吐血衄血,骨蒸盗汗,洒淅恶寒。

【取　穴】　屈肘仰掌,在掌后从神门穴上量5分,当尺侧腕屈肌腱和屈指浅肌之间取之。

【针　灸】　针3分,灸3~5壮。

【附　注】　此穴为手少阴心经之郄穴。

## 神门（兑冲、中都、锐中、兑骨）

【位　置】　在掌后兑骨之端陷中。

【解　剖】　在豆骨与尺骨的关节部，即尺侧腕屈肌腱之桡侧，当尺动脉与尺
　　　　　神经之通路，由前臂内侧皮神经及尺神经掌皮支，司皮肤感觉。

【主　治】　癫痫呆痴，发狂奔走，呕血上气，产后腹胀，小便不通，喉痹烦心，
　　　　　健忘遗溺，心痛恐悸。

【取　穴】　屈肘仰掌，在腕横纹上，豆状骨下，尺侧腕屈肌腱的桡侧，转手筋
　　　　　现，当凹陷处是穴（附图 9 - 15）。

【针　灸】　针 2～3 分，灸 3～5 壮。

【附　注】　此穴为手少阴心经所注为输，亦为原穴。

【例　方】　《医学纲目》：产后血晕取神门、内关，不应，取关元灸之。
　　　　　《资生经》：神门、谵语治喘逆。

## 少府

【位　置】　掌内手小指本节后，骨缝陷中。

【解　剖】　在第 4、第 5 掌骨之间，即小指对掌肌的桡侧，有指掌侧总动脉，
　　　　　分布着尺神经的分支。

【主　治】　小便癃闭，阴痒气疝，臂酸掌热，手蜷不伸，阴挺阴痛，疟疾振寒。

【取　穴】　屈肘仰掌，试屈手指，当小指和环指本节后的中间，掌横纹上是
　　　　　穴（附图 9 - 25）。

【针　灸】　针 3～5 分，灸 3～5 壮。

【附　注】　此穴为手少阴心经所溜为荥。

【例　方】　《千金方》：少府、三里主小便不利，癃。
　　　　　《资生经》：少府、膀胱俞、少冲、步廊、间使、肾俞、大钟治少气。

## 少冲（经始）

【位　置】　在手小指内廉之端，去甲角如韭叶。

【解　剖】　在小指第 3 节之桡侧爪角之旁，有指掌侧固有动脉形成的动脉

网,分布着尺神经之分支。

【主　治】　喉痹心痛,掌痛引肘,少气悲惊,乍寒乍热,热病烦心,中风急救。

【取　穴】　俯掌,取小指内侧离爪甲角一分处是穴,与小肠经之少泽穴相对峙。

【针　灸】　针1分,灸3壮。

【附　注】　此穴为手少阴经所出为井。

【例　方】　《资生经》：少冲、大钟治口中热。

# 第六节　手太阳小肠经

受手少阴之交,从手走头,络心,属小肠,左右共38穴。

## 少泽（小吉）

【位　置】　在手小指端外侧去爪角1分。

【解　剖】　在第5指骨末节爪廓之尺侧,有来自尺动脉之指掌侧固有动脉,分布着来自尺神经之指掌侧固有神经。

【主　治】　喉痹舌卷,烦心心痛,臂痛引胁,乳少乳痈,翳覆瞳子,疟寒热,头痛项强,中风急救。

【取　穴】　俯掌,从小指爪甲角外侧1分许取之。

【针　灸】　针1分,灸3壮。

【附　注】　此穴为手太阳小肠经所出为井。

【例　方】　《千金方》：少泽、前谷、后溪、阳谷、完骨、昆仑、小海、攒竹主项强急痛不可以顾。少泽、三间、太冲主口热、口干、口中烂。少泽、复溜、昆仑主疟寒汗不出。

《资生经》：少泽、心俞、库房疗咳嗽。

## 前谷（手太阳）

【位　置】　在手小指外侧本节前陷中。

【解　剖】　在第 5 指骨第 1 节基底的前方尺侧,有来自尺动脉的指背动脉,
　　　　　　　分布着来自尺神经的指背神经。

【主　治】　咳而胸满,劳疝溲赤,目中白翳,目痛泪出,耳鸣涕黄,产后无乳,
　　　　　　　热病无汗,头项强痛。

【取　穴】　将手握拳,在手小指本节(第 5 掌指关节)前横纹头,当赤白肉际
　　　　　　　取之(附图 9 - 11)。

【针　灸】　针 2～3 分,灸 3～5 壮。

【附　注】　此穴为手太阳小肠经所溜为荥。

【例　方】　《千金方》:前谷、京骨主目中白翳。
　　　　　　　《资生经》:前谷、后溪主耳鸣,仍取偏历。前谷、委中主尿赤难。
　　　　　　　前谷、风池、神道、百会治痎疟。前谷、后溪、阳溪主肘挛。

## 后溪

【位　置】　在手小指外侧本节后陷中。

【解　剖】　在第 5 掌骨小头后方之尺侧,小指外展肌与第 5 掌骨之间,有来
　　　　　　　自尺动脉的指背动脉,分布着来自尺神经的指背神经。

【主　治】　目赤眦烂,颈项强痛,鼻衄鼻窒,手指挛急,头痛耳聋,痎疟寒热,
　　　　　　　癫疾瘛疭。

【取　穴】　在手小指外侧本节后横纹头上,仰手握拳取之(附图 9 - 11)。

【针　灸】　针 3～5 分,灸 3～5 壮。

【附　注】　此穴为手太阳小肠经所注为输。又与督脉脉气相通,是奇经八
　　　　　　　脉交会八穴之一。

【例　方】　《资生经》:后溪、三里、曲池疗臂痛。

## 腕骨

【位　置】　在手外侧腕前,骨下陷中。

【解　剖】　在第 5 掌骨基底与三角骨之间,尺侧腕伸肌停止部的外缘,小指
　　　　　　　外展肌中,有尺动脉,分布着尺神经的背支。

【主　治】　反折口噤,颊肿引耳,战栗痎疟,脾虚黄疸,耳鸣目翳,头痛项强,
　　　　　　　指挛臂痛。

【取　穴】正坐伸臂,在掌后外侧高骨(三角骨)前罅缝陷中,握拳向内取之(附图9-11)。

【针　灸】针3～5分,灸3～7壮。

【附　注】此穴为手太阳小肠经所过为原。

【例　方】《千金方》:腕骨、阳谷、肩贞、窍阴、侠溪主颌痛引耳,嘈嘈耳鸣无所闻。

《资生经》:腕骨、阳谷治颈项强,脾寒热。腕骨、曲池、前谷、阳谷主臂腕急,腕外侧痛,脱如拔。

《医学纲目》:黄疸取腕骨三分、中脘补。

## 阳谷

【位　置】在手外侧腕中,兑骨下陷中。

【解　剖】在尺骨茎突与三角骨之间(屈肘仰掌之体位),当尺侧腕伸肌腱之尺侧缘,有腕背侧动脉,分布着尺侧神经的背支。

【主　治】热病无汗,耳鸣耳聋,颌肿寒热,头眩目痛,痂疥生疣,齿龋龋唇,喉痹咽梗,小儿瘛疭,舌不嗍乳。

【取　穴】正坐伸臂,将手屈于掌侧,当腕关节外侧,尺骨茎突和三角骨之间,按取骨陷中是穴(附图9-11)。

【针　灸】针3～5分,灸3～7壮。

【附　注】此穴为手太阳小肠经所行为经。

【例　方】《千金方》:阳谷、太冲、昆仑主目急痛赤肿。

《资生经》:阳谷、掖门、商阳、二间、四渎主下牙齿痛。阳谷、身柱、脑空、京骨疗癫疾狂走。

## 养老

【位　置】在手踝骨上一空。

【解　剖】在尺骨背面尺骨小头之上方,腕伸肌腱尺侧,有腕背侧动脉,分布着尺神经背支及内臂前侧皮神经。

【主　治】目视不明,肘外廉痛,肩臑痛楚。

【取　穴】正坐屈肘,手掌朝面,向外方旋转,在手踝骨(尺骨茎突)上现有孔陷处是穴（附图 9-12）。

【针　　灸】　针 3 分,灸 3～5 壮。

【附　　注】　此穴为手太阳小肠经之郄穴。

【例　　方】　《资生经》：养老、合谷、曲差治目视不明。

## 支正

【位　　置】　在腕后外廉 5 寸。

【解　　剖】　在尺骨后面之中央,尺侧腕伸肌之尺侧缘,有骨间背侧动脉,分布着前臂内侧皮神经。

【主　　治】　节弛肘废,痂疥生疣,五劳癫狂,颔肿项强,头痛目眩,腰痛胫酸,手痛难握。

【取　　穴】　正坐伸臂,从腕骨穴后直对小海穴上量 5 寸取之。

【针　　灸】　针 3～5 分,灸 3～5 壮。

【附　　注】　此穴为手太阳络,别走手少阴经。

【例　　方】　《千金方》：支正、鱼际、合谷、少海、曲池、腕骨主狂言惊恐。

　　　　　　　《资生经》：支正、三焦俞治目眩头痛。支正、内关、阳溪治惊掣肘臂不举。

## 小海

【位　　置】　在肘内大骨外,去肘端 5 分陷者中。

【解　　剖】　在肱骨的内上踝和尺骨鹰嘴突的中间,尺神经沟中,当尺侧腕屈肌起始部,为尺神经通过之处,有尺侧下副动脉,分布着臂内侧皮神经与前臂内侧皮神经。

【主　　治】　齿龋颊肿,风眩头痛,背脊振寒,项痛引肘,上肢不用,羊痫吐舌,耳聋耳鸣。

【取　　穴】　正坐屈肘,当肘内侧两骨罅(鹰嘴突和肱骨内上踝之间)中,以指捺压其处,有酸麻感放散至小指部,即是穴点所在处(附图 9-20)。

【针　　灸】　针 3 分,灸 3～5 壮。

【附　　注】　此穴为手太阳小肠经所入为合。

## 肩贞

【位　置】在肩曲胛下，两骨解间。

【解　剖】在肩关节后面的下方，肩胛骨外侧缘，三角肌后缘，下层是大圆肌，有旋肱后动脉，深部有腋神经，由臂背侧皮神经、臂内侧皮神经及肋间神经外侧皮支，司感觉。

【主　治】寒热瘰疬，痹痛不举，耳鸣耳聋，缺盆中痛。

【取　穴】正坐或伏卧，将上臂靠紧胸壁，从腋后腋缝尖端上1寸处取之。

【针　灸】针5分～1寸，灸3壮。

## 臑俞

【位　置】挟肩髎后，大骨下，胛上廉陷者中。

【解　剖】在肩胛骨关节窝的后方三角肌中，有肩胛上动脉、旋肩胛动脉、旋肱后动脉，分布着锁骨上神经后支、臂外侧皮神经、臂背侧神经。

【主　治】寒热肩肿，颈项瘰疬，肩臂酸痛。

【取　穴】正坐俯伏或伏卧，从肩峰突起下按，当肩髎穴后，肩贞穴直上，骨下陷中是穴。

【针　灸】针5分～1寸，灸3～7壮。

【附　注】此穴为手太阳、阳维、阳跷之会。

## 天宗

【位　置】在秉风后，大骨下陷者中。

【解　剖】在肩胛骨关节窝的后方三角肌中，有肩胛上动脉、旋肩胛动脉、旋肱后动脉，分布着锁骨上神经后支、臂外侧皮神经、臂背侧神经。

【主　治】肩肘臂痛，胸痛引背，咳逆抢心。

【取　穴】按取肩胛棘中央的下方，当肩胛下窝的中心部，平第5胸椎棘突处，压之有酸胀感的部位是穴，正坐俯伏或伏卧取之。

【针　灸】针5分，灸3～7壮。

## 秉风

【位　置】　挟天髎,在外肩上小髃骨后,举臂有空。

【解　剖】　在肩胛冈上缘中央,表层为斜方肌,深层为冈上肌,有肩胛上动脉,分布着锁骨上神经、肩胛上神经和副神经。

【主　治】　肩痛不举。

【取　穴】　正坐,按取肩胛棘中央的上方,下与天宗穴直对,当举臂时出现空隙处是穴。

【针　灸】　针5分,灸3～7壮。

【附　注】　此穴为手太阳、阳明、手足少阳四脉之会。

## 曲垣

【位　置】　在肩中央,曲胛骨陷中。

【解　剖】　在肩胛冈上际,斜方肌和岗上肌中,有肩胛上动脉,分布着锁骨上神经、肩胛上神经和副神经。

【主　治】　肩膊拘急及疼痛。

【取　穴】　正坐,在第2胸椎棘突和肱骨大粗隆的中央,当肩井穴和天髎穴的后方,肩胛棘上际取之。

【针　灸】　针5分,灸3～7壮。

## 肩外俞

【位　置】　在肩胛上廉,去脊3寸陷中。

【解　剖】　在肩胛骨内侧角,骨之边缘,表层为斜方肌,深部为提肩胛肌和小菱形肌,有颈横动脉,分布着第6、第7颈神经后支、肩胛背神经和副神经。

【主　治】　肩背寒痛,颈项拘急。

【取　穴】　与大杼穴并,去陶道穴3寸,正坐俯头取之。

【针　灸】　针5分,灸3～7壮。

## 肩中俞

【位　置】　在肩胛内廉,去脊2寸陷中。

【解　剖】 在第1胸椎横突的两侧,表层为斜方肌,深部为肩胛提肌,颈横动脉,分布着第6颈神经的后支和肩胛背神经。

【主　治】 咳上气急,目视不明,小儿乳癖,肩背酸疼。

【取　穴】 正坐俯头,与大椎穴相并,外量2寸取之。

【针　灸】 针5分,灸3~7壮。

## 天窗（窗笼、窗聋、窗龙）

【位　置】 在耳下,扶突后,动脉应手处陷中。

【解　剖】 在胸锁乳突肌中央的后缘,有颈升动脉,分布着颈皮神经,正当耳大神经从颈神经丛之发出部。

【主　治】 中风失音,喉嗌间痛,耳鸣耳聋,肩痛引项,颊肿瘰疬。

【取　穴】 正坐,从人迎穴到结喉作1寸5分,以此长度的三分之二,自扶突穴后量,尽处是穴。

【针　灸】 针3~5分,灸3壮。

【例　方】 《千金方》:天窗、阳溪、关冲、掖门、中渚主耳痛鸣聋。

《卫生宝鉴》:暴瘖不能言,取手太阳天窗、手厥阴间使、足少阴通谷。

## 天容

【位　置】 在耳下曲颊后。

【解　剖】 在胸锁乳突肌停止部前缘,腮腺后缘,深部有颈内动脉,由颈神经丛来的耳大神经司感觉。

【主　治】 膹膺肩息,气逆喘喝,咽中如梗,寒热喉痹,头项痛肿。

【取　穴】 正坐,在耳垂下,曲颊(下颌角)之后,当大筋(胸锁乳突肌)之前取之。

【针　灸】 针3~5分,灸3壮。

【例　方】 《千金方》:天容、前谷、角孙、腕骨、支正主颈肿项痛不可顾。天容、听会、听宫、中渚主耳聋嘈嘈若蝉鸣。天容、廉泉、魄户、气舍、谵语、扶突主咳逆上气,喘息呕沫,齿噤。

《医学纲目》:哮喘针取天容、谵语、气舍、扶突、太白,灸取魄户、中府、大包、彧中、云门、石门、期门。

**颧髎**（兑骨）

【位　置】　在面颒骨下陷中。

【解　剖】　在颧骨下颌突的最下缘稍后，咬肌的起始部，有颞浅动脉分出的面横动脉，分布着颜面神经颧支，由三叉神经第 2、第 3 支司感觉。

【主　治】　颊肿齿痛，面赤目黄，口眼㖞斜。

【取　穴】　正坐，外眦直下，当颒骨（颧骨）下缘取之（附图 9-4）。

【针　灸】　针 3 分，禁灸。

【附　注】　此穴为手少阳、手太阳之会。

**听宫**（多所闻）

【位　置】　在耳前珠子旁。

【解　剖】　在耳珠前缘，下颌小头后缘，有颞浅动脉的耳前支，分布着三叉神经第 3 支的耳颞神经，深部有颞浅动脉出发处。

【主　治】　耳聋耳鸣，牙疳齿痛。

【取　穴】　正坐或侧卧，在耳珠下前方陷中，以手按压时耳内作响处是穴，闭口取之。

【针　灸】　针 3～5 分，灸 3 壮。

【附　注】　此穴为手足少阳、手太阳三脉之会。

# 第七节　足太阳膀胱经

受手太阳之交，从头走足，络肾，属膀胱，左右共 134 穴。

**睛明**（泪孔、精明、泪空、目内眦、内眦外）

【位　置】　在目内眦。

【解　剖】　在目眦的边缘皮肤部，正当内侧睑韧带，有从面前动脉（额外动脉）而来的内眦动脉，分布着三叉神经第 1 支的滑车下神经。

【主　治】目痛目眩,内眦赤痛,淫肤白翳,恶风泪出,雀目疳眼,目视昈昈。

【取　穴】正坐仰靠或仰卧闭目,在目内眦边缘,去目眦角约 1 分许处取之。

【针　灸】针 1～2 分,近来治疗青盲眼有针入 1 寸的,效果很好,禁灸。

【附　注】此穴是手足太阳、足阳明、阴阳二跷脉之会。

【例　方】《千金方》:精明、龈交、承泣、四白、风池、互髎、瞳子髎、上星、肝腧主目泪出多眵瞙,内眦赤痛生白肤翳。

《资生经》:精明、后溪、目窗、瞳子髎主目赤。

《医学纲目》:胬肉攀睛取睛明、风池、期门、太阳出血。

### 攒竹(始光、夜光、明光、员柱、眉中、光明、元柱、眉本、眉头、员在、小竹)

【位　置】两眉头小陷宛宛中。

【解　剖】在额角之下际,眉弓之内端,皮下正当皱眉肌,有额动脉,分布着三叉神经第 1 支的额神经额支。

【主　治】脑昏目赤,目视漠漠,眼睑𥆀动,戴眼反折,汗出寒热,目痛欲脱,善嚏衄衄,尸厥癫狂。

【取　穴】正坐仰靠或仰卧,在眉头端按取骨陷中是穴。

【针　灸】针1～3 分,宜卧针横入。属于风热者,可用三棱针点刺出血。禁灸。

【例　方】《千金方》:攒竹、小海、后顶、强间主痫发瘛疭。攒竹、承光、肾腧、丝竹空、瘈脉、和髎主风头痛。攒竹、龈交、玉枕主面赤颊中痛。

《资生经》:攒竹、龈交、玉枕主面赤颊中痛。攒竹、肾俞、昆仑疗目昈昈。

《儒门事亲》:暴盲针攒竹及项前五穴。

### 眉冲

【位　置】直眉头上,神庭曲差之间。

【解　剖】在额骨部额肌中有额动脉分支,分布着三叉神经第 1 支的额神经额支。

【主　治】　头痛鼻塞,不闻香臭,五痫尸厥。

【取　穴】　在攒竹穴直上,入发际 5 分,去神庭穴旁开 5 分,正头取之。

【针　灸】　针 1～3 分,针芒沿皮斜刺,灸 3 壮。

## 曲差(鼻冲)

【位　置】　挟神庭两旁各 1 寸 5 分,入发际。

【解　剖】　在额骨部额肌中,有额动脉及三叉神经第 1 支的额神经分布。

【主　治】　头痛鼻塞,喘息不利,目视不明,衄衊鼻疮,卒然中风。

【取　穴】　入发际 5 分,去神庭旁 1 寸 5 分处,正头取之。

【针　灸】　针 3 分,针法如上,灸 3 壮。

【例　方】　《千金方》:曲差、上星、迎香、素髎、水沟、龈交、通天、禾髎、风府
主鼻室喘息不利,鼻㖞僻多涕,衄衊有疮。

## 五处(巨处)

【位　置】　在曲差穴后 5 分,挟上星旁 1 寸 5 分。

【解　剖】　在额骨部额肌中,有额动脉及额神经分布。

【主　治】　脊强反折,时瘛不已,头风目眩,戴眼无视,癫疾瘛疭。

【取　穴】　正头,入发际 1 寸,上星穴外开 1 寸 5 分处取之。

【针　灸】　针 3 分,针法如上,灸 3 壮。

【例　方】　《千金方》:五处、身柱、委中、委阳、昆仑主脊强反折,瘛疭癫疾
头痛。

　　　　　　《资生经》:五处、攒竹、正营、上管、缺盆、中府主汗出寒热。

## 承光

【位　置】　在五处穴后 2 寸,挟前顶穴前 5 分。

【解　剖】　在顶骨部帽状腱膜中,有颞浅动脉及三叉神经第 1 支的额神经
和颜面神经的颞支分布。

【主　治】　热病无汗,苦呕烦心,目生白膜,远视无睹,涕多鼻塞,风眩头痛。

【取　穴】　正头,在前发际后 5 寸(五处后 2 寸),挟督脉 1 寸 5 分处取之。

【针　灸】　针 3 分,针法如上,禁灸。

按：本穴部位《铜人腧穴针灸图经》在五处后 1 寸 5 分，今从《甲乙经》订正。

## 通天（天臼、天白、天伯）

- 【位　　置】　在承光后 1 寸 5 分，挟百会穴前 5 分。
- 【解　　剖】　在顶骨部当顶结节的内方，有颞浅动脉和枕动脉吻合的动脉网及枕大神经分布。
- 【主　　治】　头痛头重，鼻窒鼽衄，瘿气面肿，喘息不通，偏风口㖞，鼻痔流涕。
- 【取　　穴】　正头，在前发际后 4 寸 5 分处，当百会前半寸，挟督脉旁 1 寸 5 分取之。
- 【针　　灸】　针 3 分，针法如上，灸 3 壮。

## 络却（强阳、脑盖）

- 【位　　置】　在通天穴后 1 寸 5 分，挟后顶穴前 5 分。
- 【解　　剖】　在顶骨和枕骨连接处即枕肌停止部，有枕动脉及枕大神经分布。
- 【主　　治】　癫疾僵仆，青风内障，头旋耳鸣，项肿瘿瘤，目无所见，狂走瘛疭。
- 【取　　穴】　正头，在督脉两旁 1 寸 5 分，当前后发际之中点处取之。
- 【针　　灸】　针 3 分，针法如上，灸 3 壮，一说禁刺。
- 【例　　方】　《千金方》：络却、听会、身柱主狂走瘛疭。

## 玉枕

- 【位　　置】　在络却穴后 3 寸 5 分，脑户穴两旁。
- 【解　　剖】　在枕骨部枕外隆凸之外侧稍上，上项线之上缘，有枕动脉及枕大神经分布。
- 【主　　治】　目痛引颊，头项重痛，目瞑无视，鼻窒无闻，凄厥恶寒，脑风疼痛。
- 【取　　穴】　挟脑户穴 1 寸 3 分，当后发际上 2 寸 5 分处，正头取之。
- 【针　　灸】　针 3 分，针法如上，灸 3 壮，一说禁刺。
- 【例　　方】　《资生经》：玉枕、完骨疗项痛。玉枕、百会、明堂、当阳、临泣疗鼻塞。

## 天柱

- 【位　　置】　在项后发际大筋外廉陷中。

【解　剖】当第1、第2颈椎之间,斜方肌的外缘,有枕动脉的分支,分布着第3枕神经。

【主　治】厥逆头重,暴挛痫眩,足不任身,咽肿难言,颈项筋急,头旋脑痛。

【取　穴】在哑门穴旁1寸3分,入发际5分陷中,俯头取之。

【针　灸】针3～5分,禁灸。

【例　方】《千金方》:天柱、陶道、大杼、孔最、后溪主头痛。
　　　　　《资生经》:天柱、陶道、昆仑主目眩,目如脱。

## 大杼(背俞、百劳)

【位　置】在项后第1椎下,两旁各1寸5分陷中。

【解　剖】在第1胸椎下,第1、第2肋骨之间,上层为斜方肌,下层为小菱形肌和上后锯肌,有颈横动脉降支,分布着胸神经的后支、肩胛背神经和支配斜方肌的副神经。

【主　治】壮热无汗,身倦挛急,头痛振寒,胁满侠脊,脊强腰痛,诸骨节痛,痎疟寒热,齿板干燥。

【取　穴】正坐俯头,从第1胸椎棘突下旁开1寸5分处取之。

【针　灸】针3～5分,灸5壮。

【附　注】此穴为手足太阳、少阳之会。督脉别络。又骨会大杼,是八会穴之一,统治骨病。

【例　方】《医学纲目》:伤寒胸热不已取大杼、风门、中府、缺盆。

## 风门(热府)

【位　置】在第2椎下,两旁各1寸5分处。

【解　剖】在第2胸椎下,第2、第3肋骨之间,上层为斜方肌,下层为大菱形肌和后上锯肌,有颈横动脉降支、最上肋间动脉后支,分布着肩胛背神经和胸神经的后支。

【主　治】拘挛背急,风眩头痛,时嚏清涕,痈疽发背,短气咳逆,胸痛引背,喘息不安。

【取　穴】正坐曲背,在第2胸椎棘突下旁开1寸5分处取之。

【针　灸】针3～5分,灸5壮。

【附　注】　此穴为足太阳、督脉之会。

【例　方】　《资生经》：风门、五处主时时嚏不已。

　　　　　　　《医学纲目》：伤寒热退后再发热，风门、合谷、行间、绝骨。

## 肺俞（三焦之间）

【位　置】　在第 3 椎下，两旁各 1 寸 5 分。

【解　剖】　在第 3 胸椎下，第 3、第 4 肋骨之间，当斜方肌、大菱形肌和后上
　　　　　　锯肌上，有肋间动脉后支和颈横动脉降支，分布着副神经、肩胛
　　　　　　背神经和胸神经后支。

【主　治】　咳嗽哮喘，呕沫喘气，胸满膺急，虚烦盗汗，痉病反折，内伤吐血，
　　　　　　骨蒸虚劳。

【取　穴】　正坐曲背，在第 3 胸椎棘突下旁开 1 寸 5 分处取之。

【针　灸】　针 5 分，灸 3～7 壮。

【例　方】　《资生经》：肺俞、云门、中府、隐白、期门、魂门、大陵主胸中痛。

## 厥阴俞（阙俞、厥俞）

【位　置】　在第 4 椎下，两旁各 1 寸 5 分。

【解　剖】　在第 4 胸椎下，第 4、第 5 肋骨之间，斜方肌和骶棘肌中，有颈横
　　　　　　动脉降支、肋间动脉后支，分布着胸神经的后支。

【主　治】　胸膈气痛，逆气呕吐，胸中烦闷，心痛留结。

【取　穴】　正坐曲背，在第 4 胸椎棘突下两旁 1 寸 5 分处取之。

【针　灸】　针 5 分，灸 3～7 壮。

【附　注】　考《针灸大成》：脏腑皆有俞在背，独心包络无俞何也，曰厥阴俞
　　　　　　即心包络俞也。

## 心俞（背俞、五焦之间、心之俞）

【位　置】　在第 5 椎下，两旁各 1 寸 5 分。

【解　剖】　在第 5 胸椎下，第 5、第 6 肋骨之间斜方肌和骶棘肌中，有肋间
　　　　　　动脉后支、颈横动脉降支，分布着胸神经后支。

【主　治】　烦心短气，卧不得安，遗精盗汗，心痛喜悲，唾血多涎，善噫呕逆，

狂走发瘛,目眗眗,虚弱羸瘦。

【取　穴】　正坐曲背,在第 5 胸椎棘突下旁开 1 寸 5 分处取之。

【针　灸】　针 3～5 分,禁灸,一说灸 3 壮。

【例　方】　《资生经》:心俞、膻中、通谷、巨阙、太仓、神门、郄门、曲泽、大陵主心痛。心俞、天井、神道治悲愁恍惚。心俞、神门、解溪、大陵治喜悲泣。心俞、阴跷疗目痛。心俞、肝俞、缺盆、巨阙、鸠尾主咳唾血。

　　　　　　《医学纲目》:遗精白浊,夜梦,取心俞一分,沿皮向外一寸半,先补后泻,灸不宜多,又取白环俞一寸半,泻六吸补一呼。

　　　　　　《东垣十书》:今日食明日吐,取心俞、膈俞,俱沿皮半寸,又灸膻中七壮,又取巨阙、中脘各灸五十壮。

## 督俞(高益、高盖)

【位　置】　在第 6 椎下,两旁各 1 寸 5 分。

【解　剖】　在第 6 胸椎下,第 6、第 7 肋骨之间,斜方肌背阔肌和骶棘肌中,有肋间动脉后支,分布着胸神经的后支。

【主　治】　寒热心痛,雷鸣气逆,腹痛心胀。

【取　穴】　正坐曲背,在第 6 胸椎棘突下旁开 1 寸 5 分处微上些取之。

【针　灸】　针 2～5 分,灸 5 壮。

## 膈俞(七焦之间)

【位　置】　在第 7 椎下,两旁各 1 寸 5 分。

【解　剖】　在第 7 胸椎下,第 7、第 8 肋骨之间,皮下为斜方肌和背阔肌,再下为骶棘肌,有肋间动脉后支,分布着胸神经的后支。

【主　治】　吐食翻胃,虚损昏晕,心痛周痹,虚劳羸瘦,吐血衄血,腹胁胀满,血热妄行,骨蒸倦怠。

【取　穴】　正坐曲背,在第 7 胸椎棘突下旁开 1 寸 5 分处微上些取。

【针　灸】　针 3～5 分,灸 5 壮。

【附　注】　此穴为血之会,是八会穴之一,诸血病者皆宜灸之。

【例　方】　《资生经》:膈俞、紫宫、玉堂疗骨疼。膈俞、谚语、京门、尺泽主肩背寒痉,肩胛内廉痛。膈俞、中膂俞、窍阴、阳谷、颅囟治胁痛。膈俞、阴谷主积聚。

### 肝俞（九焦之间）

【位　　置】　在第 9 椎下,两旁各 1 寸 5 分。

【解　　剖】　在第 9 胸椎下,第 9、第 10 肋骨之间,皮下为腰背肌膜,再下为骶棘肌,深部为背最长肌,有肋间动脉后支,分布着胸神经的后支,右方深部为肝脏,左方深部容胃。

【主　　治】　咳血气短,胁肋满闷,脊背急痛,反折上视,鼽衄眩晕,疝气筋痉,胬肉攀睛,热痛生翳,诸病黄疸。

【取　　穴】　正坐曲背,在第 9 胸椎棘突下旁开 1 寸 5 分处微上些取之。

【针　　灸】　针 3～5 分,灸 3～7 壮。

【例　　方】　《资生经》:肝俞、曲泽、少泽疗口干。肝俞、上星、风池、睛明、龈交、承泣、四白、巨髎、瞳子髎主目泪出,多眵䁾,内眦赤痛痒,生白肤翳。肝俞、脾俞、志室主两胁急痛。肝俞、小肠俞、蠡沟、照海、下廉、坵墟、中都治小腹痛。肝俞、承满、肩中俞治唾血。

### 胆俞

【位　　置】　在第 10 椎下,两旁各 1 寸 5 分。

【解　　剖】　在第 10 胸椎下,第 10、第 11 肋骨之间,上层为腰背肌膜和骶棘肌,下层为背最长肌,有肋间动脉的后支,分布着胸神经后支。

【主　　治】　虚劳遗精,胆瘅口苦,骨蒸劳热,目黄胁痛,心腹胀满,翻胃吐食,头痛振寒,诸病发黄。

【取　　穴】　正坐曲背,当第 10 胸椎棘突下旁开 1 寸 5 分处取之。

【针　　灸】　针 3～5 分,灸 3～7 壮。

【例　　方】　《资生经》:胆俞、商阳、小肠俞主口舌干、食饮不下。胆俞、章门主胁痛不得卧。

### 脾俞（十一焦之间）

【位　　置】　在第 11 椎下,两旁各 1 寸 5 分。

【解　剖】 在第 11 胸椎下，第 11、第 12 肋骨之间，皮下为腰背肌膜和骶棘肌，深部为背最长肌，有肋间动脉后支，分布着胸神经的后支。

【主　治】 胁痛腹膜，胸脘暴痛，默然嗜卧，痃癖积聚，痎疟寒热，吐食反恶，水肿鼓胀，气满泄泻。

【取　穴】 正坐曲背，在第 11 胸椎棘突下旁开 1 寸 5 分处取之。

【针　灸】 针 3～5 分，灸 3～7 壮。

【例　方】 《资生经》：脾俞、胃管、太溪主黄疸。脾俞、小肠俞、膀胱俞、腰俞、神道、脊中、长强、大杼、膈关、水分主腰脊急强。脾俞、大肠俞主食多身瘦。

## 胃俞

【位　置】 在第 12 椎下，两旁各 1 寸 5 分。

【解　剖】 第 12 胸椎下的外侧，上层为股背肌膜和棘骶肌，下层为背最长肌，有肋间动脉后支，分布着胸神经的后支。

【主　治】 胃寒吐逆，翻胃呕吐，腹胀支满，肌肤甲错，肠鸣腹痛，气膈不食，痢下赤白。

【取　穴】 正坐，在第 12 胸椎棘突下旁开 1 寸 5 分处取之。

【针　灸】 针 5～7 分，灸 3～7 壮。

【例　方】 《资生经》：胃俞、三里、紫宫、华盖、中庭、神藏、灵墟、侠溪、步廊、商阳、上廉、气户、周荣、上管、劳宫、涌泉、阳陵泉主胸胁支满。

《医学纲目》：消渴取胃俞、心俞、膻中各灸之。

## 三焦俞

【位　置】 在第 13 椎下，两旁各 1 寸 5 分。

【解　剖】 在第 1 腰椎下的外侧，上层为腰背肌膜和棘骶肌，下层为背最长肌，有腰动脉的后支，分布着腰神经的后支。

【主　治】 脏腑积聚，肠鸣腹胀，水谷不化，妇人癥瘕，水肿尿血，腰脊背痛。

【取　穴】 正坐或伏卧，在第 1 腰椎（13 椎）棘突下旁开 1 寸 5 分处取之。

【针　灸】 针 5～7 分，灸 3～7 壮。

【例　方】　《千金方》：三焦俞、小肠俞、下髎、意舍、章门主肠鸣腹胀欲泄注。

## 肾俞（高盖、精宫）

【位　置】　在第 14 椎下，两旁各 1 寸 5 分。

【解　剖】　在第 2 腰椎下的外侧，上层是腰背肌膜和骶棘肌，下层为背最长肌，有腰动脉的后支，分布着腰神经的后支。

【主　治】　虚劳羸瘦，肾虚耳聋，梦遗精滑，脚膝拘急，少气溺血，赤白带下，月经不调，肾虚腰痛，肾虚水肿，便浊淫泺。

【取　穴】　正坐或伏卧，当第 2 腰椎（14 椎）棘突下旁开 1 寸 5 分处取之。

【针　灸】　针 7 分～1 寸，灸 5～15 壮。

【例　方】　《资生经》：肾俞、偏历、后顶、治目䀮䀮。肾俞、京骨、然谷主足寒。肾俞、气海俞、中膂俞疗腰痛。肾俞、中膂俞、长强主寒热痉反折。肾俞、复留、大陵、云门主心痛如悬。肾俞、志室、阴谷、太冲治阴痛。肾俞、复溜、中封、承筋、阴包、承山、大敦主小腹痛。肾俞、攒竹、承光、丝竹空、瘛脉、禾髎主风头痛。

## 气海俞

【位　置】　在 15 椎下，两旁各 1 寸 5 分。

【解　剖】　在第 3 腰椎下的外侧，皮下为腰背肌膜和骶棘肌，有腰动脉的后支，分布着腰神经的后支。

【主　治】　腰痛痔漏。

【取　穴】　俯卧，在第 3 腰椎（15 椎）棘突下旁开 1 寸 5 分处取之。

【针　灸】　针 7 分～1 寸，灸 3～7 壮。

## 大肠俞

【位　置】　在 16 椎下，两旁各 1 寸 5 分。

【解　剖】　在第 4 腰椎下的外侧，皮下为腰背肌膜和骶棘肌，有腰动脉后支，分布着腰神经的后支。

【主　治】　腹中雷鸣，肠澼泄利，饮食不化，小肠绞痛，腰脊疼痛，大小便难。

【取　穴】 俯卧,在第4腰椎(16椎)棘突下旁开1寸5分处取之。

【针　灸】 针7分～1寸,灸7～15壮。

【例　方】 《资生经》:大肠俞、周荣主食不下喜饮。大肠俞、肾俞治洞泄食不化。

## 关元俞

【位　置】 在17椎下,两旁各1寸5分。

【解　剖】 在第5腰椎下的外侧,第5腰椎横突与骶骨侧部之间,有骶中动脉后支,分布着腰神经后支。

【主　治】 风劳腰痛,泄痢膜胀,妇人瘕聚,消渴溲频。

【取　穴】 俯卧,在第5腰椎(17椎)棘突下旁开1寸5分处取之。

【针　灸】 针7分～1寸,灸3～7壮。

【例　方】 《资生经》:关元俞、膀胱俞疗风劳腰痛。

## 小肠俞

【位　置】 在第18椎下,两旁各1寸5分。

【解　剖】 在第1骶椎下的外侧,腰背肌膜和骶棘肌中,有骶中动脉的后支,分布着骶神经后支。

【主　治】 淋沥遗尿,泻痢脓血,妇人带下,冲疝腹痛,消渴口干,五痔疼痛,脚肿气逆。

【取　穴】 俯伏,在第1骶椎(18椎)棘突下旁开1寸5分处取之。

【针　灸】 针5～7分,灸3～7壮。

【例　方】 《资生经》:小肠俞、鱼际、大陵、肝俞治短气。

《医学纲目》:消渴取小肠俞、阳池各灸之,又取廉泉出恶血方已。

## 膀胱俞

【位　置】 在第19椎下,两旁各1寸5分。

【解　剖】 在第2骶椎下的外侧腰背肌膜中,当骶棘肌的起始部,有骶中动脉后支,分布着骶神经的后支。

【主　治】 小便赤涩,遗尿泄痢,腰脊腹痛,女子症瘕,酹寒无力,前阴疮肿。

【取　穴】 俯卧,在第2骶椎(十九椎)棘突下旁开1寸5分处取之。

【针　灸】 针3~5分,灸3~7壮。

【例　方】《资生经》:膀胱俞、太溪、次髎主足清不仁。

### 中膂俞(中膂内俞、脊内俞、中膂、旋俞)

【位　置】 在第20椎下,两旁各1寸5分。

【解　剖】 在第3骶椎棘突下之外侧腰背肌膜中,当臀大肌起始部,有臀上动脉,分布着骶神经的后支。

【主　治】 肾虚消渴,腰脊强痛,赤白下痢,疝痛引腹。

【取　穴】 俯卧,在第3骶椎(20椎)棘突下旁开1寸5分处取之。

【针　灸】 针3~7分,灸3~7壮。

【例　方】《资生经》:中膂俞、噫嘻、膈俞治腹胀。

### 白环俞(玉房俞、玉环俞)

【位　置】 在第21椎下,两旁各1寸5分。

【解　剖】 在骶骨裂孔的两侧,当坐骨大孔内缘臀大肌中,深部有臀下动脉,分布着臀下神经,由骶骨神经的后支司皮肤感觉。

【主　治】 小便黄赤,遗精淋沥,月经不调,筋挛痹痛,二便不利,腰髋疼痛,虚热闭塞。

【取　穴】 俯卧或跪伏,按取第4骶骨孔,约当臀缝尖微上些,与此平齐,旁开1寸5分处取之。

【针　灸】 针3~7分。本穴古列禁灸门,惟考《明堂》有"灸三壮"之文。

【例　方】《资生经》:白环俞、承扶、大肠俞治大小便不利。

### 上髎

【位　置】 在第1骶骨孔,挟脊陷中。

【解　剖】 在第1骶骨孔部腰背肌膜及骶棘肌中,有骶侧动脉,分布着骶神经的后支。

【主　治】 二便不利,妇人不孕,阴挺阴痒,赤白带下,腰膝冷痛。

【取　穴】　按取第 18 椎下，即骶骨第 1 节下之左右两孔，与小肠俞相并处，俯卧取之。

【针　灸】　针 5～8 分，灸 7～15 壮。

【附　注】　此穴为足太阳、少阳之络。

【例　方】　《资生经》：上髎、偏历治寒热疟。

## 次髎

【位　置】　在第 2 骶骨孔，挟脊陷中。

【解　剖】　在第 2 骶骨后孔部腰背肌膜中，当骶棘肌之始起部，有骶侧动脉，分布着骶神经的后支。

【主　治】　疝气下坠，腰膝不仁，心下坚胀，小便淋赤，肠鸣泄泻，赤白带下。

【取　穴】　按取第十九椎下，即骶椎第 2 节下之左右两孔中，与膀胱俞相并处，俯卧取之。

【针　灸】　针 5～8 分，灸 7～15 壮。

【例　方】　《资生经》：次髎、胞肓、承筋主腰脊痛恶寒。

## 中髎（中空）

【位　置】　在第 3 骶骨孔，挟脊陷中。

【解　剖】　在第 3 骶骨后孔部膜背肌膜中，有骶侧动脉，分布着骶神经后支。

【主　治】　五劳七伤，二便不利，腹胀飧泄，妇人不孕，赤白带下，月经不调，腰尻中痛。

【取　穴】　按取第二十椎下，即骶椎第 3 节下之左右两孔中，与中膂俞相并处，俯卧取之。

【针　灸】　针 5～8 分，灸 7～15 壮。

【附　注】　此穴为足厥阴、少阳所结会。

【例　方】　《千金方》：中髎、石门、承山、太冲、中脘、大钟、太溪、承筋主大便难。

## 下髎

【位　置】　在第 4 骶骨孔，挟脊陷中。

【解　剖】 在第 4 骶骨后孔部腰背肌膜中,有骶侧动脉,分布着骶神经后支。

【主　治】 肠鸣泄泻,二便不利,下血腰痛,小腹急痛,女子淋浊。

【取　穴】 按取第 21 椎下,即骶椎第 4 节下之左右两孔中,与白环俞穴相并处,俯卧取之。

【针　灸】 针 5～8 分,灸 7～15 壮。

## 会阳(利机)

【位　置】 在阴尾骶骨两旁。

【解　剖】 在尾骨下端之两侧臀大肌的起始部,有肛门动脉,分布着支配臀大肌的臀下神经,由尾丛来的肛门尾骨神经。

【主　治】 中寒泄泻,肠澼便血,气虚久痔,阴汗湿痒。

【取　穴】 在尾骶骨端外侧上方约 5 分处,跪伏取之。

【针　灸】 针 5～8 分,灸 7～15 壮。

## 承扶(肉郄、阴关、皮郄、皮部、扶承、承扶皮部)

【位　置】 尻臀下横纹中。

【解　剖】 在臀下皱襞中央即臀大肌的下缘,股二头肌和半腱肌之间,有臀下动脉,分布着支配臀大肌的臀下神经和股后皮神经,深部为坐骨神经的通路。

【主　治】 尻椎中痛,痔痛便难,阴胞有寒,小便不利。

【取　穴】 直立或伏卧,当臀下横纹之中央取之。

【针　灸】 针 8 分～1 寸,不宜灸。

## 殷门

【位　置】 在承扶下 6 寸。

【解　剖】 在股骨后面的中央部微上些,即股二头肌与半腱肌之间,深部为坐骨神经之通路,有旋股外侧动脉的第 3 穿通支,分布着股后皮神经。

【主　治】 腰脊强痛,俛仰不得,恶血流注。

【取　穴】　从承扶穴下量 6 寸,当承扶穴和委中穴的连线上,直立或伏卧取之。

【针　灸】　针 7 分～1 寸,不宜灸。

## 浮郄

【位　置】　在委阳穴上 1 寸。

【解　剖】　在股骨外上踝之后面,股二头肌内侧,有膝上外动脉的分支,分布着腓总神经和股后皮神经。

【主　治】　霍乱转筋,股外筋急,髀枢不仁,小腹热结。

【取　穴】　屈膝,在腘外两筋之间的委阳穴上行 1 寸,当大筋(股二头肌腱)内侧取之。

【针　灸】　针 5～7 分,灸 3 壮。

## 委阳

【位　置】　在腘中外廉两筋间。

【解　剖】　在股二头肌之内侧,腘窝外侧,有膝上外动脉及膝下外动脉的分支,分布着腓总神经、腓肠外侧皮神经。

【主　治】　腹胀气满,痿厥不仁,腰痛引腹,俛仰不得,膝筋拘挛,胸满腋肿。

【取　穴】　正坐屈膝,在委中穴外,膝腘横纹端,按取两筋之间处是穴(附图 9-30)。

【针　灸】　针 5～7 分,灸 3 壮。

【附　注】　此穴为三焦下辅俞(即三焦之合)。

【例　方】　《资生经》:委阳、殷门、太白、阴陵泉、行间主腰痛不可俛仰。委阳、志室、中髎治小便淋沥。

## 委中(血郄、委中央、中郄、郄中、腿凹、曲脉内)

【位　置】　在腘中央两筋间约纹中,内有动脉应手。

【解　剖】　在膝关节的后面,股二头肌、半膜肌、跖肌、腓肠肌内侧头等围成的腘窝中,有腘动静脉及胫神经通过,由股后皮神经司皮肤感觉。

【主　治】　风痉反折,腰脊强痛,脚肿身重,痈疽发背,虚汗盗汗,衄血血痢,癞疝癫疾,半身不遂,霍乱腹痛。

【取　穴】　正坐垂足,在膝腘窝横纹正中部,当两筋(股二头肌腱和半膜肌腱)之间取之。

【针　灸】　针5～7分,不宜灸。一说灸三壮。考《素问》刺禁论,刺郄中大脉,令人仆脱色。以此穴内有动脉,不可刺中,术者注意。

【附　注】　此穴为足太阳膀胱经所入为合。

【例　方】　《资生经》:委中、下廉疗风湿痹。委中、跗阳、承山疗筋急。委中、委阳主筋急身热。

## 附分

【位　置】　在第2椎下,两旁各3寸,附胛内廉。

【解　剖】　在第2胸椎下方两旁约3寸,第2、3肋骨之间,肩胛骨内侧端的边缘,上层为斜方肌,下层当大小菱形肌的边缘,有颈横动脉降支,分布着肩胛背神经、胸神经后支和副神经。

【主　治】　臂肘不仁,肩背拘急,颈项强痛。

【取　穴】　按取第2胸椎棘突之下,横开3寸处,正坐曲背取之。

【针　灸】　针3～5分,灸3～7壮。

【附　注】　此穴为手足太阳之会。

## 魄户(魂户)

【位　置】　在第3椎下,两旁各3寸。

【解　剖】　第3胸椎下的外方,第3、4肋骨之间,肩胛骨的内缘,上层为斜方肌,下层为大菱形肌,有颈横动脉降支、肋间动脉后支,分布着胸神经后支及肩胛背神经。

【主　治】　虚劳肺痿,烦满呕吐,喘逆上气,肩髆急痛。

【取　穴】　按取第3胸椎棘突下,横开3寸与肺俞相并处,正坐曲背取之。

【针　灸】　针3～5分,灸7～15壮。

【例　方】　《资生经》:魄户、气舍、谚譆、期门、右手屈臂中横纹外骨上(尺泽)主咳逆上气。魄户、中府主喘气相追逐。魄户、肩井治颈项不得顾。

## 膏肓

【位　　置】　在第 4 椎下,两旁各 3 寸。

【解　　剖】　在第 4 胸椎下的外方,第 4、5 肋骨之间,肩胛骨的内缘,上层为斜方肌,下层为大菱形肌,有颈横动脉降支、肋间动脉后支,分布着肩胛背神经和胸神经后支。

【主　　治】　虚羸瘦损,五劳七伤,梦遗失精,上气咳逆,痰火发狂,噎膈难咽,骨蒸盗汗。

【取　　穴】　正坐曲背,伸两手置膝上,手大指向外,将肩用力向前耸,令肩胛骨张开,然后在第 4 胸椎棘突下旁开 3 寸处取之(参阅附图 9 - 7)。

【针　　灸】　针 3～5 分,灸 7～15 壮。

【例　　方】　《医学纲目》:哮喘可选用膏肓、关元、中脘、三里、百劳、肾俞各灸之,支沟、大陵各刺之。

## 神堂

【位　　置】　在第 5 椎下,两旁各 3 寸。

【解　　剖】　在第 5 胸椎下的外方,第 5、6 肋骨之间,上层为斜方肌,下层为大菱形肌,有颈横动脉降支、肋间动脉后支,分布着肩胛背神经和胸神经后支。

【主　　治】　腰脊强痛,洒淅寒热,胸满气逆,喘咳时噎。

【取　　穴】　正坐曲背,当第 5 胸椎棘突下旁开 3 寸处取之。

【针　　灸】　针 3～5 分,灸 3～7 壮。

## 谚谎(五胠俞)

【位　　置】　在肩膊内廉,挟第六椎下,两旁各 3 寸。

【解　　剖】　在第 6 胸椎下的外方,第 6、7 肋骨之间,当斜方肌的外缘,大菱形肌下缘,背阔肌上缘,有颈横动脉降支、肋间动脉后支,分布着胸神经后支。

【主　　治】　喘逆衄䶥,肩背胁痛,热病无汗,寒热温疟,食时头痛。

【取　穴】正坐曲背,在第 6 胸椎棘突之下旁开 3 寸处,当肩胛内缘之旁取之,试按其处,病者呼"谚谑"二字,指下觉动者是穴。

【针　灸】针 3～5 分,灸 3～7 壮。

【例　方】《资生经》:谚谑、三里疗腹满。谚谑、中脘、白环俞治温疟。

## 膈关

【位　置】在第 7 椎下,两旁各 3 寸。

【解　剖】在第 7 胸椎下的外方,第 7、8 肋骨之间,肩胛下角之内侧背阔肌中,有肋间动脉后支,分布着胸神经后支。

【主　治】诸病血症,胸中噎闷,呕哕唾涎,饮食不下,脊强背痛。

【取　穴】正坐曲背,在第 7 胸椎棘突下旁开 3 寸处取之。

【针　灸】针 3～5 分,灸 3～7 壮。

【附　注】《经脉图考》:此亦血会,治诸血病。

【例　方】《资生经》:膈关、秩边、京骨主背恶寒痛,脊强难俯仰。

## 魂门

【位　置】在第 9 椎下,两旁各 3 寸。

【解　剖】在第 9 胸椎下的外方,第 9、10 肋骨之间,背阔肌中,有肋间动脉后支,分布着胸神经后支。

【主　治】胸胁胀满,背痛恶寒,饮食不下,腹中雷鸣,筋挛骨痛,小便赤黄。

【取　穴】正坐曲背,在第 9 胸椎棘突下旁开 3 寸处取之。

【针　灸】针 3～5 分,灸 3～7 壮。

## 阳纲

【位　置】在第 10 椎下,两旁各 3 寸。

【解　剖】在第 10 胸椎下的外方,第 10、11 肋骨之间,背阔肌中,有肋间动脉后支,分布着胸神经后支。

【主　治】腹满膜胀,大便泄利,小便赤涩,身热目黄,饮食不下。

【取　穴】正坐曲背,在第 10 胸椎棘突下旁开 3 寸处取之。

【针　灸】针 5 分,灸 3～5 壮。

**【例　方】** 《资生经》：阳纲、期门、少商、劳宫主饮食不下。

## 意舍

**【位　置】** 在第 11 椎下，两旁各 3 寸。

**【解　剖】** 在第 11 胸椎下的外方，第 11、12 肋骨之间背阔肌中，有肋间动脉后支，分布着胸神经后支。

**【主　治】** 腹满虚胀，大便滑泄，背痛恶寒，饮食不下，呕吐不止，消渴目黄，胸背胁痛。

**【取　穴】** 正坐曲背，在第 11 胸椎棘突下旁开 3 寸处取之。

**【针　灸】** 针 3～5 分，灸 3～7 壮。

**【例　方】** 《资生经》：意舍、关冲、然谷主消渴嗜饮。

## 胃仓

**【位　置】** 在第 12 椎下，两旁各 3 寸。

**【解　剖】** 在第 12 胸椎下的外方背阔肌中，有肋间动脉后支，分布着胸神经后支。

**【主　治】** 腹满水肿，饮食不下，背痛恶寒。

**【取　穴】** 正坐，在第 12 胸椎棘突下旁开 3 寸处取之。

**【针　灸】** 针 5～7 分，灸 3～7 壮。

## 肓门

**【位　置】** 在第 13 椎下，两旁各 3 寸。

**【解　剖】** 在第 1 腰椎下的外方，背阔肌中，有腰动脉后支，分布着腰神经后支。

**【主　治】** 心下坚痛，妇人乳痛。

**【取　穴】** 正坐或伏卧，在第 1 腰椎（十三椎）棘突下旁开 3 寸处取之。

**【针　灸】** 针 5～7 分，灸 3～7 壮。

## 志室 (精宫)

**【位　置】** 在第 14 椎下，两旁各 3 寸。

【解　剖】 在第 2 腰椎下的外方背阔肌中,有腰动脉后支,分布着腰神经
　　　　　 后支。

【主　治】 阴肿阴痛,小便淋沥,霍乱吐逆,腹中坚满,腰脊强痛,肾亏遗精。

【取　穴】 正坐或伏卧,在第 2 腰椎(十四椎)棘突下旁开 3 寸处取之。

【针　灸】 针 7 分～1 寸,灸 7～15 壮。

【例　方】《资生经》:志室、京门主腰痛脊急。志室、胞肓疗阴痛下肿。

## 胞肓

【位　置】 在第 19 椎下,两旁各 3 寸。

【解　剖】 在第 2 骶椎下的外方,皮下为臀大肌,深部为臀中肌和臀小肌,
　　　　　 有臀上动脉,分布着臀中肌、臀小肌的臀上神经和支配臀大肌的
　　　　　 臀下神经,由腰神经组成的臀上皮神经司皮肤感觉。

【主　治】 少腹坚满,癃闭下重,小便不利,腰脊强痛。

【取　穴】 按取第 2 骶椎(十九椎)棘突下,旁开 3 寸处,即膀胱俞旁 1 寸 5
　　　　　 分,相与并行,正坐或伏卧取之。

【针　灸】 针 5～7 分,灸 3～7 壮。

【例　方】《资生经》:胞肓、秩边主癃闭下重,不得小便。

## 秩边

【位　置】 在第 21 椎下,两旁各 3 寸。

【解　剖】 在骶骨裂孔的外方,上层为臀大肌,下层为梨状肌,再深部正为
　　　　　 坐骨神经的通路,有臀上动脉,分布着臀上神经和臀下神经,由
　　　　　 臀上皮神经和臀中皮神经司皮肤感觉。

【主　治】 腰痛骶寒,俯仰艰难,阴痛下重,小便不利,五痔发肿。

【取　穴】 按取第 4 骶骨孔平齐,正当腰俞穴旁开 3 寸处,即中膂俞旁 1
　　　　　 寸 5 分,相与并行,正坐或俯卧取之。

【针　灸】 针 5 分～1 寸,灸 3～7 壮。

## 合阳

【位　置】 在膝横纹中央下 2 寸。

【解　剖】 在腓肠肌二侧肌腹的上端分歧处,有腘动脉,分布着胫神经及腓肠内侧皮神经。

【主　治】 癫疝崩中,痹厥癫疾,瘛疭拘急,篡阴股热,腰痛引腹,膝胻酸重。

【取　穴】 在委中穴直下 2 寸部位,伏卧或正坐垂足取之。

【针　灸】 针 5～7 分,灸 3～5 壮。

## 承筋(直肠、腨肠、踹肠)

【位　置】 在腨肠中央陷中。

【解　剖】 在腓肠肌二侧肌腹之间,有胫后动脉,分布着胫神经及腓肠内侧皮神经。

【主　治】 霍乱转筋,脚腨酸重,跗痛足挛,五痔篡痛,大便闭急。

【取　穴】 正坐垂足,在合阳穴和承山穴之间,腨肠(腓肠肌)之中央部取之。

【针　灸】 禁针,灸 3～7 壮。

## 承山(鱼腹、肉柱、肠山、鱼腰、伤山)

【位　置】 在腨肠下分肉间陷中。

【解　剖】 在小腿后面正中,腓肠肌两侧肌腹交界的下端,跟腱上端,有胫后动脉,分布着胫神经,由腓肠肌内侧皮神经司皮肤感觉。

【主　治】 头热鼻衄,寒热癫疾,疝气腹痛,痔肿便血,膝肿胫酸,腰痛连背,霍乱转筋。

【取　穴】 直立,两手支靠在墙上,使病者歧足用力,当腨肠下部出现人字纹处取之,约当外踝上 8 寸部(参阅附图 9 - 33)。

【针　灸】 针 8 分～1 寸,灸 5～10 壮。

【例　方】 《资生经》:承山、承筋主脚筋急痛。

## 飞扬(厥阳、飞阳、厥扬)

【位　置】 在足外踝上 7 寸,直对昆仑穴。

【解　剖】 在腓骨的后侧,当腓肠肌的外侧肌腹移行于跟腱处,有腓动脉,分布着腓肠外侧皮神经。

【主　治】 癫疾寒热,头目眩晕,历节痛风。

【取　穴】 从外踝后昆仑穴上量 7 寸，当承山穴下 1 寸，旁外 1 寸处，与阳交穴相并，正坐垂足取之。

【针　灸】 针 5～8 分，灸 3～7 壮。

【附　注】 此穴为足太阳之络脉，别走足少阴经。

【例　方】 《千金方》：飞扬、涌泉、颔厌、后顶主颈项疼，历节汗出。

《资生经》：飞扬、阳谷疗头眩眼痛。飞扬、太乙、滑肉门主癫狂吐舌。

## 跗阳（附阳、付阳、跗扬）

【位　置】 在足外踝上 3 寸筋骨间。

【解　剖】 在腓骨的后侧部，跟腱外缘，腓骨短肌中，有腓动脉，分布着腓肠外侧皮神经及支配该部肌肉的腓浅神经。

【主　治】 霍乱转筋，髀枢胻痛，痿厥不仁，头重颟痛，四肢不举，屈伸不能。

【取　穴】 从昆仑穴直上 3 寸，正坐垂足取之。

【针　灸】 针 3～7 分，灸 3～5 壮。

【附　注】 此穴为阳跷之郄。

## 昆仑（下昆仑）

【位　置】 在足外踝后，跟骨上陷中。

【解　剖】 在外踝与跟腱之中央陷凹部腓骨短肌中，有外踝后动脉腓动脉，分布着腓肠神经。

【主　治】 小儿瘛疭，胞衣不出，腰尻腹痛，脚气足肿，头痛目眩，肩背拘急。

【取　穴】 正坐垂足，当外踝骨与跟腱间陷者中取之。

【针　灸】 针 5 分，灸 3～5 壮，一说孕妇禁针。

【附　注】 此穴为足太阳经所行为经。

【例　方】 《千金方》：昆仑、解溪、曲泉、飞扬、前谷、少泽、通里主头眩痛。

《资生经》：昆仑、太渊、阳溪治目赤。

## 仆参（安邪）

【位　置】 在足跟骨下白肉际。

【解　剖】　在跟骨结节后下部的外侧,即跟腱停止部的外方,有腓动脉的跟外侧支,分布着腓肠神经的跟外侧支。

【主　治】　足痿不收,霍乱转筋,腰痛膝痛,尸厥癫痫。

【取　穴】　正坐垂足在昆仑穴直下,当跟骨下陷中取之(参阅附图 9 - 26)。

【针　灸】　针 2～3 分,灸 3～5 壮。

【附　注】　此穴为足太阳、阳跷二脉之会。

【例　方】　《资生经》:仆参、窍阴、至阴、解溪、丘墟治转筋。

## 申脉(阳跷、鬼路)

【位　置】　在外踝下 5 分白肉际,前后有筋,上有髁骨,下有软骨。

【解　剖】　在外踝直下跟骨滑车突下缘,小趾外展肌的上缘,有来自腓动脉的跟外侧支,分布着来自胫神经的跖外侧神经。

【主　治】　风眩癫疾,膝胻寒酸,脚气红肿,腰脚酸痛。

【取　穴】　在足外踝直下 5 分凹陷中,正坐垂足取之。

【针　灸】　针 3 分,不宜灸,一说灸 3 壮。

【附　注】　此穴为阳跷脉所生,是奇经八脉交会八穴之一。

【例　方】　《资生经》:申脉、后溪、前谷治癫疾。

## 金门(关梁、梁关)

【位　置】　在外踝下 1 寸。

【解　剖】　在外踝之前下方骰子骨外侧,第 5 跖骨基底后方之陷凹部,小趾外展肌之上缘,有跖外侧动脉,分布着来自胫神经的跖外侧神经。

【主　治】　霍乱转筋,尸厥癫痫,暴疝气痛,膝胻酸削,小儿发痫,张口摇头,头风头痛。

【取　穴】　在丘墟穴后、申脉穴前下方骰骨旁陷中,正坐垂足取之。

【针　灸】　针 3 分,灸 3～7 壮。

【附　注】　此穴为足太阳之郄,阳维别属。

【例　方】　《资生经》:金门、丘墟治暴疝痛。金门、仆参、承山、承筋主转筋霍乱。

## 京骨

【位　置】　在足外侧大骨下，赤白肉际陷中。

【解　剖】　在第5跖骨基底的前外侧，小趾外展肌中，有来自腓动脉的跖外侧动脉，分布着来自胫神经的跖外侧神经。

【主　治】　腰痛如折，髀不可屈，项强不转，筋挛善惊，痎疟寒热，内眦赤烂，头痛鼽衄，癫病狂走。

【取　穴】　正坐垂足，在足外侧大骨（第5跖骨粗隆）下，当赤白肉际陷中取之。

【针　灸】　针3分，灸3～7壮。

【附　注】　此穴为足太阳所过为原。

【例　方】　《千金方》：京骨、昆仑、承山、飞扬、隐白主头热、鼻鼽衄。京骨、承山、承筋、商丘主脚挛。

## 束骨（刺骨）

【位　置】　在足小趾外侧本节后陷中。

【解　剖】　在第5跖骨小头的后外侧陷中，小趾外展肌的前端，有跖外侧动脉的分支，分布着跖外侧神经。

【主　治】　肠澼泄泻，疟疾癫痫，发背痈疔，头痛目眩，内眦赤痛，耳聋项强，腰膝强痛，痉惊互引。

【取　穴】　正坐垂足，在足小趾外侧本节（第5趾跖关节）的后方陷者中取之。

【针　灸】　针3分，灸3～7壮。

【附　注】　此穴为足太阳所注为输。

【例　方】　《资生经》：束骨、翳风、上关、后溪、颅息疗耳聋。束骨、飞扬、承筋主腰痛如折。

## 通谷

【位　置】　在足小趾外侧，本节前陷中。

【解　剖】　在第五趾跖关节的前外侧，有来自跖外侧动脉的趾跖侧动脉，分布着来自跖外侧神经的趾跖侧固有神经。

【主　治】　头痛目眩，项痛鼽衄，目视晄晄，结积留饮，澼囊胸满，饮食不化。

【取　穴】　正坐垂足，在足小趾本节（第 5 趾跖关节）之前陷者中，屈趾横纹头处取之。

【针　灸】　针 3 分，灸 3～7 壮。

【附　注】　此穴为足太阳经所溜为荥。

## 至阴

【位　置】　在足小趾外侧，去爪甲如韭叶。

【解　剖】　在第 5 趾第 3 节外侧爪廓之旁，有趾背动脉，分布着来自腓肠神经的第 5 趾背神经。

【主　治】　头重鼻塞，目痛生翳，胸胁引痛，寒疟无汗，小便不利，失精足热。

【取　穴】　正坐垂足，离小趾外侧爪甲角 1 分处取之。

【针　灸】　针 1 分，灸 3～5 壮。

【附　注】　此穴为足太阳经所出为井。

【例　方】　《资生经》：至阴、曲泉、中极治失精。

# 第八节　足少阴肾经

受足太阳之交，从足走腹，络膀胱，属肾，左右共 54 穴。

## 涌泉（地衢、地冲）

【位　置】　在足心陷中，屈足卷趾宛宛中。

【解　剖】　在足第 2、3 跖骨之间跖腱膜中，有来自胫前动脉的足底弓，分布着跖内侧神经和跖外侧神经。

【主　治】　尸厥热厥，烦心恶食，咳而短气，喉痹身热，男子癫疝，闭癃阴痿，霍乱转筋，目视晄晄，喘咳有血，肠澼泄泻，大小便难，肾积奔豚，足不践地，筋挛膝痛。

【取　穴】　仰卧，在足底心前之三分之一处（或去跟后之足掌中央），当屈趾卷足时出现凹陷处是穴。

【针　灸】　针 3～5 分,灸 3～7 壮。

【附　注】　此穴为足少阴经所出为井。

【例　方】　《资生经》：涌泉、环跳治风疹。涌泉、然谷主五趾尽痛足不履
地。涌泉、太冲主胫酸。涌泉、神堂治胸腹满。涌泉、建里治心
下痛不欲食。

## 然谷（龙泉、龙渊、然骨）

【位　置】　在足内踝前大骨下陷中。

【解　剖】　在舟状骨和楔状骨的关节部的下缘,舟状骨结节前下方跗展肌
中,跗长屈肌之上缘,有跗内侧动脉,分布着来自胫神经的跗内
侧神经。

【主　治】　喘呼烦满,咳血喉痹,消渴舌纵,少气涎出,痿厥洞泄,寒疝癫疝,
小腹胀满,跗肿胕酸,遗精阳痿,女子不孕,妇人阴挺,月经不调,
脐风撮口。

【取　穴】　正坐拱足,按取内踝前大骨(舟状骨)下陷者中是穴(参阅附图
9 - 36)。

【针　灸】　针 5～7 分,灸 3～5 壮。

【附　注】　此穴为足少阴经所溜为荥。

【例　方】　《资生经》：然骨、曲骨治淋沥。然谷、天泉、陷谷、胸堂、章门、曲
泉、天突、云门、肺俞、临泣、肩井、风门、行间主咳逆。然谷、复溜
治涎出。然谷、气冲、四满、章门、水分主腹满不能食坚硬。

## 太溪（吕细）

【位　置】　在足内踝后跟骨上,动脉陷者中。

【解　剖】　在内踝与跟腱之间陷中,当胫后动脉和胫神经的通路,由小腿内
侧皮神经司皮肤感觉。

【主　治】　热病无汗,默默嗜卧,霍乱遗泄,溺黄便难,嗌中肿痛,衄血唾血,
久疟咳逆,呕吐善噫,腹疼瘠瘦,寒疝疝癖,牙槽疼痛,寒厥足热,
胸胁支满,男子阳痿,月经不调。

【取　穴】　正坐垂足，在足内踝和跟腱之间取之，与昆仑相对。

【针　灸】　针 5 分，灸 3～7 壮。

【附　注】　此穴为足少阴经所注为输，亦为原穴。

【例　方】　《资生经》：太溪、行间、肓俞、肝俞治寒疝。太溪、隐白、风门、兑端、脑空疗衄血不止。太溪、少泽主咽干。太溪、照海、中渚治久疟。太溪、兑端、阴谷、下廉治溺黄。

## 大钟

【位　置】　在足跟后踵中。

【解　剖】　在跟腱（即腓肠肌和比目鱼肌的下端附着跟骨强大的腱）附着部的内侧陷中，有胫后动脉，胫神经通过，由小腿内侧皮神经司皮肤感觉。

【主　治】　气逆烦闷，腹满便难，喉鸣唾血，惊恐不乐，疟病寒多，食噎不下。

【取　穴】　正坐垂足，在跟腱内侧缘，当太溪穴下 5 分的后方取之。

【针　灸】　针 3 分，灸 3～5 壮。

【附　注】　此穴为足少阴经之络，别走足太阳经。

【例　方】　《千金方》：大钟、郄门主惊恐畏人，神气不足。大钟、太溪主烦心满呕。

《资生经》：大钟、中髎、石门、承山、太冲、中管、太溪、承筋主大便难。大钟、石关治大便难。大钟、大包主喉鸣。大钟、然谷、心俞治咳唾血。

## 水泉

【位　置】　在足内踝下，太溪穴直下 1 寸。

【解　剖】　在跟结节内侧前上凹陷中，踇长屈肌腱之后下侧，有胫后动脉的跟内侧支，分布着胫神经的跟内侧支和小腿内侧皮神经。

【主　治】　月经不期，心下闷痛，阴挺淋漓，目视䀮䀮，小腹满痛。

【取　穴】　正坐垂足，当太溪穴直下 1 寸处取之。

【针　灸】　针 3～4 分，灸 5 壮。

【附　注】　此穴为足少阴肾经之郄。

### 照海（阴跷）

【位　　置】　足内踝下 4 分，前后有筋，上有踝骨，下有软骨，其穴居中。

【解　　剖】　在舟状骨结节之后，跟骨载距突之下陷中，踇展肌停止部，有胫后动脉，跖内侧神经通过，由小腿内侧皮神经（隐神经）司皮肤感觉。

【主　　治】　目痛引眦，少腹偏痛，背伛偻疢，视昏嗜卧，半身不遂，卒疝腹痛，漏下赤白，四肢酸削，阴挺下血，阴肿惑痒，痫症夜发，咽干失眠。

【取　　穴】　正坐拱足，在足内踝下 4 分处陷中取之（参阅附图 9 - 36）。

【针　　灸】　针 3 分，灸 3～5 壮。

【附　　注】　此穴为阴跷脉之所生，是奇经八脉交会八穴之一。

【例　　方】　《医学纲目》：大便秘涩，照海、支沟俱泻，立通。

### 复溜（复留、昌阳、外命、伏白、伏留）

【位　　置】　在足内踝上 2 寸陷者中。

【解　　剖】　在胫骨后方比目鱼肌下端移行于跟腱处，有胫后动脉与胫神经的分支，由腓肠内侧皮神经司感觉。

【主　　治】　肠澼痔疾，腰脊引痛，足痿胻寒，腹中雷鸣，膜胀如鼓，盗汗不收，伤寒无汗，脉微欲绝，面色痿黄，五淋水肿。

【取　　穴】　正坐垂足，从太溪穴上量 2 寸当筋（比目鱼肌移行于跟腱处）前取之。

【针　　灸】　针 5～7 分，灸 3 壮。

【附　　注】　此穴为足少阴经所行为经。

【例　　方】　《甲乙经》：乳痈、复溜及太冲主之。

　　　　　　　《千金方》：复留、照海、太冲、中封主嗌干。血淋，灸丹田与复溜。

　　　　　　　《资生经》：复留、大钟、尺泽治口干。复留、肝俞治起则目𥄂𥄂。复留、束骨、会阳主肠澼。

### 交信

【位　　置】　在足内踝上 2 寸，少阴前、太阴后筋骨间。

102

【解　剖】　在胫骨后方趾长伸肌之后缘,当跗长屈肌中,有胫后动脉,分布着支配该部肌肉的胫神经及隐神经。

【主　治】　五淋癀疝,阴急腹满,内廉引痛,泻痢赤白,大小便难,少气漏血,月事不调。

【取　穴】　正坐垂足,从太溪穴上量 2 寸当胫骨后缘,与复溜穴相并处取之。

【针　灸】　针 5～7 分,灸 3～7 壮。

【附　注】　此穴为阴跷脉之郄。

【例　方】　《资生经》:交信、中都、大巨、曲骨治癀疝。交信、阴谷、太冲、三阴交治妇女漏血不止。

## 筑宾（筑滨）

【位　置】　在足内踝上 5 寸腨分中。

【解　剖】　在腓肠肌内侧肌腹下方移行跟腱之处,有胫后动脉及胫神经通过此处深部,由腓肠内侧皮神经及小腿内侧皮神经司皮肤感觉。

【主　治】　小儿胎疝,癫疾吐舌,发狂骂詈,呕吐涎沫,足腨酸疼。

【取　穴】　正坐垂足,从太溪穴上量 5 寸,当腨肉下垂内侧之分中(腓肠肌内侧下缘),胫骨后 1 寸处取之。

【针　灸】　针 7 分～1 寸,灸 3～7 壮。

【附　注】　此穴为阴维之郄。

【例　方】　《资生经》:筑宾、太一治吐舌。

## 阴谷

【位　置】　在膝下内辅骨后,大筋之下,小筋之上。

【解　剖】　在胫骨内踝的内缘后部,半腱肌和半膜肌之间,有腘动脉分支,分布着胫神经的分支及股后皮神经和股内侧皮神经。

【主　治】　少腹偏肿,引阴内痛,妇人漏血,阴痿不用,烦逆溺难,膝痛如锥。

【取　穴】　正坐屈膝,在膝腘部内侧横纹处,当两筋(半腱肌和半膜肌)之间是穴。

【针　灸】　针 5～7 分,灸 3 壮。

【附　注】　此穴为足少阴肾经所入为合。

【例　方】　《资生经》：阴谷、大敦、箕门、委中、委阳主阴跳动，小便难。

## 横骨（下极、屈骨、髓空、横谷、曲骨）

【位　置】　在大赫下1寸。

【解　剖】　在耻骨结节上缘的内部，表层为锥状肌，深层为腹直肌，有腹壁下动脉，分布着阴部外动脉及髂腹下神经。

【主　治】　腹痛溺难，阴器下纵，气滞腰疼，五淋久积，目赤眦痛。

【取　穴】　从脐孔下缘量至耻骨上缘作6寸5分，当5寸处的曲骨穴旁开5分部，正在少腹横纹上是穴，仰卧取之。

【针　灸】　针5分～1寸，灸3～5壮。

【附　注】　此穴为足少阴、冲脉之会。

【例　方】　《千金方》：横骨、大巨、期门主小腹满，小便难，阴下纵。

## 大赫（阴维、阴关）

【位　置】　在气穴下1寸。

【解　剖】　在耻骨上部锥状肌的外缘腹直肌中，有腹壁下动脉，分布着第12肋下神经前皮支，及髂腹下神经。

【主　治】　虚劳失精，阴器上缩，女子赤带，阴茎中痛，目赤眦痛。

【取　穴】　在脐下4寸，任脉中极穴旁开5分，仰卧取之。

【针　灸】　针5分～1寸，灸3～5壮。

【附　注】　此穴为足少阴、冲脉之会。

【例　方】　《资生经》：大赫、然谷主精溢，阴上缩。

## 气穴（胞门、子户）

【位　置】　在四满下1寸。

【解　剖】　在耻骨上方腹直肌中，有腹壁下动脉，分布着第12肋下神经前皮支。

【主　治】　月经不调，胞寒不孕，奔豚上下，引腰脊痛，泄利不止，目赤眦痛。

【取　穴】　在脐下3寸，任脉关元穴旁开5分处，仰卧取之。

【针　灸】　针 5 分～1 寸,灸 5～10 壮。

【附　注】　此穴为足少阴、冲脉之会。

**四满**(髓府、髓中、隋府)

【位　置】　在中注下 1 寸。

【解　剖】　在耻骨上方腹直肌中,有腹壁下动脉,分布着肋间神经前皮支。

【主　治】　积聚疝瘕,肠澼切痛,月经不调,大腹石水,恶血疗痛,目赤眦痛。

【取　穴】　在脐下 2 寸,任脉石门穴旁开五分,仰卧取之。

【针　灸】　针 5 分～1 寸,灸 5～10 壮。

【附　注】　此穴为足少阴、冲脉之会。

【例　方】　《资生经》:四满、石关主子脏有恶血,内逆满痛。四满、然谷主大腹石水。

**中注**

【位　置】　在肓俞下 1 寸。

【解　剖】　在耻骨上方腹直肌中,有腹壁下动脉,分布着肋间神经前皮支。

【主　治】　内眦赤痛,月事不调,热结便秘。

【取　穴】　在脐下 1 寸,任脉阴交穴旁开 5 分,仰卧取之。

【针　灸】　针 5～8 分,灸 3～7 壮。

【附　注】　此穴为足少阴、冲脉之会。

【例　方】　《千金方》:中注、浮郄主小腹热,大便坚。

**肓俞**

【位　置】　神阙穴旁开 5 分。

【解　剖】　在脐的两旁腹直肌的内缘,有腹壁下动脉,分布着肋间神经前皮支。

【主　治】　寒疝腹痛,目赤眦痛,大便燥结。

【取　穴】　在脐旁 5 分,仰卧取之。

【针　灸】　针 5 分～1 寸,灸 3～7 壮。

【附　注】　此穴为足少阴、冲脉之会。

## 商曲（高曲、商舍）

【位　置】　在石关下1寸。

【解　剖】　在脐上腹直肌内缘，有腹壁上动脉，分布着肋间神经前皮支。

【主　治】　腹中积聚，肠中切痛，内眦赤痛。

【取　穴】　在脐上2寸，任脉下脘穴旁开5分，仰卧取之。

【针　灸】　针5分～1寸，灸3～7壮。

【附　注】　此穴为足少阴、冲脉之会。

## 石关（石阙、右关）

【位　置】　在阴都下1寸。

【解　剖】　在脐上腹直肌的内缘，有腹壁上动脉，分布着肋间神经前皮支。

【主　治】　脊强口噤，噫哕呕逆，心满气结，腹中疗痛，积聚疼痛，妇人不孕，内眦赤痛。

【取　穴】　在脐上3寸，任脉建里穴旁开5分，仰卧取之。

【针　灸】　针5分～1寸，灸3～7壮。

【附　注】　此穴为足少阴、冲脉之会。

【例　方】　《资生经》：石关、膀胱俞疗腹痛大便难。

## 阴都（通关、食宫、石宫、食吕）

【位　置】　在通谷下1寸。

【解　剖】　在上腹部腹直肌内缘，腹白线外侧，有腹壁上动脉，分布着肋间神经前皮支。

【主　治】　寒热疟疾，妇人无子，心烦肺胀，小肠热满，恶血腹痛，内眦赤痛。

【取　穴】　在脐上4寸，任脉中脘穴旁开5分，仰卧取之。

【针　灸】　针5分～1寸，灸3～7壮。

【附　注】　此穴为足少阴、冲脉之会。

【例　方】　《资生经》：阴都、少海、商阳、三间、中渚主疟身热。阴都、巨阙治心中烦满。

## 通谷

【位　置】　在幽门下1寸。

【解　剖】　在上腹部腹直肌内缘,腹白线外侧,有腹壁上动脉,分布着肋间神经前皮支。

【主　治】　口㖞暴瘖,积聚痃癖,膈结呕吐,饮食不消,风痫癫疾,舌肿难言,内眦赤痛。

【取　穴】　在脐上5寸,任脉上脘穴旁开5分,仰卧取之。

【针　灸】　针5分,灸3~7壮。

【附　注】　此穴为足少阴、冲脉之会。

【例　方】　《千金方》:通谷、章门、曲泉、膈俞、期门、食窦、陷谷、石门主胸胁支满。

## 幽门(上门)

【位　置】　在巨阙两旁各5分。

【解　剖】　在上腹部腹直肌内缘,腹白线外侧,有腹壁上动脉,分布着肋间神经前皮支。

【主　治】　呕吐多唾,饮食不下,心下痞胀,泄有脓血,内眦赤痛。

【取　穴】　肓俞上行6寸,并巨阙穴旁5分,仰卧取之。

【针　灸】　针5~7分,灸5~7壮。

【附　注】　此穴为足少阴、冲脉之会。

## 步廊(步郎)

【位　置】　在神封下1寸6分,去胸中行2寸处。

【解　剖】　在第5、第6肋骨之间胸大肌中,有肋间动脉,分布着肋间神经和胸前神经,内容肺脏,左侧内容心脏。

【主　治】　胸胁满痛,少气咳逆,呕吐不食,臂不得举。

【取　穴】　在胸骨正中线,中庭穴旁开2寸,适当第5肋间,正坐或仰卧取之。

【针　灸】　针3分,灸3壮。

## 神封

- 【位　置】　在灵墟下1寸6分,去胸中行2寸,肋间陷中。
- 【解　剖】　在第4、第5肋骨之间胸大肌中,有肋间动脉,分布着肋间神经和胸前神经,内容肺脏,左侧内容心脏。
- 【主　治】　胸胁支满,咳逆气短,乳痈寒热,呕吐不食。
- 【取　穴】　挟膻中穴旁2寸,正当第4肋间陷中,正坐或仰卧取之。
- 【针　灸】　针3分,灸3壮。
- 【例　方】　《资生经》:神封、膺窗主乳痈,寒热短气,卧不安。

## 灵墟(灵墙、灵虚)

- 【位　置】　在神藏下1寸6分,去胸中行2寸。
- 【解　剖】　在第3、第4肋间胸大肌中,有肋间动脉,分布着肋间神经和胸前神经,内容肺脏。
- 【主　治】　胸胁支满,咳逆气短,乳痈寒热,呕吐不食。
- 【取　穴】　挟玉堂穴旁2寸,正当第3肋间陷中,正坐或仰卧取之。
- 【针　灸】　针3分,灸3壮。

## 神藏

- 【位　置】　在彧中下1寸6分,去胸中行2寸。
- 【解　剖】　在第2、第3肋骨之间胸大肌中,有肋间动脉,分布着肋间神经和胸前神经,内容肺脏。
- 【主　治】　胸满咳逆,呕吐恶食。
- 【取　穴】　挟紫宫穴旁开2寸,正当第2肋间陷中,仰卧取之。
- 【针　灸】　针3分,灸3壮。

## 彧中(域中)

- 【位　置】　在俞府下1寸6分,去胸中行2寸。
- 【解　剖】　在第1、第2肋骨之间胸大肌中,有肋间神经和胸前神经,内容肺脏。

【主　治】　胸胁支满,多唾呕吐,哮病唾血,气喘痰壅,坐卧不安。

【取　穴】　挟华盖穴旁开2寸,正当第1肋间陷中,正坐或仰卧取之。

【针　灸】　针3分,灸3壮。

【例　方】　《资生经》:彧中、云门等主涎出多唾。彧中、石门主咳逆上气,涎出多唾。

### 俞府(输府、腧府)

【位　置】　在巨骨下,去璇玑旁各2寸陷者中。

【解　剖】　在锁骨下方胸大肌中,深部正对胸廓内动脉,分布着支配胸大肌的胸前神经和支配锁骨下肌的锁骨下神经,由锁骨上神经和第1肋间神经前皮支司感觉。

【主　治】　咳逆上气,呕吐不食,喘不得息,寒热气嗽。

【取　穴】　挟璇玑穴旁2寸,正当第1肋骨与锁骨之间,正坐或仰卧取之。

【针　灸】　针3~4分,灸3~5壮。

【例　方】　《千金方》:俞府、灵墟、神藏、巨阙主呕吐胸满。

　　　　　　《资生经》:俞府、神藏、天府主上气喘不得息。

# 第九节　手厥阴心包络经

受足少阴之交,从胸走手,历络三焦,属心包络,左右共18穴。

### 天池(天会)

【位　置】　在乳后1寸,腋下3寸。

【解　剖】　在第4肋间,胸大肌中,下层为胸小肌,有胸外侧动脉,分布着胸前神经和肋间神经,内容肺脏。

【主　治】　寒热头痛,胸膈烦满,四肢不举,腋肿喉鸣,颈漏瘰疬。

【取　穴】　从乳头向外横量1寸,当第4肋间,正坐或仰卧取之。

【针　灸】　针3分,灸3壮。

【附　注】　此穴为手足厥阴、少阳经之会。

## 天泉（天湿、天温）

【位　置】　在曲腋下2寸。

【解　剖】　在肱骨前内侧，肱二头肌两头之间，有肱动脉之分支，分布着臂内侧皮神经及支配肱二头肌之肌皮神经。

【主　治】　倚气咳逆，胸胁满痛，膺胛臂痛。

【取　穴】　正坐举臂，在臂内侧，当腋窝横纹头和曲泽穴的连线上，下量2寸是穴。

【针　灸】　针5～7分，灸3～7壮。

## 曲泽

【位　置】　在肘内廉下陷中。

【解　剖】　在肘窝正中，肱骨和前臂骨之关节部，肱二头肌腱的尺侧缘，当肱动脉及正中神经之通路，皮下有肘中静脉，由臂及前臂内侧皮神经司皮肤感觉。

【主　治】　心痛善惊，身热烦渴，臂肘掣痛，呕吐气逆。

【取　穴】　正坐仰掌，稍屈肘臂，在肘窝内侧横纹上，大筋（肱二头肌腱）内陷中是穴（附图9-24）。

【针　灸】　针5分，灸3～5壮。

【附　注】　此穴为手厥阴经所入为合。

【例　方】　《资生经》：曲泽、章门主口干。

## 郄门

【位　置】　在掌后去腕5寸。

【解　剖】　在桡骨和尺骨中间，掌长肌腱和桡侧腕屈肌腱之间，深部为正中神经之通路，有掌侧骨间动脉，由前臂内侧及外侧皮神经司皮肤感觉。

【主　治】　呕血衄血，心痛呕哕，久痔疔疮，神气不足，惊恐畏人。

【取　穴】　伸臂仰掌，从大陵穴上量5寸，当两筋（掌长肌腱和桡侧腕屈肌腱）之间取之。

【针　灸】　针 5 分,灸 3～7 壮。

【附　注】　此穴为手厥阴心包络经之郄,又为早期治疗疮之灸治要穴。

【例　方】　《千金方》:郄门、曲泽、大陵主心痛。

## 间使(鬼路)

【位　置】　在掌后 3 寸,两筋间陷中。

【解　剖】　在桡骨与尺骨的中间,掌长肌腱与桡侧腕屈肌腱之间,当正中神经之通路,有掌侧骨间动脉,由前臂内侧及外侧皮神经司皮肤感觉。

【主　治】　伤寒结胸,心悬如饥,呕沫少气,胸中淡淡,霍乱干呕,腋肿肘挛,咽中如梗,瘖不能言,心痛多惊,小儿久疟。

【取　穴】　伸臂仰掌,在大陵上 3 寸,于两筋(详前穴)间取之。

【针　灸】　针 5 分,灸 3～5 壮。

【附　注】　此穴为手厥阴心包络经所行为经。

## 内关

【位　置】　在掌后去腕 2 寸。

【解　剖】　在桡骨和尺骨之间,掌长肌腱与桡侧腕屈肌腱之间,深部有正中神经通过,有掌侧骨间动脉,由正中神经掌皮支司皮肤感觉。

【主　治】　中风失志,面热目昏,心疼腹胀,心烦惕惕,支满肘挛,久疟不已,痞块食癥,血块气痕。

【取　穴】　伸臂仰掌,在大陵穴上 2 寸两筋(详前穴)之间取之(附图 9－16)。

【针　灸】　针 5～7 分,灸 3～7 壮。

【附　注】　此穴为手厥阴心包络经之络,别走手少阳经,又与阴维脉脉气相通,是奇经八脉交会八穴之一。

【例　方】　《拦江赋》:治伤寒太阴经四日,先用照海、公孙,后用内关施治。

## 大陵(心主、鬼心)

【位　置】　在掌后两筋间陷中。

【解　剖】 在腕关节之掌侧面横纹正中之陷凹部,掌长肌腱与桡侧腕屈肌腱之间,腕横韧带后缘,深部有正中神经通过,有掌侧骨间动脉,由正中神经掌皮支司皮肤感觉。

【主　治】 吐血呕逆,心烦心痛,目黄溲赤,短气胸痛,喉痹嗌干,头痛如破,善笑不休,百邪癫狂。

【取　穴】 伸臂仰掌,在腕横纹之中央,两筋(详前穴)之间取之。

【针　灸】 针3～5分,灸3壮。

【附　注】 此穴为手厥阴心包络经所注为输亦为原穴。

【例　方】 《资生经》:大陵、支沟、阳谷、后溪主痂疥。大陵、腕骨、阳谷、少冲主乍寒乍热疟。大陵及郄门主呕血。

## 劳宫(鬼路、五里、掌中)

【位　置】 掌中中指本节之内间。

【解　剖】 在第2、第3掌骨之间,掌腱膜中,掌腱膜之下有尺动脉、桡动脉合成的掌浅弓及正中神经第3指掌侧总神经,由正中神经司皮肤感觉。

【主　治】 善笑不休,热病无汗,吐衄噫逆,胸胁支满,口中腥气,便血热痔,咳满溺赤。

【取　穴】 屈指握拳,当中指端掌横纹上取之,适在第2、第3掌骨之间(附图9-25)。

【针　灸】 针3～5分,灸3壮。

【附　注】 此穴为手厥阴心包络经所溜为荥。

【例　方】 《资生经》:劳宫、少泽、三间、太冲主口热、口干、口烂。

《医学纲目》:翻胃取劳宫一分,灸中脘泻之,又取心俞一分,沿皮向外一寸半补之。

按:本穴位置他书均在第3、第4掌骨之间,今从《灵枢·本输》订正。

## 中冲

【位　置】 在手中指内侧,去爪甲如韭叶。

【解　剖】 在中指内侧,爪甲角旁约分许,有指掌侧固有动脉形成的动脉网,分布着来自正中神经的指掌侧总神经。

【主　治】　热病无汗,头痛如破,中风急救,小儿夜啼,心痛烦满,舌强耳鸣。

【取　穴】　俯掌,在中指内侧端,离爪甲角 1 分许处取之。

【针　灸】　针 1 分,灸 1 壮。

【附　注】　此穴为手厥阴心包络经所出为井。

【例　方】　《千金方》:中冲、劳宫、大陵、间使、关冲、少冲、阳溪、天髎主热
病烦心,心闷而汗不出,掌中热,心痛,身热如火浸淫,烦满,舌
本痛。

《资生经》:中冲、命门疗身热如火,头痛如破。

按:本穴位置他书均在中指尖端,今从《针灸大全》订正。

# 第十节　手少阳三焦经

受手厥阴之交,从手走头,络心包,属三焦,左右共 46 穴。

## 关冲

【位　置】　在手小指次指之端,去爪甲角如韭叶。

【解　剖】　在第 4 指骨第 3 节尺侧爪廓之旁,有指掌固有动脉形成的动脉
网,分布着来自尺神经的指掌侧固有神经。

【主　治】　喉痹舌卷,烦心心痛,臂外廉痛,手不及头,头眩颔痛,霍乱寒热,
胸中气噎,邪热口渴。

【取　穴】　俯掌,在环指外侧,离爪甲 1 分许处取之。

【针　灸】　针 1 分,灸 3 壮。

【附　注】　此穴为手少阳三焦经所出为井。

【例　方】　《资生经》:关冲、窍阴、少泽主喉痹舌卷口干。

## 液门(腋门、掖门)

【位　置】　在小指次指间陷中。

【解　剖】　在环指掌指关节的前方尺侧,有来自尺动脉的指背动脉,分布着

113

来自尺神经的指背神经。

【主　治】　疟疾寒热,目眩赤涩,耳聋咽肿,龈痛头痛,手臂痛楚。

【取　穴】　伸臂俯掌,以手握拳,在手小指与环指本节(指掌关节)之间的前方,约当指缝上 5 分处取之。

【针　灸】　针 3 分,灸 3 壮。

【附　注】　此穴为手少阳三焦经所溜为荥。

【例　方】　《千金方》:液门、前谷、后溪、腕骨、神庭、百会、天柱、风池、天牖、心俞主目泣出。

《资生经》:液门、合谷、陷谷、天池治寒热疟疾。

《东医宝鉴》:耳鸣,取液门、耳门、中渚、上关、完骨、临泣、阳谷、前谷、后溪、阳溪、偏历、合谷、大陵、太溪、金门。

## 中渚

【位　置】　在环指本节后陷中,液门上 1 寸。

【解　剖】　在第 4 掌骨小头的后方,尺侧的骨间陷中,有第 4 骨间指背动脉,分布着来自尺神经的指背神经。

【主　治】　热病无汗,手臂红肿,不得屈伸,头痛目眩,耳聋咽肿,目翳不明,久疟寒热。

【取　穴】　伸臂俯掌,将手握拳,在手小指与环指本节(指掌关节)之间的后方,约当液门穴上 1 寸处取之。

【针　灸】　针 3～5 分,灸 3～5 壮。

【附　注】　此穴为手少阳三焦经所注为输。

【例　方】　《千金方》:中渚、支沟、内庭主嗌痛。

《东医宝鉴》:耳聋,取中渚、外关、和髎、听会、听宫、合谷、商阳、中冲。

## 阳池(别阳)

【位　置】　在手表腕上陷中。

【解　剖】　在尺骨和腕骨的关节部指总伸肌腱的尺侧,有腕背侧动脉分布着尺神经背支。

| 【主　治】 | 消渴口干,寒热痎疟,腕疼无力,肩痛不举。 |
|---|---|
| 【取　穴】 | 伸臂俯掌,在腕关节背侧横纹之中央,当第 4 掌骨的后缘,按取陷者中是穴。 |
| 【针　灸】 | 针 3 分,禁灸,一说灸 5 壮。 |
| 【附　注】 | 此穴为手少阳三焦经所过为原。 |

## 外关

| 【位　置】 | 在腕后 2 寸两骨间陷中。 |
|---|---|
| 【解　剖】 | 在指总伸肌和小指固有伸肌之间,屈肘俯掌时则在指总伸肌之桡侧,有背侧骨间动脉,分布着前臂背侧皮神经和桡神经的肌支。 |
| 【主　治】 | 肘臂疼痛,鼻衄吐血,目生翳膜,隐涩难闻,迎风流泪,头痛耳鸣。 |
| 【取　穴】 | 伸臂俯掌,从阳池穴上量 2 寸,当两骨(尺骨和桡骨)间陷中取之。 |
| 【针　灸】 | 针 5～7 分,灸 3～5 壮。 |
| 【附　注】 | 此穴为手少阳之络,别走心主。又与阳维脉脉气相通,是奇经八脉交会八穴之一。 |
| 【例　方】 | 《资生经》:外关、会宗主耳浑浑淳淳聋无所闻。外关、内庭、三里、商丘、大泉主僻噤。 |

## 支沟(飞虎)

| 【位　置】 | 在腕后 3 寸,两骨间陷中。 |
|---|---|
| 【解　剖】 | 在桡骨和尺骨之间,指总伸肌和小指固有伸肌之间,有背侧骨间动脉,分布着前臂背侧皮神经和桡神经肌支。 |
| 【主　治】 | 热病无汗,肩臂酸重,霍乱呕吐,口噤暴瘖,产后血晕,胁肋疼痛,马刀肿瘘,大便不通。 |
| 【取　穴】 | 在阳池上 3 寸,当两骨间陷凹处,伸臂俯掌取之。 |
| 【针　灸】 | 针 5～7 分,灸 3～7 壮。 |
| 【附　注】 | 此穴为手少阳三焦经所行为经。 |
| 【例　方】 | 《资生经》:支沟、小海、跗阳、天池、三阴交治四肢不举。支沟、 |

通谷、三阳络治暴哑。支沟、天窗、扶突、曲鬓、灵道主暴瘖不能言。支沟、章门主马刀肿瘘。支沟、太溪、然谷主心痛如锥刺，甚者手足寒，至节者死。

《医学纲目》：伤寒胁痛，取支沟、阳陵泉。

## 会宗

【位　置】　在支沟外旁 1 寸空中。

【解　剖】　在尺侧腕伸肌和小指固有伸肌之间，有背侧骨间动脉，分布着桡神经的肌支、前臂内侧皮神经和前臂背侧皮神经。

【主　治】　耳聋五痫，肌肤疼楚。

【取　穴】　从支沟往外横量 1 寸，当尺骨内的尺侧缘，按取两筋（尺侧腕伸肌和小指固有伸肌）之间是穴，伸臂俯掌取之。

【针　灸】　针 5～7 分，灸 3～7 壮。

【附　注】　此穴为手少阳兰焦经之郄穴。

## 三阳络（通间、通关、通门）

【位　置】　在支沟上 1 寸。

【解　剖】　在桡骨和尺骨中间，指总伸肌和小指固有伸肌之间陷中，下层为拇长伸肌与拇短伸肌，有背侧骨间动脉，分布着桡神经的肌支和前臂背侧皮神经。

【主　治】　耳聋齿龋，暴哑不语，肌肤疼痛。

【取　穴】　在阳池穴上 4 寸，当两骨（尺骨和桡骨）之间陷中，伸臂俯掌取之。

【针　灸】　禁针，灸 5～7 壮。

## 四渎

【位　置】　在肘下 5 寸，外廉陷中。

【解　剖】　在桡骨和尺骨之间，指总伸肌与尺侧腕伸肌之间，有背侧骨间动脉，分布着桡神经的肌支和前臂背侧皮神经。

【主　治】　暴瘖耳聋，呼吸气短，下齿龋痛。

【取　穴】　从阳池穴直上 7 寸 5 分，当肘尖（鹰嘴突）下 5 寸处，屈肘侧置取之。

【针　灸】　针 5～7 分，灸 3～7 壮。

## 天井

【位　置】　在肘外大骨之后，两筋间陷中。

【解　剖】　在肱骨后面，鹰嘴突起的上方，肱三头肌腱中，有肘关节动脉网，
　　　　　　分布着臂后及臂内侧皮神经和桡神经的肌支。

【主　治】　咳嗽上气，惊悸悲伤，瘰疬癫疾，目锐眦痛，颊肿耳聋，疮肿瘾疹，
　　　　　　肘臂胸痛。

【取　穴】　屈肘举臂，肘尖上 1 寸，关节罅陷中取之。

【针　灸】　针 3～5 分，灸 3～15 壮。

【附　注】　此穴为手少阳三焦经所入为合。

## 清冷渊（清冷泉、青灵）

【位　置】　在肘上 2 寸，天井穴上 1 寸。

【解　剖】　在肱骨后侧鹰嘴突的尖端上方，肱三头肌腱中，有中侧副动脉，
　　　　　　分布着臂背侧皮神经和桡神经肌支。

【主　治】　肩臂臑痛，举止不利。

【取　穴】　伸肘举臂，当天井穴上 1 寸，在上臂后面取之。

【针　灸】　针 3～5 分，灸 3～7 壮。

## 消泺（消铄、消烁、消沥）

【位　置】　在肩下臂外，开腋斜肘分下。

【解　剖】　在肱骨的后面，桡神经沟之附近肱三头肌中，有来自肱深动脉的
　　　　　　中侧副动脉，分布着臂背侧皮神经和桡神经肌支。

【主　治】　颈项强急，寒热头痛，风痹癫疾。

【取　穴】　先取清冷渊与臑俞，于其两穴连线的中央，举臂取之。

【针　灸】　针 3～5 分，灸 3～7 壮。

【例　方】　《资生经》：消泺、本神、通天、强间、风府、瘖门、天柱、风池、龈
　　　　　　交、天冲、陶道、外丘、通谷、玉枕主项如拔不可左右顾。

### 臑会（臑髎、臑交）

【位　置】　在臂后廉，去肩头 3 寸。

【解　剖】　在肱骨上端背面大粗隆之后下方，三角肌下缘，肱三头肌外侧头之上部，有旋肱后动脉，分布着腋神经，由臂背侧皮神经司皮肤感觉。

【主　治】　肘臂酸痛，项瘿气瘤，寒热瘰疬。

【取　穴】　在后腋缝下 1 寸直对肘尖处，当三角肌之后缘，正坐取之。

【针　灸】　针 5～7 分，灸 3～7 壮。

【附　注】　此穴为手少阳、阳维脉之会。

### 肩髎

【位　置】　在肩端臑上。

【解　剖】　在肩胛骨肩峰的后下际即肩关节的后方，上层是三角肌，下层是冈下肌，有旋肱后动脉胸肩峰动脉和肩胛上动脉合成的动脉网，由肩胛上神经和臂背侧皮神经司感觉。

【主　治】　臂重肩痛。

【取　穴】　在肩峰外端的后下际，当肩髃穴和臑俞穴之中央，举臂有空处是穴（附图 9-23）。

【针　灸】　针 5～7 分，灸 3～5 壮。

### 天髎

【位　置】　在肩缺盆中毖骨之间陷中。

【解　剖】　在肩胛骨的上部冈上窝中，皮下为斜方肌，再深部为冈上肌，有肩胛上动脉分布着锁骨上神经和副神经。

【主　治】　缺盆中痛，胸中烦满，颈项强急，身热无汗。

【取　穴】　正坐，在肩峰突起与大椎穴的连线中点处，当肩井穴和曲垣穴之间取之。

【针　灸】　针 5 分，灸 5～7 壮。

【附　注】　此穴为手足少阳、阳维之会。

## 天牖

【位　置】　在颈筋间,缺盆上,天容后,天柱前,完骨后,发际上。

【解　剖】　在乳突后下方,胸锁乳突肌停止部后缘,有耳后动脉,分布着枕小神经。

【主　治】　暴聋不聪,气瞀不明,夜梦颠倒,面肿项强。

【取　穴】　在天柱穴与天容穴之间,当完骨之后下方,发际上,正头直项取之。

【针　灸】　针3～5分,禁灸,一说灸3壮。

【例　方】　《千金方》:天牖、风门、昆仑、关元、关冲主风眩头痛。天牖、四渎主耳暴聋。天牖、缺盆、神道、大杼、天突、水道、巨骨主肩背痛。

## 翳风

【位　置】　在耳后尖角陷中,按之引耳中痛。

【解　剖】　在腮腺后缘乳突和下颌支的中间,有耳后动脉,分布着耳大神经,该部皮下有颜面神经的耳后支通过,深部正当颜面神经出茎乳孔处。

【主　治】　耳聋耳鸣,口眼㖞斜,口噤不开,脱颔颊肿,牙车急痛,痓不能言。

【取　穴】　在耳翼根后之下部,和耳垂平齐,距耳约5分之陷凹处,按压之,引耳中痛,正头取之。

【针　灸】　针3～5分,灸3～5壮。

【附　注】　此穴为手足少阳之会。

【例　方】　《资生经》:翳风、通里疗暴不能言。

## 瘛脉(资脉、体脉)

【位　置】　在耳本后,鸡足青络脉间。

【解　剖】　在颞骨部乳突根部稍前耳后肌中,有耳后动脉,分布着耳大神经。

【主　治】　小儿惊痫,呕吐泄注,头风耳鸣,瞻视不明。

【取　穴】　正头,在耳后,完骨(乳嘴突)中央部,当翳风穴和颅息穴之间是穴。

【针　灸】　针 1 分,可刺出血如豆汁,灸 3 壮,一说禁灸。

## 颅息（颅颥）

【位　置】　在耳后青络脉上。

【解　剖】　颞骨部颞腺下方耳后肌中,有耳后动脉,分布着耳大神经。

【主　治】　耳鸣喘息,小儿呕吐,瘛疭惊痫,生疮䐎耳,颔痛齿龋。

【取　穴】　在瘈脉上 1 寸部位,正头取之。

【针　灸】　灸 3 壮,禁针。

## 角孙

【位　置】　在耳郭中间,开口有孔。

【解　剖】　在耳郭尖的上方,颞腺下方耳上肌中,有颞浅动脉的耳前支,由三叉神经第 3 支及枕小神经司该部感觉。

【主　治】　目翳齿肿,耳郭红肿,唇燥项强,牙车不利。

【取　穴】　正头,将耳翼前折,当耳角之上发际部,开口有孔处是穴(附图 9 - 6)。

【针　灸】　针 3 分,一说禁针,灸 3 壮。

【附　注】　此穴为手太阳、手足少阳之会。

## 耳门

【位　置】　在耳前起肉当耳缺陷中。

【解　剖】　在耳前切迹的前方,下颌关节后缘,有颞浅动脉耳前支,分布着三叉神经第 3 支的耳颞神经,皮下有颞浅动脉通过。

【主　治】　耳聋耳鸣,聤耳流脓,齿龋颔痛。

【取　穴】　正头,微张口,当耳珠上部缺口(耳屏上切迹)的前方陷中取之。

【针　灸】　针 3～5 分,灸 3 壮。

【例　方】　《资生经》:耳门、翳风、脑空疗耳鸣聋。

## 和髎

【位　置】　在耳前锐发下,横动脉中。

【解　剖】　在颞骨颧突起始部的上方耳前肌起始部,皮下有颞浅动脉可以触知,分布着三叉神经第 3 支的耳颞神经及颜面神经的颞支。

【主　治】　头重颔痛,牙车引急,口噼瘈疭,耳中嘈嘈。

【取　穴】　正头,当耳门穴的前上方锐发处,有动脉应手部是穴。

【针　灸】　针 3 分(不宜过深),灸 3 壮。

【附　注】　此穴为手足少阳、手太阳之会。

## 丝竹空(巨髎、目髎、月髎)

【位　置】　在眉后陷中。

【解　剖】　在额骨颧突的外缘,皮下是眼轮匝肌,有颞浅动脉,分布着三叉神经的第 1 支。

【主　治】　风痫戴眼,视物晥晥,目赤目眩,偏正头痛。

【取　穴】　在瞳子髎直上,眉后陷中,正头取之。

【针　灸】　针 3 分,禁灸。

【例　方】　《资生经》:丝竹空、前顶主目上插,憎风寒。丝竹空、通谷、商丘主呕沫。

《玉龙歌》:偏正头风痛难医,丝竹金针亦可施,沿皮向后透率谷,一针二穴世间稀。

《古今医统》:目病风热者多,次血虚肾水不足,宜丝竹空、上星、百会宣泄之,痛者灸风池、合谷。

# 第十一节　足少阳胆经

受手少阳之交,从头走足,络肝,属胆,左右共 88 穴。

## 瞳子髎(太阳、前关、后曲)

【位　置】　在目外,去眦 5 分。

【解　剖】　在颧骨额突的外缘,皮下是眼轮匝肌,深部是颞肌,有颞浅动脉分出的颧眶动脉及颧深动脉的前支,分布着司运动的颜面神经颧支,司感觉的三叉神经第 1、第 2 支。

【主　治】头痛目痒,外眦赤痛,翳膜青盲,远视𪾢𪾢,泪出多眵。

【取　穴】正头,当病者闭目时,在外眦角旁 5 分处取之。

【针　灸】针 2～3 分,针尖沿皮向外方,灸 2～3 壮。

【附　注】此穴为手足少阳、手太阳三脉之会。

## 听会(听呵、后关、机关)

【位　置】在耳前陷者中,张口得之。

【解　剖】在耳珠前下方,珠间切迹前方,下颌小头颈后缘,有颞浅动脉耳前支,分布着耳大神经,皮下有颜面神经在此分支,深部有颈外动脉及面后静脉通过。

【主　治】耳聋耳鸣,牙车脱臼,中风口㖞,手足不遂。

【取　穴】正头或侧伏,在耳珠前下陷中,当听宫穴的直下开口有孔处是穴(附图 9－2)。

【针　灸】针 2～5 分,灸 3～5 壮。

## 上关(客主人、太阳、客主、容主)

【位　置】在耳前起骨上廉,开口有空,动脉宛宛中。

【解　剖】在颧弓上缘颞肌中,有颞浅动脉来的颞眶动脉及颜面神经的颞支分布,由三叉神经第 2、第 3 支司感觉。

【主　治】口眼㖞斜,耳聋耳鸣,瘛疭口噤,目眩齿痛。

【取　穴】正头或侧伏,在颧骨弓的上缘,当耳门穴的前方,开口微现空隙处是穴。

【针　灸】禁针,一说针 3 分,灸 3～5 壮。

【附　注】此穴为手足少阳、足阳明三脉之会。

【例　方】《资生经》:上关、下关、四白、百会、颅息、翳风、耳门、颔厌、天窗、阳溪、关冲、液门、中渚主耳鸣聋。

## 颔厌

【位　置】在耳前曲角颞颥上廉。

【解　剖】　在顶骨的蝶角部颞肌中,有颞浅动脉额支,分布着颜面神经颞支,由三叉神经第 2、第 3 支司感觉。

【主　治】　偏头风痛,颈项俱痛,目眩耳鸣,多嚏惊痫。

【取　穴】　正头或侧伏,从头维下量 1 寸,当颞颥部陷窝(蝶角)处,咀嚼时该处微动者是穴。

【针　灸】　针 3 分,针尖向后下方沿皮斜刺,灸 3～5 壮。

【附　注】　此穴为手足少阳、阳明之会。

**悬颅**(髓中、髓孔、米啮)

【位　置】　在曲角颞颥中廉。

【解　剖】　在颞骨部颞肌中,有颞浅动脉额支,分布着颜面神经颞支,由三叉神经第 2、第 3 支司感觉。

【主　治】　头痛系目,身热齿痛,面肤赤痛。

【取　穴】　正头或侧伏,在颔厌与曲鬓之间作一弧线,折为三等分,当颔厌下一等分处取之。

【针　灸】　针 3 分(针法如上),灸 3～5 壮。

【附　注】　此穴为手足少阳、阳明之会。

**悬厘**

【位　置】　在曲骨颞颥下廉。

【解　剖】　在颞骨部颞肌中,有颞浅动脉额支,分布着颜面神经颞支,由三叉神经第 2、第 3 支司感觉。

【主　治】　头痛面肿,目锐眦痛,耳鸣善嚏,热病无汗。

【取　穴】　依前穴取法从颔厌穴下量二等分取之。

【针　灸】　针三分(针法如上),灸 3～5 壮。

【附　注】　此穴为手足少阳、阳明之会。

【例　方】　《资生经》:悬厘、束骨主癫疾互引,善惊羊鸣。

**曲鬓**(曲发)

【位　置】　在耳上入发际曲隅陷中,鼓颔有孔。

【解　剖】 在颧骨部耳前肌中,当颞浅动脉的后缘,分布着耳颞神经及颜面神经的颞支。

【主　治】 颊颔肿满,痛引牙齿,口噤不开,巅风目眇。

【取　穴】 正头或侧伏,在角孙穴前约 1 寸入发际,当颧骨弓的后上方取之。

【针　灸】 针 3 分,针尖沿皮斜刺,灸 3 壮。

【附　注】 此穴为足太阳、足少阳之会。

## 率角(蟀谷、耳尖、率骨、率谷)

【位　置】 在耳上入发际 1 寸 5 分。

【解　剖】 在顶骨与颞骨的缝合部颞肌中,有颞浅动脉顶支,由三叉神经第 3 支的耳颞神经和颈丛来的枕小神经司感觉。

【主　治】 两头角痛,烦满呕吐,小儿惊风。

【取　穴】 从角孙穴向上量 1 寸 5 分,咀嚼时牵动处是穴,正头或侧伏取之。

【针　灸】 针 3 分,针尖沿皮斜刺,灸 3 壮。

【附　注】 此穴为足少阳、足太阳之会。

## 天冲(天衢)

【位　置】 在耳后 3 分许,入发际 2 寸。

【解　剖】 在上耳郭根之后,上部耳上肌之后,有耳后动脉,分布着枕小神经。

【主　治】 癫疾风痉,龈肿齿痛,惊恐头痛。

【取　穴】 正头或侧伏,在耳后入发际 2 寸,率谷穴后 3 分处取之。

【针　灸】 针 3 分,针尖沿皮斜刺,灸 3 壮。

【附　注】 此穴为足少阳、足太阳之会。

## 浮白

【位　置】 在耳后入发际 1 寸。

【解　剖】 在耳后乳突根之上 1 寸多,当顶骨与颞骨之缝合部耳后肌中,有耳后动脉,分布着司运动的颜面神经耳后支,司感觉的枕小神经和耳大神经。

【主　治】　龋痛耳鸣,颈项瘿气,肩臂不举。

【取　穴】　在天冲穴直下1寸,耳后入发际约1寸,俯头或侧伏取之。

【针　灸】　针3分,针尖沿皮斜刺,灸3壮。

【附　注】　此穴为足少阳、足太阳之会。

## 窍阴(头)(枕骨)

【位　置】　在完骨上,枕骨下。

【解　剖】　在乳突的后缘直上部耳后肌中,有耳后动脉,分布着由第2、第3颈神经而来的耳大神经。

【主　治】　头痛引颈,鼻疽为疠,耳鸣嘈嘈,咳逆喉痹。

【取　穴】　在完骨与浮白之中间,俯头或侧伏取之。

【针　灸】　针3分,针尖沿皮斜刺,灸3壮。

【附　注】　此穴为足太阳、手足少阳之会。

【例　方】　《资生经》:窍阴、强间主头痛如锥刺、不可动。

## 完骨

【位　置】　在耳后入发际4分。

【解　剖】　在乳突的后缘中央,胸锁乳突肌附着部之上际,有耳动脉,分布着耳大神经。

【主　治】　头项摇瘛,牙齿龋痛,颊肿引耳,癫疾僵仆,口眼㖞斜,小便黄赤,喉痹烦心。

【取　穴】　俯头或侧伏,当耳后完骨(乳突)后缘入发际4分处取之。

【针　灸】　针3～5分,灸3～7壮。

【附　注】　此穴为足少阳、足太阳之会。

【例　方】　《资生经》:完骨、小肠俞、白环俞、阳纲、膀胱俞主小便赤黄。

## 本神

【位　置】　在神庭两旁各3寸处。

【解　剖】　在额骨部额肌中,有颞浅动脉的额支和眶上动脉,分布着三叉神经第 1 支的眶上神经。

【主　治】　头痛目眩,颈项强急,偏风癫疾,惊痫吐沫。

【取　穴】　正头,从神庭穴旁开 3 寸,当目外眦直上入发际 5 分处取之。

【针　灸】　针 3 分,针尖沿皮斜刺,灸 3 壮。

【附　注】　此穴为足少阳、阳维脉之会。

【例　方】　《千金方》:本神、前顶、囟会、天柱主小儿惊痫。

　　　　　　《资生经》:本神、颅息主胸胁相引不得转侧。

## 阳白

【位　置】　在眉上 1 寸处,直对瞳子。

【解　剖】　在额骨部额肌中,有眶上动脉,分布着眶上神经。

【主　治】　目瞳痛痒,远视晄晄,背腠寒栗,夜盲多眵。

【取　穴】　正头,在眉心直上 1 寸,直视时与瞳子相对直(附图 9 - 4)。

【针　灸】　针 3 分,针尖沿皮斜刺,灸 3 壮。

【附　注】　此穴为手足少阳、手足阳明、阳维之会。

【例　方】　《千金方》:阳白、上星、本神、大都、曲泉、侠溪、三间、前谷、攒竹、玉枕主目系急,目上插。

## 临泣(头)(头临泣)

【位　置】　在目直上,入发际 5 分处。

【解　剖】　在额骨部额肌中,有眶上动脉及三叉神经第 1 支的眶上神经和颜面神经的颞支分布。

【主　治】　头痛鼻塞,目眩生翳,眵矐冷泪,惊痫反视,卒暴中风,日晡发疟。

【取　穴】　正坐直视,在瞳子直上入发际 5 分处取之(附图 9 - 4)。

【针　灸】　针 3 分,针尖沿皮斜刺,灸 3 壮。

【附　注】　此穴为足太阳、足少阳、阳维脉之会。

【例　方】　《资生经》:临泣、腕骨、龈交、肝俞、四白、关冲、前谷治目生白翳。临泣、中渚治目眩。

## 目窗（至荣）

【位　置】　在临泣后 1 寸 5 分处。

【解　剖】　在颞骨部有颞动脉额支及眶上神经分布。

【主　治】　青盲无见，远视䀮䀮，白膜复瞳，上齿龋痛。

【取　穴】　从临泣穴上量 1 寸 5 分，正头取之。

【针　灸】　针 3 分，针尖沿皮斜刺，灸 3～5 壮。

【附　注】　此穴为足少阳、阳维之会。

【例　方】　《千金方》：目窗、中渚、完骨、命门、丰隆、太白、外丘、通谷、京骨、临泣、小海、承筋、阳陵泉主头痛寒热，汗出不恶寒。
　　　　　　《资生经》：目窗、大陵治目赤。

## 正营

【位　置】　在目窗后 1 寸 5 分处。

【解　剖】　在顶骨部帽状腱膜中，有颞浅动脉的分支及眶上神经分布。

【主　治】　上齿龋痛，唇吻急强，头项偏痛。

【取　穴】　从临泣上 3 寸，正头取之。

【针　灸】　针 3 分，针尖沿皮斜刺，灸 3 壮。

【附　注】　此穴为足少阳、阳维脉之会。

## 承灵

【位　置】　在正营后 1 寸 5 分处。

【解　剖】　在顶结节上，有帽状腱膜，颞浅动脉和枕动脉吻合的动脉网，分布着枕大神经。

【主　治】　脑风头痛，衄衃鼻窒，喘息不通。

【取　穴】　在临泣后 4 寸 5 分，正头取之。

【针　灸】　针 3 分，针尖沿皮斜刺，灸 3～5 壮。

【附　注】　此穴为足少阳、阳维之会。

【例　方】　《资生经》：承灵、风池、风门、谚语、后溪主鼻衄窒，喘息不通。

## 脑空（颞颥）

【位　置】　在承灵后 4 寸 5 分，挟玉枕骨下陷中。

【解　剖】　在枕大粗隆之外侧稍上，顶骨颞骨与枕骨之交界处，有枕动脉，分布着枕大神经。

【主　治】　劳瘵羸瘦，头痛项强，鼻衄耳聋，惊悸癫风。

【取　穴】　正头，在后发际上 2 寸 5 分，挟脑户旁，当承灵穴后 4 寸 5 分处取之。

【针　灸】　针 3 分，针尖沿皮斜刺，灸 3～5 壮。

【附　注】　此穴为足少阳、阳维之会。

【例　方】　《千金方》：脑空、窍阴主鼻管疽发为疠鼻。

## 风池

【位　置】　在颞颥后，发际陷者中。

【解　剖】　在枕骨下际，胸锁乳突肌与斜方肌停止部之间的凹陷部，即枕三角的顶点，有枕动脉和枕静脉，分布着枕小神经和枕大神经。

【主　治】　衄衄鼻渊，目泣多眵，内眦赤痛，洒淅恶寒，温病无汗，癫疾僵仆，中风不语。

【取　穴】　在枕骨之下，大筋（僧帽肌）外廉，正当风府穴之两旁，脑空穴之直下陷中是穴，俯头取之。

【针　灸】　针 5～7 分，灸 3～7 壮。

【附　注】　此穴为足少阳、阳维之会。

【例　方】　《资生经》：风池、脑户、玉枕、风府、上星主目痛不能视。

## 肩井（髆井）

【位　置】　在肩上陷者中，缺盆上，大骨前。

【解　剖】　在斜方肌中，下层正当提肩胛肌和冈上肌之间，有肩胛上动脉，分布着锁骨上神经和副神经。

【主　治】　肩背痹痛，咳逆短气，风劳百病，臂重不举，寒热凄索，脚气上攻，手足厥逆，乳痈翻胃。

【取　穴】　正坐,以本人对侧手示、中、环三指平按在肩上,中指尽处陷中是穴,适当大椎穴与肩髃穴连线的中点。

【针　灸】　针5分,灸3～7壮,禁深刺,若刺深,令人闷倒,速补足三里可解救。

【附　注】　此穴为手足少阳、足阳明、阳维四脉之会。

## 渊腋(泉腋、渊液、腋门、液门)

【位　置】　在腋下3寸宛宛中。

【解　剖】　在侧胸部肋中线上,当第5肋间前锯肌和肋间肌中,有肋间动脉和胸外侧动脉,分布着肋间神经和支配前锯肌的胸长神经,内容肺脏。

【主　治】　马刀肿瘤,举臂不得,胸满胁痛。

【取　穴】　由腋窝至季肋(11肋)端作1尺2寸,折取四分之一,从腋窝下量,当侧胸部第5肋间是穴,侧卧或正坐,举臂取之。

【针　灸】　针3分,禁灸。

## 辄筋

【位　置】　在腋下3寸,复前1寸,三肋端。

【解　剖】　在乳后第5肋下缘胸大肌之外侧前锯肌中,有胸外侧动脉,分布着胸长神经和肋间神经外侧皮支。

【主　治】　胸中满胀,喘息不卧,呕吐吞酸。

【取　穴】　从渊腋前量1寸,正当第5肋(腋下3肋)下缘,与乳平齐处是穴,侧卧举臂取之。

【针　灸】　针3分,灸3～5壮。

## 日月(神光、胆募)

【位　置】　在期门下1寸5分,乳下3肋端。

【解　剖】　在第7、第8肋骨下,有肋间动脉,分布着胸前神经和肋间神经。

【主　治】　太息善悲,胁肋疼痛,呕吐吞酸,诸病黄疸。

【取　穴】　仰卧,从乳头下数3肋,当第7、第8肋骨间,上对期门穴取之。

【针　灸】　针 3～5 分，灸 3～7 壮。

【附　注】　此穴为胆之募穴。又为足太阴、足少阳、阳维之会。

【例　方】　《千金方》：日月、大横主小腹热欲走太息。

按：此穴部位，系根据《甲乙经》及《素问·气府论篇》王注而订正。

## 京门（气府、气俞、肾募）

【位　置】　在第 12 季肋之端。

【解　剖】　在侧腹部第 12 肋软骨之尖端，腹外斜肌和腹内斜肌中，有腹壁
　　　　　　上动脉的分支，分布着肋间神经。

【主　治】　肠鸣洞泄，水道不利，少腹急痛，寒热膑胀，腰髀引痛。

【取　穴】　侧卧，屈上足，伸下足，按取第 12 季肋之端取之。

【针　灸】　针 3～5 分，灸 3～7 壮。

【附　注】　此穴为肾之募。

【例　方】　《千金方》：京门、照海主尿黄，水道不通。
　　　　　　《资生经》：京门、昆仑主洞泄体痛。京门、蠡沟、中封治小腹肿。
　　　　　　京门、石关主脊痉反折。

## 带脉

【位　置】　在季肋下 1 寸 8 分。

【解　剖】　在第 11 肋软骨之游离端直下，腹内外斜肌中，右为升结肠部，左
　　　　　　为降结肠部，有腹壁上动脉，分布着肋间神经。

【主　治】　腰腹纵缓，小腹急痛，月经不调，带下赤白，胁痛引背。

【取　穴】　在章门穴直下 1 寸 8 分，前与脐平，侧卧取之。

【针　灸】　针 5～8 分，灸 3～5 壮。

【附　注】　此穴为足少阳、带脉之会。

## 五枢

【位　置】　在带脉下 3 寸。

【解　剖】　在髂前上棘之上部，腹内外斜肌之下缘，有旋髂浅动脉，分布着
　　　　　　髂腹下神经皮支。

【主　治】　寒疝腹痛,阴卵上缩,赤白带下,腰痛引背。

【取　穴】　侧卧,从带脉穴下量 3 寸,当髂前上棘之内上缘,前与关元穴相平。

【针　灸】　针 5～8 分,灸 5～7 壮。

【附　注】　此穴为足少阳、带脉之会。

### 维道(外枢)

【位　置】　在章门穴下 5 寸 3 分。

【解　剖】　在髂骨上棘的上方,髂骨嵴边缘、腹内斜肌下缘,有旋髂浅动脉,分布着髂腹下神经和髂腹股沟神经。

【主　治】　呕逆不止,三焦不调,妇人带下,水肿恶食。

【取　穴】　在五枢穴下 5 分,侧卧取之。

【针　灸】　针 5～8 分,灸 5～10 壮。

【附　注】　此穴为足少阳、带脉之会。

### 居髎

【位　置】　在章门下 8 寸 3 分。

【解　剖】　在阔肌膜张肌之前缘,髂前上棘之下方凹陷部,有旋髂浅动脉,分布着股外侧皮神经。

【主　治】　腰痛引腹,瘫痪足痿,腿足诸疾。

【取　穴】　在维道穴斜后下方 3 寸部位,当屈腿时股横纹尽处是穴,侧卧取之。

【针　灸】　针 8 分～1 寸,灸 5～10 壮。

【附　注】　此穴为足少阳、阳跷之会。

### 环跳(环谷、髋骨、髀枢、分中、髋骨、髀厌、枢合中、枢中、钚銚、环銚)

【位　置】　在髀枢中。

【解　剖】　在股骨大粗隆、坐骨结节和髂后上棘联成的三角形的中间部,上层为臀大肌,下层为臀中肌,内方深部为坐骨神经穿坐骨大孔处,分布着臀上动脉、臀上神经、臀下神经和臀中皮神经。

131

【主　治】　湿痹不仁,半身不遂,腰胯酸痛,遍身风疹,膝不得伸。

【取　穴】　侧卧,伸下足,屈上足,当大转子后陷中取之(附图 9 - 27)。

【针　灸】　针 1～2 寸,灸 7～15 壮。

【附　注】　此穴为足少阳、足太阳之会。

【例　方】　《千金方》:环跳、束骨、交信、阴交、阴谷主髀枢中痛不可举。

## 风市

【位　置】　在膝上 7 寸,外侧两筋间。

【解　剖】　在股骨外侧,股外侧肌与股二头肌之间,髂胫束中,有旋股外侧动脉,分布着股外侧皮神经。

【主　治】　腰腿酸痛,足胫麻顽,风痹冷痛,中风瘫痪,疝气脚气,浑身瘙痒。

【取　穴】　直立垂手,当中指头所至之处取之(附图 9 - 35)。

【针　灸】　针 7 分～1 寸,灸 3～7 壮。

【例　方】　《医学纲目》:脚弱无力,灸太冲、厉兑、风市。

## 中渎(中犊)

【位　置】　在髀骨外膝上 5 寸,分肉间陷中。

【解　剖】　在股骨外侧,股外侧肌与股二头肌之间,有旋股外侧动脉,分布着股外侧皮神经。

【主　治】　筋痹不仁,下肢痛风。

【取　穴】　正坐屈膝或侧卧,从膝盖骨外上缘上量 5 寸,当风市穴直下 2 寸,分肉(股直肌和股外侧肌)之间是穴。

【针　灸】　针 5～7 分,灸 5～7 壮。

## 阳关(膝)(关阳、关陵、寒府)

【位　置】　在阳陵泉上 3 寸,犊鼻外陷者中。

【解　剖】　在股骨外上踝之后方,腓骨小头之上方,股二头肌腱之前方,有膝关节动脉网,分布着腓肠外侧皮神经。

【主　治】　膝外廉痛,胫痹不仁,屈伸不利。

【取　穴】　屈膝于膝关节外侧横纹之上方陷中,当阳陵泉直上 3 寸处取之。

【针　灸】　针 5 分,禁不可灸。

## 阳陵泉 (阳之陵泉、阳陵)

【位　置】　在膝下 1 寸外廉辅骨陷中。

【解　剖】　在腓骨小头前下缘,腓骨长肌和趾总伸肌之间,当腓总神经分为
浅神经与腓深神经的分歧处,有胫前动脉的分支和胫返后动脉,
分布着腓肠外侧皮神经。

【主　治】　半身不遂,足膝冷痹,脚气筋挛,寒热头疼,胸胁胀满,口苦呕汁。

【取　穴】　在膝下外廉尖骨(腓骨小头)的前下方,按取陷中是穴,垂足取
之,与阴陵泉相对(附图 9 - 28)。

【针　灸】　针 7 分～1 寸,灸 5～7 壮。

【附　注】　此穴为足少阳所入为合。又为筋之会,凡筋病统治之。

【例　方】　《资生经》:阳陵泉、环跳、曲池治偏风半身不遂。阳陵泉、公孙
主头面肿。

## 阳交 (别阳、足髎)

【位　置】　在外踝上 7 寸,斜属三阳分肉间。

【解　剖】　在腓骨前缘,趾总伸肌和腓骨长肌之间,有胫前动脉的分支,分
布着腓浅神经和腓肠外侧皮神经。

【主　治】　胸满喉痹,膝痛不仁,寒厥肢冷,惊狂面肿。

【取　穴】　正坐垂足,当外踝直上 7 寸,斜向后横开 1 寸处是穴(附图 9 -
31)。

【针　灸】　针 5～8 分,灸 5～7 壮。

【附　注】　此穴为阳维之郄。

## 外丘

【位　置】　在外踝上 7 寸,阳交在后,外丘在前,两穴相隔一筋。

【解　剖】　正当腓骨后缘腓骨长肌之附着部,有腓动脉分支,分布着腓肠外
侧皮神经。

【主　治】　胸胁支满,头颈项痛,猘犬伤毒,肤痛痿痹。

【取　穴】　正坐垂足,从外踝上量 7 寸,与阳陵泉对直,在阳交穴前 1 寸处取之(附图 9-31)。

【针　灸】　针 5～8 分,灸 5～7 壮。

【附　注】　此穴为足少阳经之郄。

## 光明

【位　置】　在外踝上 5 寸处。

【解　剖】　在腓骨前缘,趾长伸肌和腓骨短肌之间,有胫前动脉分支,分布着腓浅神经和腓肠外侧皮神经。

【主　治】　淫泺胫酸,痿躄失履,眼痒眼痛,热病无汗,猘犬伤毒。

【取　穴】　正坐垂足,在足外踝上 5 寸取之(附图 9-31)。

【针　灸】　针 5～7 分,灸 3～7 壮。

【附　注】　此穴为足少阳络,别走足厥阴经。

## 阳辅(分肉)

【位　置】　在足外踝上 4 寸,辅骨前绝骨端如前 3 分。

【解　剖】　在腓骨前缘,趾长伸肌与腓骨短肌之间,有胫前动脉分支,分布着腓浅神经及腓肠外侧皮神经。

【主　治】　振寒痎疟,膝胻酸痛,腋肿挟瘿,头痛喉痹,筋脉拘挛,百节酸痛。

【取　穴】　从足外踝直上 4 寸向前横 3 分部位,正坐垂足取之(附图 9-31)。

【针　灸】　针 5 分,灸 3～5 壮。

【附　注】　此穴为足少阳所行为经。

【例　方】　《千金方》：阳辅、阳交、阳陵泉主髀枢膝骨痹不仁。

## 悬钟(绝骨)

【位　置】　在足外踝上 3 寸处。

【解　剖】　在腓骨前缘,趾长伸肌与腓骨短肌的分歧部,有颈前动脉的分支,分布着腓浅神经,由腓肠外侧皮神经司皮肤感觉。

【主　治】　筋骨挛痛,泄注腹满,马刀腋肿,鼻衄喉痹,颈项强急,肠痔淋病,湿痹流肿,筋瘈胫痛。

【取　穴】　在足外踝上 3 寸,阳辅穴稍后下方,与三阴交相对,正坐垂足取
之(附图 9 - 31)。

【针　灸】　针 5 分,灸 3～5 壮。

【附　注】　此穴为足三阳之大络,又为髓之会,凡髓病统治之。

【例　方】　《医学纲目》:疬疥顽癣取绝骨、三里、间使、解溪、血郄,或针
或灸。

## 丘墟(邱墟、坵墟)

【位　置】　在足外踝下如前,去临泣 3 寸。

【解　剖】　在外踝前下缘,骰子骨前上方,腓骨短肌腱上缘,趾短伸肌上端,
有来自胫前动脉的外踝前动脉,分布着来自腓肠神经的足背外
侧皮神经。

【主　治】　目翳不明,脚酸转筋,寒热颈肿,足腕不收,足躄不行,髀枢脚痛,
胸痛腋肿。

【取　穴】　正坐垂足,当足外踝之前下方,两骨(外踝骨和骰子骨)之间取之
(附图 9 - 34)。

【针　灸】　针 3～5 分,灸 3～5 壮。

【附　注】　此穴为足少阳经所过为原。

## 临泣(足)

【位　置】　在足小趾次趾本节后间陷者中,去侠溪 1 寸 5 分。

【解　剖】　在第 4 跖骨之后外侧与第 5 跖骨之后内侧之间,第 5 趾长伸肌
腱之后,有足背动脉,分布着足背中间皮神经。

【主　治】　胸满气喘,目眩心痛,缺盆中痛,马刀腋肿,洒淅振寒,寒热疟疾,
月经不利。

【取　穴】　正坐垂足,当第 4、第 5 跖骨结合部前方,筋(小趾伸肌腱)骨陷
中取之。

【针　灸】　针 3～5 分,灸 3 壮。

【附　注】　此穴为足少阳经所注为输。又与带脉脉气相通,是奇经八脉交

会八穴之一。

【例　方】《资生经》：临泣、三阴交主髀中痛，不得行，足外皮痛。

## 地五会（地五）

【位　置】 在足小趾次趾本节后间陷者中。

【解　剖】 在第4、第5跖骨间腔的前端部，第5趾长伸肌腱之前，有来自胫前动脉的足背动脉，分布着来自腓浅神经的足背中间皮神经（其末端即趾背神经）。

【主　治】 内损唾血，外无膏泽，眼痒眼疼，耳内蝉鸣，腰痛欲折。

【取　穴】 当第4、第5跖骨之间，在临泣穴下5分，去侠溪穴1寸陷者中，正坐垂足取之。

【针　灸】 针3～4分，不宜灸。

【例　方】《千金方》：地五会、阳辅、申脉、委阳、天池、临泣主腋下肿。

## 侠溪（夹溪）

【位　置】 在足小趾次趾二歧骨间本节前陷中。

【解　剖】 在第4趾的跖趾关节之前外侧，第4、第5趾长伸肌腱之间，有趾背动脉，分布着来自腓浅神经的趾背神经。

【主　治】 胸胁支满，发热咯血，目赤颔肿，目眩耳鸣。

【取　穴】 正坐垂足，在第4、第5趾趾缝上5分处取之。

【针　灸】 针2～3分，灸3壮。

【附　注】 此穴为足少阳经所溜为荥。

【例　方】《资生经》：侠溪、阳辅、太冲主腋下肿，马刀瘘。

## 窍阴（足）

【位　置】 在足小趾次趾端，去爪甲如韭叶。

【解　剖】 在第4跖骨第3节的外侧，爪廓之旁，有来自胫前动脉的趾背动脉，分布着来自腓浅神经的趾背神经。

【主　治】 胁痛咳逆，头痛喉痹，舌强耳聋，痈疽发背，手足烦热。

【取　穴】 第4趾外侧去爪甲角1分，正坐垂足取之。

【针　灸】针 1～2 分,灸 2～3 壮。

【附　注】此穴为足少阳经所出为井。

【例　方】《千金方》:腕骨、阳谷、肩贞、窍阴、侠溪主颔痛引耳嘈嘈,耳鸣无所闻。

# 第十二节　足厥阴肝经

受足少阳之交,从足走腹,络胆,属肝,左右共 28 穴。

## 大敦(大顺、水泉)

【位　置】在足大趾端,去爪甲如韭叶,三毛中。

【解　剖】在踇趾外侧,爪廓之后,有来自胫前动脉的趾背动脉,分布着来自腓深神经的趾背神经。

【主　治】寒疝阴挺,睾丸偏大,血崩不止,大便不通,小儿遗溺。

【取　穴】正坐垂足,在踇趾外侧爪甲角的后方约 2 分许,丛毛际取之。

【针　灸】针 1 分,灸 1～5 壮。

【附　注】此穴为足厥阴经所出为井。

【例　方】《东垣十书》:腹胀脐突,缺盆中满,腰尻肿,取大敦、天牖、昆仑。

## 行间

【位　置】在足大趾间动脉陷者中。

【解　剖】在足踇趾第 2 趾的跖趾关节之前,有趾背动脉,分布着腓深神经。

【主　治】呕逆咳血,胸痛腹胀,中风口㖞,嗌干烦渴,瞑不欲视,目中泪出,痎疟洞泄,遗尿癃闭,崩漏白浊,小儿惊风。

【取　穴】在足大趾次趾趾缝间后 5 分陷中,正坐垂足取之。

【针　灸】针 2～3 分,灸 3～5 壮。

【附　注】此穴为足厥阴经所溜为荥。

【例　方】《资生经》:行间、太冲主嗌干善渴。

## 太冲

【位　置】　在足大趾本节后1寸5分陷者中。

【解　剖】　在第1、第2跖骨的骨间腔中，蹈长伸肌腱的外缘，有来自胫前
动脉的第1足背动脉，分布着腓深神经。

【主　治】　虚劳呕血，胸胁支满，阴痛足寒，大小便难，小腹疝气，胻酸踝痛，
月水不通，漏血不止，马刀挟瘿，小便淋癃。

【取　穴】　正坐垂足，自大趾次趾趾缝间向上按取歧骨相接处的陷中是穴。

【针　灸】　针3~4分，灸3~5壮。

【附　注】　此穴为足厥阴经所注为输，亦为原穴。

【例　方】　《千金方》：太冲、曲泉主溏泄痢注下血。
　　　　　　《资生经》：太冲、中封、地机主精不足。太冲、临泣治马刀疡瘘。
　　　　　　太冲、阳谷、昆仑主目急痛赤肿。

## 中封（悬泉）

【位　置】　在足内踝前1寸陷者中。

【解　剖】　在第1楔状骨之背侧，舟状骨结节之上方，胫骨前肌腱之内侧，
有内踝前动脉，分布着来自腓浅神经的足背内侧皮神经及隐
神经。

【主　治】　阴缩入腹，痎疟色苍，振寒溲白，便难腹肿，五淋遗精，痿厥筋挛。

【取　穴】　正坐垂足，在内踝之前方，当解溪穴和商丘穴之间取之（附图
9-34）。

【针　灸】　针3~5分，灸3~5壮。

【附　注】　此穴为足厥阴经所行为经。

【例　方】　《千金方》：中封、五里主身黄时有微热。
　　　　　　《资生经》：中封、行间主振寒，溲白，尿难痛。

## 蠡沟（交仪）

【位　置】　在足内踝上5寸。

【解　剖】　在胫骨前内侧面之中部，分布着隐神经和支配该部肌肉的胫

神经。

【主　治】　睾肿卒疝,癃闭积气,足胫寒酸,腰背拘急,月经不调,带下赤白,小腹满痛,恐悸少气。

【取　穴】　从足内踝向上量5寸,当胫骨上,正坐垂足取之。

【针　灸】　针2～3分,灸1～3壮。

【附　注】　此穴为足厥阴经之络,别入足少阳经。

### 中都(中郄、太阴)

【位　置】　在内踝上7寸,胻骨中。

【解　剖】　在胫骨前内侧面之中部,分布着支配该部肌肉的胫神经和隐神经。

【主　治】　癀疝腹痛,肠癖便血,湿痹失履,足热胫寒,妇人崩中,恶露不绝。

【取　穴】　从内踝尖直上7寸,当胫骨上,正坐垂足取之。

【针　灸】　针2～3分,灸1～3壮。

【附　注】　此穴为足厥阴肝经之郄。

【例　方】　《资生经》:中都、合阳、中郄(委中)、关元、大巨、交信、中封、太冲、地机主癀疝。

### 膝关

【位　置】　在犊鼻下2寸陷者中。

【解　剖】　在胫内踝下方,腓肠内侧头之上部,有膝下内动脉,分布着隐神经及支配该部肌肉的胫神经。

【主　治】　膝内廉痛,咽喉中痛,寒湿走注,历节风痛。

【取　穴】　正坐垂足,从内膝眼下量2寸,当胫骨内侧后缘(阴陵泉后约1寸)处取之。

【针　灸】　针5～7分,灸3～5壮。

### 曲泉

【位　置】　在膝内辅骨下,大筋上,小筋下,陷者中。

【解　剖】　在股骨内踝之后半膜肌停止部之前缘,有膝关节动脉网,分布着股内侧皮神经和隐神经。

【主　治】　㿗疝阴痛,泄痢脓血,膝痛筋挛,阴挺茎痛,阴痒血瘕,少气尿闭,
房劳失精,发狂衄血,膝胫冷痛。

【取　穴】　正坐屈膝,在膝内辅骨(股骨内踝)下,当膝腘窝横纹头上取之
(附图9‑29)。

【针　灸】　针5～7分,灸3～5壮。

【附　注】　此穴为足厥阴经所入为合。

【例　方】　《千金方》:曲泉、跗阳、天池、大巨、支沟、小海、绝骨、前谷主四
肢不举。

《资生经》:曲泉、行间主癃闭茎中痛。曲泉、阴跻(照海)、大敦、
气冲主阴肿。曲泉、隐白、谵语、阴郄、迎香治衄血。曲泉、梁丘、
阳关主筋挛膝不得屈伸,不可行。曲泉、悬钟、阳辅、京骨、胃俞
治筋挛。曲泉、阴谷、阴陵泉、复溜止遗尿。

## 阴包(阴胞)

【位　置】　在膝上4寸,股内廉两筋间。

【解　剖】　在股内侧半膜肌之前缘,股薄肌之下方,内收大肌之下后缘,深
部当股动脉通路,分布着闭孔神经皮支及股神经前皮支。

【主　治】　腰痛引腹,遗溺不禁,月水不调。

【取　穴】　正坐垂足,从膝内辅骨上量4寸,当股内廉两筋(半膜肌和内收
大肌)间取之。

【针　灸】　针5～7分,灸3～7壮。

【例　方】　《资生经》:阴包、至阴、阴陵泉、地机、三阴交治小便不利。

## 五里(足)

【位　置】　在阴廉下,去气冲3寸,阴股动脉中。

【解　剖】　在耻骨结节下方,内长收肌的外侧缘,耻骨肌的内缘,有阴部外
动脉,分布着髂腹股神经和支配该部肌肉的闭孔神经。

【主　治】　寒热颈疬,蕴热溺闭,肠中实满。

【取　穴】　从气冲穴旁外5分,再下3寸,仰卧取之。

【针　灸】 针 5～7 分，灸 3～5 壮。

## 阴廉

【位　置】 在羊矢下，去气冲 2 寸动脉中。

【解　剖】 在耻骨肌结节下方，内长收肌之外侧缘，耻骨之内侧缘，有阴部外动脉，分布着髂腹股沟神经和闭孔神经。

【主　治】 妇人绝产，经期不调，阴内廉痛。

【取　穴】 在大腿内侧，从气冲穴旁外 5 分处下量 2 寸是穴，仰卧取之。

【针　灸】 针 5～7 分，灸 3～5 壮。

## 急脉

【位　置】 在阴上两旁，相去 2 寸 5 分。

【解　剖】 在耻骨结节之外下部，即提睾肌（男）或子宫圆韧带（女）之通过处，有阴部内动脉，分布着髂腹股沟神经和腰腹股沟神经。

【主　治】 癫疝腹痛，阴茎隐痛。

【取　穴】 仰卧，从耻骨联合之中央外量 2 寸 5 分，当腹股沟处是穴。

【针　灸】 此穴为厥阴急脉，睾之系也，可灸而不可刺，灸 3～5 壮。

## 章门（长平、肘尖、脾募、肋髎、胁髎、季肋）

【位　置】 在大横外，直脐，季胁端。

【解　剖】 在侧腹部第 11 肋软骨尖端，腹内外斜肌中，有肋间动脉，分布着肋间神经，右侧当肝脏下缘，左侧当脾脏下方。

【主　治】 积聚痞块，奔豚腹胀，胸胁支满，呕吐咳喘，腰脊冷痛，瘦弱泄泻，四肢懈惰。

【取　穴】 在第 11 浮肋端，正当肘尖尽处是穴，侧卧屈上足，伸下足取之（附图 9－8）。

【针　灸】 针 5～8 分，灸 3～7 壮。

【附　注】 此穴为足厥阴、足少阳之会，脾之募，脏之会，凡脏病统治之。

【例　方】 《千金方》：章门、肾俞主寒中洞泄不化。

　　　　　《资生经》：章门、石门、阴交主奔豚上气。章门、膈俞、胃仓、大肠俞治脊强不得俯仰。

《医学纲目》：积块取章门、中脘、气海、天枢、上脘、通谷。

《证治准绳》：小儿癖气久不瘥者，灸中脘、章门。

### 期门（肝募）

【位　置】　在乳下二肋端，不容旁各 1 寸 5 分。

【解　剖】　在第 6、第 7 肋骨之间，有肋间动脉、静脉，分布着胸前神经和肋间神经，右侧当肝脏，左侧当胃底。

【主　治】　胸中烦热，奔豚上下，目青而呕，霍乱泻痢，胸胁积痛，呕酸善噫，伤寒不解，热入血室。

【取　穴】　正坐或仰卧，从乳头下数两肋，当第 6、第 7 肋骨之间，平不容穴旁开 1 寸 5 分处取之。

【针　灸】　针 3 分，灸 3～5 壮。

【附　注】　此穴为足厥阴、足太阴、阴维脉之会，又为肝之募。

【例　方】　《资生经》：期门、缺盆、鸠尾主息贲。期门、长强、天突、侠白、中冲主心痛短气。

　　　　　　《医学纲目》：伤寒胸痛取期门、大陵。

## 第十三节　督　脉

起于胞中，出于会阴，终于龈交，凡 28 穴。

### 长强（穷骨、骶上、骨骶、气之阴郄、龟尾、尾穷骨、龙虎穴、曹溪路、三分间、河车路、朝天巅、上天梯、橛骨、尾间、气郄、脊骨下空、龟尾长强、骶骨）

【位　置】　在脊骶端。

【解　剖】　在尾骨下部，肛门尾骨韧带的当中，即尾骨尖和肛门外括约肌中，有由阴部内动脉来的痔下动脉，分布着尾骨神经和由阴部神经来的痔下神经。

【主　治】　腰脊强急，大小便难，肠风下血，疰夏羸瘦，洞泄失精，小儿囟陷，惊痫瘈疭,脱肛泻血,五痔五淋。

【取　　穴】　跪伏,按取尾骨端下 3 分处取之(附图 9 - 10)。

【针　　灸】　针 5～8 分,依取穴姿势针尖向上刺入,灸 3～7 壮。

【附　　注】　此穴为督脉之络,别走足太阳经,又是足少阴、足少阳之会。

【例　　方】　《资生经》:长强、小肠俞主大小便难。

## 腰俞(腰柱、背解、腰户、髓空、背鲜、髓俞、髓府、髓孔)

【位　　置】　在第 21 椎节下间。

【解　　剖】　在骶骨裂孔,腰背肌膜中,有骶中动脉的后支,分布着骶神经
　　　　　　　后支。

【主　　治】　腰脊重痛,妇人经闭,冷痹不仁,温疟无汗,淋浊溺赤。

【取　　穴】　按取骶骨第 4 椎之下,横并下髎穴,有隙缝处是穴,伏卧取之。

【针　　灸】　针 3～5 分(针尖斜刺入),灸 3～7 壮。

【例　　方】　《资生经》:腰俞、中管治温疟、痎疟。

## 阳关(腰)

【位　　置】　在第 16 椎节下间。

【解　　剖】　在第 4、第 5 腰椎棘突间,腰背肌膜起始部,皮下为棘突上韧带,
　　　　　　　再深为棘突间韧带,有腰动脉后支,分布着腰神经后支。

【主　　治】　风痹不仁,筋挛不行,遗精白浊,经病带下。

【取　　穴】　按取第 16 椎节之下,即第 4、第 5 腰椎棘突之间陷中,伏卧取之。

【针　　灸】　针 3～5 分(针尖垂直微向上斜),灸 3～7 壮。

## 命门(属累)

【位　　置】　在第 14 椎节下间。

【解　　剖】　在第 2、第 3 腰椎棘突间,皮下为棘突上韧带,再深为棘突间韧
　　　　　　　带,有腰动脉后支,分布着腰神经后支。

【主　　治】　肾虚腰痛,赤白带下,男子泄精,头痛如破,身热如火,里急腹痛,
　　　　　　　痎疟瘈疭,骨蒸脏热,小儿发痫,角弓反张,遗精白浊,痔漏下血。

【取　　穴】　按取第 14 椎节下,即第 2、第 3 腰椎棘突之间是穴,伏卧取之。

【针　灸】　针 3～5 分(针法同前穴)，灸 3～7 壮。

【例　方】　《资生经》：命门、膀胱俞、上管、曲差、上星、陶道、天柱、上髎、悬厘、风池主烦满汗不出。

## 悬枢

【位　置】　在第 13 椎节下间。

【解　剖】　在第 1、第 2 腰椎棘突间，皮下为棘突上韧带，再深为棘突间韧带，有腰动脉后支，分布着下位胸神经后支。

【主　治】　水谷不化，泻痢不止，腰脊强痛，腹中积气。

【取　穴】　按取第 13 椎节下，即第 1、第 2 腰椎棘突之间是穴，伏卧取之。

【针　灸】　针 3～5 分(针法同前穴)，灸 3～5 壮。

## 脊中(神宗、脊俞、脊柱)

【位　置】　在第 11 椎节下间。

【解　剖】　在第 11、第 12 胸椎棘突之间，当腰背肌膜之起始部，皮下为棘突上韧带，再深为棘突间韧带，有肋间动脉后支，分布着胸神经后支。

【主　治】　风痫癫疾，腹满黄疸，小儿脱肛，痢下赤白，俛仰不利，五痔便血。

【取　穴】　按取第 11 椎节下，即第 11、第 12 胸椎棘突之间是穴，正坐曲背取之。

【针　灸】　针 3～5 分(针尖斜向上方刺入)，不宜灸。

## 中枢

【位　置】　在第 10 椎节下间。

【解　剖】　在第 10、第 11 胸椎棘突之间，斜方肌之起始部，有肋间动脉后支，分布着胸神经后支。

【主　治】　俛仰不利，胸痛引背。

【取　穴】　按取第 10 椎节之下，即第 10、第 11 胸椎棘突之间是穴，正坐曲背取之。

【针　灸】　针 3～5 分(针法同前穴)，灸 3～5 壮。

## 筋缩（筋束）

【位　置】 在第9椎节下间。

【解　剖】 第9、第10胸椎棘突之间，斜方肌起始部，有肋间动脉后支，由胸神经后支司感觉。

【主　治】 癫疾惊狂，目转上瞪，脊强瘛疭。

【取　穴】 按取第9椎节下，即第9、第10胸椎棘突之间是穴，正坐曲背取之。

【针　灸】 针3～5分（针法同前穴），灸3～5壮。

【例　方】 《资生经》：筋缩、曲骨、阴谷、行间主惊痫狂走癫疾。

## 至阳

【位　置】 在第7椎节下间。

【解　剖】 第7、第8胸椎棘突间，斜方肌起始部，有肋间动脉后支，由胸神经后支司感觉。

【主　治】 腰脊强痛，胸胁支满，羸瘦身黄，淫泺胫酸，咳嗽喘气，胃寒纳滞，少气难言，四肢重痛。

【取　穴】 按取第7椎节下，即第7、第8胸椎棘突之间是穴，正坐曲背取之。

【针　灸】 针3～5分（针法同前穴），灸3～5壮。

## 灵台

【位　置】 在第6椎节下间。

【解　剖】 在第6、第7胸椎棘突之间，大菱形肌及斜方肌起始部，有肋间动脉后支，分布着肩胛背神经，由胸神经后支司感觉。

【主　治】 喘不得卧，风冷久嗽，胸引背痛。

【取　穴】 按取第6椎节下，即第6、第7胸椎棘突之间是穴，正坐曲背取之。

【针　灸】 针3～5分（针法同前穴），一云禁针，灸3～5壮。

## 神道（脏俞）

【位　置】 在第5椎节下间。

【解　剖】　在第5、第6胸椎棘突之间,斜方肌及大菱形肌起始部,有肋间动脉后支,分布着肩胛背神经,由胸神经后支司感觉。

【主　治】　伤寒头痛,寒热疟疾,惊悸健忘,小儿瘛疭,恍惚悲愁,中风戴眼,咳嗽不宁。

【取　穴】　按取第5椎节下,即第5、第6胸椎棘突之间是穴,正坐曲背取之。

【针　灸】　针5分(针法同前穴),一说禁针,灸3～5壮。

【例　方】　《资生经》:神道、幽门、列缺、膏肓俞治健忘。

## 身柱(尘气、知利气、知利介、智利毛)

【位　置】　在第3椎节下间。

【解　剖】　在第3、第4胸椎棘突之间,皮下为棘突上韧带,当斜方肌起始部,有颈横动脉降支和肋间动脉后支,由胸神经的后支司感觉。

【主　治】　腰脊强痛,小儿惊痫,虚劳咳喘,癫痫发狂。

【取　穴】　按取第3椎节下,即第3、第4胸椎棘突之间是穴,正坐曲背取之。

【针　灸】　针3～5分(针法同前穴),灸5～10壮。

## 陶道

【位　置】　在第1椎节下间。

【解　剖】　在第1、第2胸椎棘突之间,皮下有棘突上韧带,当斜方肌的起始部,有颈横动脉的分支,由第8颈神经后支和胸神经后支司感觉。

【主　治】　骨蒸盗汗,脊强头痛,疟疾寒热,恍惚不乐。

【取　穴】　按取第1椎节下,即第1、第2胸椎棘突之间是穴,正坐俯头取之。

【针　灸】　针3～5分(针法同前穴),灸3～7壮。

【附　注】　此穴为足太阳、督脉之会。

【例　方】　《资生经》:陶道、神堂、风池治洒淅寒热。

## 大椎(百劳)

【位　置】　在第1椎节之上陷中。

【解　剖】　在第7颈椎与第1胸椎棘突之间,皮下有棘突上韧带和棘突间

韧带,为斜方肌起始部,有颈横动脉的分支,由下位颈神经及第
4颈神经的后支司感觉。

【主　治】　五劳七伤,肺胀胁满,背膊拘急,痎疟寒热,羊痫惊风,烦满里急。

【取　穴】　平肩,穴在第7颈椎与第1胸椎棘突之间,正坐俯首取之。

【针　灸】　针3～5分(针法同前穴),灸5～10壮。

【附　注】　此穴为手足三阳、督脉之会。

【例　方】　《资生经》:大椎、腰俞治温疟、痎疟。

　　　　　　《丹溪心法》:衄血灸大椎、哑门即止。

## 哑门(舌肿、厌舌、瘖门、舌厌、舌横、舌根、痖门、横舌)

【位　置】　在项入发际5分宛宛中。

【解　剖】　在第1颈椎和第2颈椎之间,两侧斜方肌中,有枕动脉的分支,
　　　　　　分布着第3枕神经,深部的脊椎管内有脊髓。

【主　治】　颈项强急,瘈疭癫疾,中风尸厥,舌缓不语,衄血不止。

【取　穴】　在头项正中后发际上5分处是穴,正坐仰头时有陷窝出现。

【针　灸】　针3～5分,禁灸。

【附　注】　此穴入系舌本,为督脉、阳维之会。

## 风府(舌本、鬼枕、曹溪、鬼穴、惺惺)

【位　置】　在项上,入发际1寸,大筋宛宛中。

【解　剖】　在枕骨与第1颈椎之间,左右斜方肌的当中,有枕动脉的分支,
　　　　　　分布着第3枕神经和枕大神经,深部的脊管内有延髓存在。

【主　治】　暴瘖不语,半身不遂,头重项强,目眩反视,悲恐惊悸,鼻衄咽痛。

【取　穴】　在头项正中,从后发际上量1寸,当两筋(左右斜方肌)之间陷中
　　　　　　是穴,正头取之。

【针　灸】　针3～5分,禁灸。

【附　注】　此穴为足太阳、督脉、阳维之会。

【例　方】　《资生经》:风府、天窗、劳宫主喉嗌痛。

　　　　　　《医学纲目》:眼睛痛取风府、风池、通里、合谷、申脉、照海、大
　　　　　　敦、窍阴、至阴。

## 脑户（匝风、会额、合颅）

【位　　置】　在枕骨上，强间后1寸5分。

【解　　剖】　在枕骨粗隆上缘，有枕动脉的分支，分布着枕大神经。

【主　　治】　痉目不眴，头重项痛，口噤羊痫，瘖不能言。

【取　　穴】　正头，从后发际正中上量2寸5分，当枕骨粗隆之上缘陷中
　　　　　　　是穴。

【针　　灸】　针2～3分，沿皮斜刺，灸1～3壮。古籍列禁刺灸门，施术宜
　　　　　　　审慎。

【附　　注】　此穴为足太阳、督脉之会。

【例　　方】　《千金方》：脑户、通天、脑空主头重痛。脑户、听会、风府、听宫、
　　　　　　　翳风主骨酸眩狂，瘛疭口噤，喉鸣沫出，瘖不能言。
　　　　　　　《资生经》：脑户、胆俞、意舍、阳纲治目黄。

## 强间（大羽）

【位　　置】　在后顶后1寸5分。

【解　　剖】　在矢状缝合之后端，枕骨与左右顶骨之交界处（即三角缝合部），
　　　　　　　帽状腱膜中，有枕动脉的分支，分布着枕大神经。

【主　　治】　头痛项强，目眩脑旋，呕吐涎沫，癫疾狂走。

【取　　穴】　从脑户穴上量1寸5分，即后发际上4寸，正头取之。

【针　　灸】　针2～3分，沿皮斜刺，灸3～5壮。

## 后顶（交冲）

【位　　置】　在百会后1寸5分，枕骨上。

【解　　剖】　在顶骨矢状缝合之后段，帽状腱膜中，有枕动脉的分支，及枕大
　　　　　　　神经分支。

【主　　治】　颈项强急，癫疾瘛疭，目眩头痛，目视䀮䀮。

【取　　穴】　从强间穴上量1寸5分，即后发际上5寸5分，正头取之。

【针　　灸】　针2～3分，沿皮斜刺，灸3～5壮。

【例　　方】　《资生经》：后顶、玉枕、颔厌疗风眩。

## 百会(三阳五会、巅上、天满、维会、泥丸宫、岭上、三阳、五会、岭上天满)

【位　置】　在前顶后 1 寸 5 分,顶中心。

【解　剖】　在两侧顶骨缝合部(即矢状缝合)的中点,帽状腱膜中,有颞浅动脉和枕动脉的吻合网,分布着枕大神经。

【主　治】　惊悸健忘,耳鸣耳聋,卒暴中风,脱肛泻痢,头风顶痛,癫疾狂走,鼻塞无闻,角弓反张。

【取　穴】　从后顶上量 1 寸 5 分,即后发际上 7 寸,适在顶中央,当两耳尖直上处是穴,正头取之。

【针　灸】　针 2～3 分,沿皮斜刺,灸 3～7 壮。

【附　注】　此穴为足太阳、督脉之会,一说是手足三阳、督脉之会。

【例　方】　《千金方》:百会、玉枕主卒起僵仆,恶见风寒。

《资生经》:百会、脑空、天柱疗头风。百会、曲鬓、肩髃、曲池、风市、足三里、绝骨共十三穴灸风中脏气塞,涎上不语,极危者下火立效。百会、强间、承光治烦心。

## 前顶

【位　置】　在囟会后 1 寸 5 分,骨间陷者中。

【解　剖】　在左右顶骨缝合部的前段,帽状腱膜中,有左右颞浅动脉的吻合网,分布着三叉神经第 1 支的额神经的额支。

【主　治】　头风目眩,鼻多清涕,颈项肿痛,惊痫瘈疭,面赤浮肿。

【取　穴】　从百会前量 1 寸 5 分,即前发际后 3 寸 5 分,正头取之。

【针　灸】　针 2～3 分,沿皮斜刺,灸 3～5 壮。

【例　方】　《资生经》:前顶、后顶、额厌主风眩偏头痛。

## 囟会(囟门、顶门、鬼门、囟上)

【位　置】　在上星后 1 寸,骨间陷者中。

【解　剖】　在额骨上缘与两侧顶骨缝合部(即大囟门处)帽状腱膜中,有颞浅动脉与额动脉吻合的动脉网,分布着三叉神经第 1 支的额神经额支。

【主　治】　小儿惊痫，头风疼痛，鼻齄鼻痔，癫疾呕沫。

【取　穴】　从前顶前量1寸5分，即前发际后2寸处，正头取之。

【针　灸】　针2～3分，沿皮斜刺，小儿禁针，灸3～7壮。

【例　方】　《资生经》：囟会、百会疗多睡。囟会、前顶、本神、天柱主小儿
惊痫。

## 上星（神堂、鬼堂、明堂、鬼宫）

【位　置】　在颅上直鼻中央，入发际1寸，陷者中。

【解　剖】　在额骨部额肌中，有额动脉的分支，分布着三叉神经第1支额神
经的额支。

【主　治】　头风头痛，寒热无汗，鼻塞鼽衄，目眩睛痛，头皮面肿。

【取　穴】　从前发际入发1寸，和鼻尖对直，正头取之。

【针　灸】　针2～3分，沿皮斜刺，灸3～5壮。

【例　方】　《千金方》：上星、囟会、前顶、脑户、风池主面赤肿。
《资生经》：上星、天牖治头风面虚肿。上星、囟会、前顶、脑户、
风池主面赤肿。上星、百会、囟会、承光治鼻塞不闻香臭。上星、
脑户治目睛痛，不能远视。

## 神庭（发际）

【位　置】　在入发际5分，直鼻。

【解　剖】　在额骨额肌中，有额动脉的分支，分布着三叉神经第1支的额神
经额支。

【主　治】　发狂妄走，风癫痫疾，角弓反张，鼻渊流涕，目眩流泪，不得安寝。

【取　穴】　从前发际入发5分，和鼻尖对直，正头取之。

【针　灸】　针2～3分，沿皮斜刺，灸3～5壮。

【附　注】　此穴为足太阳、足阳明、督脉之会。

【例　方】　《千金方》：神庭、攒竹、迎香、风门、合谷、至阴、通谷主鼻鼽清
涕出。
《资生经》：神庭、上关、涌泉、谚语、束骨、鱼际、大都治目眩。神
庭、水沟主寒热头痛，喘渴，目不可视。神庭、上星、百会、听会、

听宫、偏历、攒竹、本神、筑宾、阳溪、后顶、强间、脑户、络却、玉枕
主癫疾呕吐。

《医学纲目》：眼暴赤肿痛取神庭、上星、囟会、前顶、百会出血即
愈，又取光明、地五会。

## 素髎（面王、面正、鼻准、准头）

**【位　置】** 在鼻端准头。

**【解　剖】** 在鼻尖左右大翼软骨之间，有鼻背动脉，分布着三叉神经第 1 支
鼻睫神经。

**【主　治】** 鼻中息肉，酒齄鼻赤，鼻塞衄衁。

**【取　穴】** 正坐或仰卧，在鼻尖端之正中取之。

**【针　灸】** 针 1～2 分，禁灸。

## 水沟（人中、鬼宫、鬼客厅、鬼市、鼻人中）

**【位　置】** 在鼻柱下沟中央。

**【解　剖】** 在鼻柱下人中沟的上三分之一，口轮肌中，有上唇动脉，分布着
三叉神经第 2 支和颜面神经颊支。

**【主　治】** 中风口噤，牙关不开，不省人事，遍身浮肿，口眼㖞斜，风水面肿，
小儿惊风，腰脊强痛，癫痫发狂。

**【取　穴】** 正坐或仰卧，在鼻柱下，鼻唇沟中央，靠近鼻柱根处取之。

**【针　灸】** 针 1～2 分，灸 3 壮。

**【附　注】** 此穴为手足阳明、督脉之会。

## 兑端（唇上端、兑通锐、壮骨、兑骨）

**【位　置】** 在上唇端。

**【解　剖】** 在上唇结节即红唇与皮肤的移行部，有上唇动脉，分布着颜面神
经颊支和眶下神经上唇支。

**【主　治】** 癫痫吐沫，口疮臭秽，齿龈痛楚，唇吻抽搐，鼻塞息肉，消渴口干。

**【取　穴】** 在上唇之尖端，即红唇与皮肤相连接处的尖端是穴，正坐或仰卧
取之。

【针　灸】　针1～2分，灸3壮。

【例　方】　《资生经》：兑端、目窗、正营、耳门主唇吻强，上齿龋痛。兑端、龈交、承浆、大迎、丝竹空、囟会、天柱、商丘主癫疾呕沫，寒热痉互引。

## 龈交（龈缝筋中）

【位　置】　在唇内，齿上龈缝中。

【解　剖】　在上唇里面，接近齿龈的黏膜部，即上唇系带中，有上唇动脉，分布着三叉神经第2支的上齿槽神经，眶下神经上唇支。

【主　治】　牙疳肿痛，小儿面疮，鼻塞息肉，面赤心烦，黄疸瘟疫，久癣不除，内眦赤痒。

【取　穴】　翻开上唇，在门齿缝上约3分，当龈肉凹陷处是穴，正坐仰头或仰卧取之。

【针　灸】　针1～2分，不宜灸。

【附　注】　此穴为足阳明、任、督之会。

# 第十四节　任　　脉

起于胞中，出会阴而循腹，终于承浆，凡24穴。

## 会阴（平翳、下极、金门、屏翳、海底、下阴别）

【位　置】　在两阴之间。

【解　剖】　在球海绵体的中央，有阴部内动脉，分布着会阴神经。

【主　治】　小肠疝气，阴囊核肿，阴汗阴痛，阴中诸病，大小便难，经水不通，溺死急救。

【取　穴】　仰卧，屈膝露臀。男子在阴囊十字纹与肛门之间取之，女子在大阴唇后连合部与肛门之间取之。

【针　灸】　古籍列禁针穴，必要时可针3～7分，灸3～5壮。

【附　注】　此穴为任脉之别络，侠督脉、冲脉之会。

## 曲骨（尿胞、屈骨、屈骨端）

【位　置】　在横骨上，中极下 1 寸，毛际陷者中。

【解　剖】　在耻骨联合上际左右锥体肌停止部的中间，有腹壁下动脉，阴部外动脉，分布着髂腹下神经。

【主　治】　小腹满痛，血癃瘕疝，水肿膜胀，小便冷涩，虚冷遗精，赤白带下。

【取　穴】　从脐孔下缘直量 5 寸（脐孔下缘至耻骨上缘作 6 寸），适当横骨之上方，少腹横纹之中央，仰卧取之（附图 9 - 9）。

【针　灸】　针 5 分～1 寸，灸 7～15 壮。

【附　注】　此穴为任脉、足厥阴之会。

## 中极（气原、玉泉、膀胱募）

【位　置】　在脐下 4 寸。

【解　剖】　在耻骨上际的白线中，有腹壁下动脉，分布着第 12 肋下神经前皮支和髂腹下神经。

【主　治】　尸厥恍惚，失精无子，疝瘕水肿，奔豚抢心，恶露不止，月事不调，绕脐腹痛，胎衣不下。

【取　穴】　从脐孔下缘直量 4 寸是穴，仰卧取之。

【针　灸】　针 5 分～1 寸，灸 7 至数十壮。

【附　注】　此穴为足三阴、任脉之会，又为膀胱之募。

【例　方】　《千金方》：中极、蠡沟、漏谷、承扶、至阴主小便不利，失精。
《医学纲目》：妇人经脉妄行崩血取中极补之，又取三阴交。月经不调，取中极、三阴交、肾俞、气海。月经断绝，取中极、三阴交、肾俞。

## 关元（下纪、次门、丹田、大中极、小肠募、关原、大中、三结交、大海、溺水、大涸、昆仑、持枢、五城、产门、子处、血海、血室、子户、胞门、子宫、子肠、命门）

【位　置】　在脐下 3 寸。

【解　剖】　在腹白线中，有腹壁下动静脉，分布着第 11、第 12 肋间神经前皮支，深部容小肠。

【主　治】　胞门闭塞，妇人不妊，脐下绞痛，少腹奔豚，遗精白浊，五淋七疝，便血溲赤,带下瘕聚,恶露不止,诸虚百损,衃血留止。

【取　穴】　从脐孔下缘直下 3 寸,仰卧取之。

【针　灸】　针 5 分~1 寸,灸 7 至百壮。

【附　注】　此穴为足三阴、任脉之会,又为小肠之募,主藏魂魄。妇人之胞,三焦之府,常所从上,乃男子藏精,女子蓄血之处。

【例　方】　《资生经》:关元、涌泉主小便数。关元、太溪主泄痢不止。关元、中极、阴交、石门、四满、期门主妇人奔豚。关元、秩边、气海、阳纲治小便赤涩。关元、期门、少商主胁下胀。

## 石门(利机、精露、丹田、命门、绝孕、俞门、三焦募)

【位　置】　在脐下 2 寸。

【解　剖】　在脐下腹白线中,有腹壁下动脉,分布着肋间神经前皮支,深部容小肠。

【主　治】　腹胀坚硬,水肿支满,泄泻不止,咳逆呕血,卒疝疼痛,衃血成块,崩中血淋,气淋尿黄。

【取　穴】　从脐孔下缘直下 2 寸,仰卧取之。

【针　灸】　针 5 分~1 寸,灸 7 至十余壮。妇女禁针灸,不幸令人绝子。

【附　注】　此穴为三焦之募。

【例　方】　《资生经》:石门、关元、阴交、中极、曲骨主不得小便。石门、商丘主小腹坚痛,下引阴中。石门、水分主小腹拘急痛。

## 气海(丹田、脖胦、下肓、季胦、肓之原、下气海)

【位　置】　在脐下 1 寸 5 分。

【解　剖】　在脐下腹白线中,有腹壁下动脉,分布着肋间神经前皮支,深部容小肠。

【主　治】　腹中雷鸣,小儿遗尿,小便赤涩,羸瘦白浊,月经不调,久疟不瘥,尪羸喘促,惊恐不卧,阴证卵缩,四肢厥冷,奔豚七疝,癥瘕结块,绕脐冷痛,恶露不止。

【取　穴】　从脐孔下缘直下 1 寸 5 分,仰卧取之。

【针　灸】　针 5 分~1 寸,灸 7~15 壮。

【附　注】　《灵枢·九针十二原》篇：肓之原，出于脖胦。又为男子生气之海。

【例　方】　《资生经》：气海、阴交、大巨主惊不得卧。

《医学纲目》：小便滑数，灸中极、肾俞、阴陵泉，不已，取气海、阴谷、三阴交。

## 阴交(少关、横户、丹田、小关)

【位　置】　在脐下 1 寸。

【解　剖】　在脐下腹白线中，有腹壁下动脉，分布着肋间神经前皮支。

【主　治】　上腹膜坚，阴疝引睾，阴痒不妊，月水不通，肠鸣水胀，脐下疞痛，产门不闭，崩中带下，恶露不止。

【取　穴】　从脐孔下缘直下 1 寸，仰卧取之。

【针　灸】　针 5 分～1 寸，灸 7～15 壮。

【附　注】　此穴为足少阴、任脉、冲脉之会。

【例　方】　《资生经》：阴交、石门、太冲主两丸骞。阴交、曲泉主阴痒。阴交、石门、委阳主小腹坚痛引阴中不得小便。

## 神阙(气舍、脐中、气合、命蒂、维会)

【位　置】　脐之正中。

【解　剖】　当脐之中央，有腹壁上动脉，分布着肋间神经前皮支，深部容小肠。

【主　治】　中风尸厥，不省人事，肠鸣泄泻，水肿鼓胀，小儿乳痢，气虚脱肛。

【取　穴】　仰卧，在脐之正中心取之。

【针　灸】　禁针，灸 7 至二三百壮。灸时以盐纳脐中，将艾炷置于盐上，有急救之功。

【例　方】　《资生经》：神阙、公孙治腹虚胀如鼓。神阙、石门、天枢主脐疝。

## 水分(分水、中守)

【位　置】　在下脘下 1 寸，脐上 1 寸。

【解　剖】　在脐上腹白线中，有腹壁上动脉，分布着肋间神经前皮支，内容横结肠。

【主　治】　水肿如鼓,肠鸣泄泻,小便不通,少儿囟陷,洞泄脱肛,头面肿浮。

【取　穴】　从脐孔上量1寸,仰卧取之。

【针　灸】　针5分～1寸,灸7至百余壮,水肿者禁针。

下脘(幽门、下管)

【位　置】　在建里下1寸。

【解　剖】　在脐上腹白线中,有腹壁上动脉,分布着肋间神经前皮支,内容胃。

【主　治】　腹胀坚满,完谷不化,虚肿癖块,六腑气寒,肠鸣腹痛。

【取　穴】　从脐孔上量2寸,仰卧取之。

【针　灸】　针5分～1寸,灸7～15壮。

【附　注】　此穴为足太阴、任脉之会。

建里

【位　置】　在中脘下1寸。

【解　剖】　在脐上腹白线中,有腹壁上动脉,分布着肋间神经前皮支,内容胃。

【主　治】　腹胀身肿,心痛上气,肠鸣呕逆,小儿尸厥。

【取　穴】　从脐孔直上3寸,仰卧取之。

【针　灸】　针5分～1寸,灸7～15壮。

【例　方】　《肘后备急方》:小儿卒死,灸鸠尾、建里、中极。

　　　　　　《百症赋》:内关、建里,扫尽胸中之苦闷。

中脘(太仓、中管、胃募)

【位　置】　在上脘下1寸。

【解　剖】　在脐上腹白线中,有腹壁上动脉,分布着肋间神经前皮支,内通腹膜,正当胃之小弯。

【主　治】　噎膈不食,翻胃吞酸,腹胀气喘,霍乱吐泻,脾冷腹疼,积聚痰饮,赤白痢疾,伏梁心痛,食而不化,面色萎黄。

【取　穴】　从脐孔直上 4 寸,仰卧取之。

【针　灸】　针 5 分～1 寸,灸 7～15 壮。

【附　注】　此穴为手太阳、手少阳、足阳明、任脉之会,又为胃之募、腑之会。

【例　方】　《资生经》:中管、三阴交治食不化。

《玉机微义》:中脘、期门、章门、脾俞、三焦俞、通谷,诸痞所宜灸者。

## 上脘(胃脘、上管、上纪、胃管)

【位　置】　在巨阙下 1 寸。

【解　剖】　在脐上腹白线中,有腹壁上动脉,分布着肋间神经前皮支。

【主　治】　心中烦热,腹中雷鸣,饮食不化,奔豚伏梁,气胀积聚,霍乱吐利,惊悸呕血,身热黄疸。

【取　穴】　从脐孔直上 5 寸,仰卧取之。

【针　灸】　针 5 分～1 寸,灸 7～15 壮。

【附　注】　此穴为手太阳、足阳明、任脉之会。

【例　方】　《千金方》:上脘、曲差、上星、陶道、天柱、上髎、悬厘、风池、命门、膀胱俞主烦满汗不出。

《资生经》:上管、不容、大陵主呕血。

## 巨阙(心募)

【位　置】　在鸠尾下 1 寸。

【解　剖】　在剑突下之腹白线中,有腹壁上动脉,分布着肋间神经前皮支,深部正对肝左叶。

【主　治】　上气咳逆,胸满气短,痰饮咳嗽,惊悸健忘,恍惚发狂,息贲呕血,心疼尸厥,中膈不利。

【取　穴】　从鸠尾下 1 寸,当脐上 6 寸,仰卧取之。

【针　灸】　针 3～5 分,灸 3～7 壮。

【附　注】　此穴为心之募。

【例　方】　《千金方》:巨阙、上脘、石门、阴跷(照海)主腹中满,暴痛汗出。

巨阙、关冲、支沟、公孙、阴陵泉主霍乱。

《资生经》：巨阙、解溪、然谷、尺泽主少气。巨阙、照海主癥瘕引脐腹，短气。

### 鸠尾（髃髃、尾翳、髑骬、臆前、神府、骭骬）

【位　置】　在蔽骨下5分。

【解　剖】　在胸骨剑突尖端腹白线起始部，有腹壁上动静脉，分布着肋间神经的前皮支，此穴正对腹腔内的肝左叶。

【主　治】　胸满咳逆，息贲唾血，喉痹咽壅，善哕喘息，癫痫狂病，惊悸神耗。

【取　穴】　从脐孔上量7寸，在歧骨下1寸，蔽骨下5分，举手枕头仰卧取之（附图9-3）。

【针　灸】　针五分，使患者高举两手，当呼气时，针尖向下45°斜刺而入，灸3～5壮，一说禁针灸。

【附　注】　《灵枢·九针十二原》：膏之原出于鸠尾。又为任脉之别络。

### 中庭

【位　置】　在膻中下1寸6分陷者中。

【解　剖】　在胸骨体与剑突之交界处，有胸廓内动脉皮支，分布着肋间神经前皮支。

【主　治】　胸胁支满，噎塞吐逆，小儿吐乳。

【取　穴】　在两乳中间的膻中穴下量1寸6分，当左右第5肋间之中央处是穴，正坐或仰卧取之。

【针　灸】　针3分，沿皮斜刺，灸3～5壮。

【例　方】　《资生经》：中庭、中府主膈寒食不下，呕吐还出，又主呕逆吐食不得出。

### 膻中（亶中、上气海、胸堂、元儿、元见）

【位　置】　在玉堂下1寸6分。

【解　剖】　在胸骨体部的上四分之一处，有胸廓内动脉皮支，分布着肋间神经前皮支。

【主　治】　痰嗽喘哮，咳逆上气，噎膈反胃，肺痈吐血，呕吐涎沫，妇人乳少，风痰壅盛。

【取　穴】　在胸骨体部,当两乳头之中间,正坐或仰卧取之。

【针　灸】　针 3 分,沿皮斜刺,灸 3～5 壮。

【附　注】　此穴为八会之一,属气之会,又是心包络经之募穴。

【例　方】　《资生经》:膻中、天井主胸痹心痛。

《古今医统》:呃逆灸膻中、中脘、气海、三里。

## 玉堂(玉英)

【位　置】　在紫宫下 1 寸 6 分陷者中。

【解　剖】　在胸骨体部的中点,有胸廓内动脉皮支,分布着肋间神经前皮支。

【主　治】　胸膺满痛,上气喘急,喉痹咽壅,呕吐寒痰。

【取　穴】　从膻中穴直上 1 寸 6 分,正当胸骨体之中点处,正坐或仰卧取之。

【针　灸】　针 3 分,沿皮斜刺,灸 3～5 壮。

## 紫宫

【位　置】　在华盖下 1 寸 6 分。

【解　剖】　在胸骨体部的上四分之一处,有胸廓内动脉皮支,分布着肋间神经前皮支。

【主　治】　胸膺满痛,喉痹咽塞,咳逆气急。

【取　穴】　从膻中穴直上 3 寸 2 分(当胸骨体上四分之一处),正坐或仰卧取之。

【针　灸】　针 3 分,沿皮斜刺,灸 3～5 壮。

【例　方】　《千金方》:紫宫、玉堂、太溪主咳逆上气,心烦。

《资生经》:紫宫、中庭、胆俞治饮食不下。紫宫、中庭、涌泉治胸胁支满。

## 华盖

【位　置】　在璇玑下 1 寸陷中。

【解　剖】 在胸骨柄和胸骨体之交界，即胸骨角之正中，有胸廓内动脉皮支，分布着肋间神经的前皮支。

【主　治】 哮喘咳嗽，胸胁满痛，饮水不下。

【取　穴】 从第 2 肋内端按至胸骨，当胸骨体与胸骨柄相连接处，有骨隆起之中央部是穴，正坐或仰卧取之。

【针　灸】 针 2～3 分，沿皮斜刺，灸 3～5 壮。

## 璇玑（旋机）

【位　置】 在天突穴下 1 寸陷中。

【解　剖】 在胸骨柄中央，当左右第 1 肋骨之间，有胸廓内动脉（乳房内动脉）分支，分布着颈皮神经和第 1 肋间神经。

【主　治】 喉痹咽肿，胸胁满痛，咳逆气喘。

【取　穴】 从天突穴下 1 寸，当左右第 1 肋骨端之中央，正坐或仰卧取之。

【针　灸】 针 2～3 分，沿皮斜刺，灸 3～5 壮。

【例　方】 《资生经》：璇玑、鸠尾主喉痹咽肿，水浆不下。

## 天突（天瞿、玉户）

【位　置】 在璇玑之上方 1 寸，结喉下中央宛宛中。

【解　剖】 在胸骨颈切迹上际之中央，当左右胸锁乳突肌之中间，深部为胸骨舌骨肌、胸骨甲状肌，有从甲状颈干来的甲状腺下动脉和颈皮神经分布着，深部有气管，再往上左胸骨柄后方有无名静脉及主动脉弓。

【主　治】 哮喘咳嗽，喉痹五噎，咽肿暴瘖，吐咯脓血。

【取　穴】 在璇玑上 1 寸，缺盆中央（即胸骨切迹之上缘）陷凹处，仰头取之（附图 9-3）。

【针　灸】 针 1 寸，先垂直进针二三分，然后针尖向下斜刺而入，灸 3～7 壮。

【附　注】 此穴为阴维、任脉之会。

【例　方】 《千金方》：天突、华盖主咳逆上气暴喘。
　　　　　　《资生经》：天突、膻中、天池、解溪、肩中俞疗咳嗽上气。

《医学纲目》：哮喘取天突、膻中、璇玑、气海、俞府、乳根。

## 廉泉（本池、舌本）

【位　置】　在颔下结喉上，舌本下。

【解　剖】　在结喉之上方，当舌骨体下缘与甲状上切迹围成的空间，左右胸
　　　　　　骨舌骨肌停止部的中间，有甲状腺上动脉分布着舌下神经降支，
　　　　　　由颈皮神经司感觉，此穴深部之上方为会厌，下方为喉裂。

【主　治】　咳嗽上气，喘息呕沫，舌根急缩，咽食困难。

【取　穴】　在喉结上，靠舌本（舌骨）下，按之有凹窝处，仰头取之（附图 9 -
　　　　　　5）。

【针　灸】　针尖微向上，针 2～3 分，灸 3～5 壮。

【附　注】　此穴为任脉、阴维之会。

【例　方】　《资生经》：廉泉、天井、太渊治咳嗽。

## 承浆（天池、悬浆、鬼市、垂浆、重浆）

【位　置】　在颐前，下唇之下。

【解　剖】　在下颌骨颏结节之上部，颏唇沟中央，口轮匝肌中，有下唇动脉，
　　　　　　分布着三叉神经第 3 支的颏神经。

【主　治】　口眼㖞斜，暴瘖难言，龈肿牙疼，面肿口噤，消渴喜饮。

【取　穴】　在下唇下，颏唇沟之中央凹窝部，正坐开口取之。

【针　灸】　针 2～3 分，灸 3～5 壮。

【附　注】　此穴为手阳明、足阳明、任脉、督脉之会。

【例　方】　《千金方》：承浆、意舍、关冲、然谷主消渴嗜饮。

　　　　　　《资生经》：承浆、前顶、天柱、脑空、目窗主目眩瞑。

　　　　　　《医学纲目》：消渴取承浆、然谷、曲池、意舍、关元各灸之。

# 第三章 经外奇穴

## 第一节 头面颈项部

### 四神聪

【位　置】在百会穴前后左右各 1 寸处。

【主　治】头风目眩,癫痫狂乱。

【针　灸】针 2～3 分(沿皮斜刺),灸 1～3 壮。

### 前神聪

【位　置】在百会穴前 1 寸处。

【主　治】头痛眩晕,中风癫痫。

【针　灸】针 2～3 分(沿皮斜刺),灸 1～3 壮。

### 后神聪

【位　置】在百会穴后 1 寸处。

【主　治】头痛眩晕,中风癫痫。

【针　灸】针 2～3 分(沿皮斜刺),灸 1～3 壮。

### 寅门

【位　置】用绳量鼻,上至发际,以此长度折作三段,取一段从发际上量,当绳头尽处是穴。

【主　治】马黄黄疸。

【针　灸】针 2～3 分(沿皮斜刺)。

## 天聪

【位　置】用绳量鼻,上至发际,以此长度折作两段,取一段从发际上量,当绳头尽处是穴。

【主　治】伤寒三四日以上。

【针　灸】针2～3分(沿皮斜刺)。

## 发际(前)

【位　置】在两眉之中央直上3寸,当神庭穴下5分,发际处。

【主　治】头风眩晕,痛久不愈。

【针　灸】针2～3分(沿皮斜刺),灸3壮。

## 发际(后)

【位　置】在项后发际两筋间宛宛中,当哑门穴下5分处。

【主　治】衄血。

【针　灸】灸3壮。

## 发际(侧)

【位　置】在前发际穴两旁,当目锐眦直上发际处。

【主　治】头旋目眩,偏头剧痛,目视眈眈。

【针　灸】灸1壮。

## 大门

【位　置】在脑后尖骨(枕外粗隆)上1寸处。

【主　治】猥腿偏风。

【针　灸】针2～3分(沿皮斜刺)。

## 夹上星

【位　置】在上星穴两旁左右各开3寸处。

【主　治】鼻中息肉。

【针　灸】　灸百壮。

## 目飞

【位　置】　在眉心直上入发际约 1 分处。

【主　治】　衄血额痛,心悸怔忡,鼻齆流泪。

【针　灸】　针 2～3 分(沿皮斜刺),灸 3 壮。

## 目明

【位　置】　正视时,当瞳孔直上入发际处。

【主　治】　太阳连脑痛,目赤,视物不明。

【针　灸】　针 2～3 分(沿皮斜刺),灸 3 壮。

## 当阳

【位　置】　正视时,瞳子直上入发际 1 寸处。

【主　治】　头痛眩晕,目赤肿痛,感冒鼻塞。

【针　灸】　针 2～3 分(沿皮斜刺),灸 3 壮。

## 插花

【位　置】　额角旁直上入发际 1 寸 5 分处。

【主　治】　头面疔疮,偏头疼痛。

【针　灸】　针 2 分(沿皮斜刺)。

## 额中

【位　置】　取目内外眦角间作 1 寸,以此目寸从两眉中央(印堂穴)上量,尽
　　　　　　处是穴。

【主　治】　烂眼弦,眩晕呕吐,颜面痛,口眼㖞斜。

【针　灸】　针 1～2 分(沿皮斜刺),灸 3～7 壮。

## 印堂

【位　置】　在两眉中央,对准鼻尖处。

【主　治】 头痛眩晕,急慢惊风。

【针　灸】 针 1～2 分(沿皮斜刺),灸 3 壮。

## 鼻交

【位　置】 在鼻骨最高处(鼻结)微上陷中。

【主　治】 中风昏睡,角弓反张,健忘眩晕,口噤黄疸。

【针　灸】 针 1～2 分,灸 1～3 壮。

## 鼻穿

【位　置】 在鼻梁之中央,向旁平开接面部处。

【主　治】 口眼歪斜,鼻中息肉,鼻塞不通,头面疔疮。

【针　灸】 针 2～3 分。

## 鼻环

【位　置】 在鼻翼半月形纹之中间接面部处。

【主　治】 酒齄鼻,疔疮。

【针　灸】 针 2 分(稍出血)。

## 鼻柱

【位　置】 在鼻翼半月形纹之下方接面部,平鼻中隔处。

【主　治】 鼻流清涕。

【针　灸】 灸 7 壮。

## 鼻准

【位　置】 在鼻柱尖端(准头)上。

【主　治】 酒齄鼻。

【针　灸】 宜用三棱针刺出血。

## 鼻流

【位　置】 在鼻孔口,正当鼻孔之中间,禾髎穴的上方。

【主　治】　鼻流清涕,鼻塞不通,香臭不闻,口噤口僻。

【针　灸】　针 2～3 分。

## 内迎香

【位　置】　在鼻孔中的上端。

【主　治】　目热暴痛。

【针　灸】　以长粗毫针轻刺出血。旧说,用芦管子撧出恶血。

## 夹人中

【位　置】　在水沟穴两旁,正对鼻流穴的下方。

【主　治】　马黄急疫。

【针　灸】　针 2～3 分。

## 立命

【位　置】　在鼻孔两旁微下凹陷中。

【主　治】　心中不安,狂言妄语,鼻塞不通。

【针　灸】　针 2～3 分。

## 笑散(散笑)

【位　置】　在笑纹中间近迎香穴处。

【主　治】　鼻塞,疔疮。

【针　灸】　针 2～3 分。

## 燕口

【位　置】　在口吻角两旁赤白肉际。

【主　治】　小儿惊风,癫狂妄言,二便秘结,颜面抽痛,口眼相牵。

【针　灸】　针 3 分,灸 1～7 壮。

## 夹承浆

【位　置】　在承浆穴旁开 1 寸处。

【主　治】马黄急疫,口眼歪斜。

【针　灸】针 2～3 分,灸 3 壮。

## 地合

【位　置】在下颌骨正中央。

【主　治】头面疔疮,牙痛牙痛。

【针　灸】针 2 分。

## 光明

【位　置】在眉弓中央,当鱼腰穴稍上,眉毛之上缘处。

【主　治】目赤肿痛,眼睑下垂。

【针　灸】针 2～3 分(沿皮斜刺),灸 3 壮。

## 鱼腰

【位　置】在眉毛之中央,正视时当瞳孔直上处。

【主　治】目赤肿痛,眼生翳膜,眼睑下垂。

【针　灸】针 2～3 分(沿皮斜刺)。

## 鱼尾

【位　置】在目外眦角端,当瞳子髎穴的稍内方处。

【主　治】一切目疾,偏头痛,口眼歪斜。

【针　灸】针 2～3 分(沿皮斜刺)。

## 睛中

【位　置】在瞳孔正中。

【主　治】一切内障,久年不能视物。

【针　灸】先取青布搭目外,以冷水淋一刻,将三棱针于目外角离开眼球 1 分许处刺入半分,然后入金针约数分深,旁入目上层,转拨向瞳仁,轻轻而下,斜插定,目闭片刻,即可见物,15 分钟出针,轻扶偃卧,仍用青布搭目外,再用冷水淋三日夜。此穴非有经验者不可轻试。

### 颥颥（侧头）

【位　置】 在眉梢及外眼角中间，上下有络脉处。

【主　治】 时邪温病，头痛目晕，口眼歪斜，一切目疾。

【针　灸】 针 1～3 分。

### 太阳

【位　置】 在眉梢与外眼角之间向后 1 寸陷者中。

【主　治】 偏头痛，一切目疾。

【针　灸】 针 3～4 分，可刺出血。

### 当容

【位　置】 在目外眦后，当耳前三阴三阳之会处，以两手按之有上下横脉则是，与耳门穴相对。

【主　治】 目赤，泪出不止。

【针　灸】 灸百壮。

### 三阴三阳

【位　置】 耳前动脉处。

【主　治】 耳聋耳鸣，飞虫入耳，上齿疼痛，口噤难开。

【针　灸】 灸 3 壮。

### 珠顶

【位　置】 两耳当门，耳珠尖上。

【主　治】 齿痛，耳痛。

【针　灸】 针 1～2 分，灸 3 壮。

### 耳孔中

【位　置】 在耳门孔上。

【主　治】 中风口僻,马黄黄疸,寒暑疫毒。

【针　灸】 以苇筒长 5 寸,一头刺入耳孔中,四畔用面密塞之,勿泄气,一头内大豆一粒,并艾烧令燃,灸 7 壮。治中风口僻,左病灸右,右病灸左。耳病灸治亦同,但须取用患侧。针 1 分。

## 耳尖

【位　置】 卷耳,当耳尖上是穴。

【主　治】 目生翳膜。

【针　灸】 针 1 分,灸 3～5 壮。

## 阳维

【位　置】 在耳翼后发际边,引耳向前时,当弦筋上是穴,与听会穴平。

【主　治】 耳聋耳鸣。

【针　灸】 针 1 分,灸 3 壮。

## 耳屏外三穴

【位　置】 ① 对耳屏外上方凹陷处。② 对耳屏外方凹陷处。③ 对耳屏下方凹陷处。

【主　治】 喉痹喉风,耳病痄腮。

【针　灸】 针 2～5 分。

## 下关下五分

【位　置】 在下关穴下 5 分处。

【主　治】 短气,疲劳,牙痛。

【针　灸】 针 3～5 分,灸 3 壮。

## 风岩

【位　置】 在耳垂与哑门穴水平线之中点微前 5 分处。

【主　治】 癫狂。

【针　灸】 针 3～5 分,每次针一侧,左右交替使用。

## 翳明

【位　置】　在耳后完骨之下与耳垂平齐处。

【主　治】　近视远视,夜盲内障。

【针　灸】　针 5～8 分。

## 鬼床

【位　置】　在耳垂下约 5 分处。

【主　治】　中风,耳病,颈项顾盼不利,齿龈痛。

【针　灸】　针 3～5 分,灸 3 壮。

按:此穴和颊车穴别名(十三鬼穴之一)同名异穴。

## 机关

【位　置】　耳下 8 分微前处。

【主　治】　中风,口噤不开。

【针　灸】　灸 5～7 壮。

## 东风

【位　置】　在天牖穴下 1 寸。

【主　治】　喉风喉痹。

【针　灸】　针 3～5 分,灸 3 壮。

## 悬命(鬼录)

【位　置】　在上唇里之中央弦上。

【主　治】　神志昏乱,妄言妄语。

【针　灸】　弦上有青色息肉为黍米大者,以针挑断之,灸 3～7 壮(宜用艾卷灸)。

## 上龈里

【位　置】　在上齿龈之里边,其外正当人中及唇。

【主　治】　马黄黄疸。

【针　灸】　宜以三棱针刺出血，或以粗毫针浅刺之。

## 上腭

【位　置】　在口里边，上腭缝赤白脉上。

【主　治】　马黄黄疸。

【针　灸】　宜以三棱针刺出血，或用粗毫针浅刺二三分。

## 聚泉

【位　置】　在舌上面正中央，伸舌取之。

【主　治】　消渴语謇，舌缓舌强。

【针　灸】　针2～3分。

## 海泉

【位　置】　在舌下正中系带上，当金津、玉液穴之中间。

【主　治】　消渴呃逆，舌缓不收。

【针　灸】　针2～3分，或以三棱针刺出血。

## 金津、玉液

【位　置】　在舌下正中系带两侧静脉上，左名金津，右名玉液。

【主　治】　消渴口疮，重舌肿痛，语謇喉痹。

【针　灸】　针2～3分，或以三棱针刺出血。

## 颊里

【位　置】　在口角内边约1寸之处。

【主　治】　马黄黄疸，寒暑瘟疫。

【针　灸】　针2分，微出血。

## 舌柱

【位　置】　在舌下之筋柱上。

【主　治】　重舌，消渴，喉痹。

【针　灸】　宜用粗毫针及三棱针刺出血。

## 唇里

【位　置】　在下唇之里，正当承浆穴内近齿龈处。

【主　治】　马黄黄疸。

【针　灸】　宜以三棱针或粗毫针刺出血。

## 面八邪

【位　置】　即承泣两穴，攒竹两穴，禾髎两穴，人迎两穴。

【主　治】　疠风。

【针　灸】　各参阅本条，或砭刺出血。

## 颈臂

【位　置】　在颈两侧浅静脉的前方，当气舍与缺盆穴中点之上处。

【主　治】　臂麻臂痛。

【针　灸】　浅刺，针沿皮向下方刺入 2 寸许，觉有触电样感觉放散至手指者，即已中穴。

按：此穴为芒针新创奇穴。

## 肩背

【位　置】　在缺盆穴上约 2 寸处，当斜方肌的上缘中部。

【主　治】　肩背痛，项背痛，疟疾。

【针　灸】　轻捻缓进，向下斜刺，直达陶道穴或身柱穴（不可刺伤肺尖）。

按：此穴为芒针新创奇穴。

## 全知

【位　置】　在左侧完骨穴直下约四横指处，当天窗穴上 2 寸，胸锁乳突肌之后缘。

【主　治】　颈项痛，全身痛。

【针　灸】　轻捻缓进,针入 2 寸,进针后有触电样感觉向下肢放散者为已中穴,如向胸背部放散,不宜下针。

按：此穴为芒针新创奇穴。

## 聋穴

【位　置】　在听宫穴上方。

【主　治】　耳聋,重听。

【针　灸】　针 3～5 分。

## 哑穴

【位　置】　① 在水突穴的前上方。② 在风池穴的上方。

【主　治】　瘖哑。

【针　灸】　针 5～7 分。

## 外金津、外玉液

【位　置】　在廉泉上约 1 寸 5 分,旁开 3 分处。

【主　治】　中风不语,流涎,舌缓舌强,一切口病。

【针　灸】　针 1 寸 5 分,轻捻缓进。

按：此穴为芒针新创奇穴。

# 第二节　胸　腹　部

## 龙颔

【位　置】　在鸠尾穴上行 1 寸 5 分处。

【主　治】　心胸冷痛。

【针　灸】　针 3～5 分(沿皮斜刺),灸 3～7 壮。

## 小儿食痫

【位　置】　在鸠尾骨端上 5 分处。

【主　治】 胸内苦闷，小儿疳虫。

【针　灸】 针3～5分(沿皮向下斜刺)，灸3～7壮。

## 神府

【位　置】 在鸠尾骨正中。

【主　治】 心痛暴绞，急剧欲死。

【针　灸】 灸百壮。

## 鸠尾骨

【位　置】 在鸠尾骨端下陷中。

【主　治】 小儿囟门不合，少年房多气短，小儿疳瘦。

【针　灸】 灸3至数十壮。

## 赤穴

【位　置】 在璇玑穴旁约1寸陷中。

【主　治】 喘息咳嗽，胸胁疼痛。

【针　灸】 针3分，灸3～7壮。

## 肋头

【位　置】 在胸骨两旁，约距中线1寸处，当第1肋骨头及第2肋骨头之间
与第2肋骨头及第3肋骨头之间，左右共4穴。

【主　治】 瘕癖呃逆，咳嗽喘息。

【针　灸】 灸3～10壮。旧说，治瘕癖，患左灸左，患右灸右，初日灸3壮，
次日灸5壮，后7壮，周而复始至十止。

## 气堂

【位　置】 天突穴外侧，当锁骨与胸骨之关节部。

【主　治】 咳嗽喘息。

【针　灸】 针2～3分，灸3～7壮。

## 胸堂

【位　置】　在两乳之内侧，当胸骨之两外侧缘。

【主　治】　喘息噎膈，咳嗽咯血，乳痛少乳，心悸怔忡。

【针　灸】　灸 3～7 壮。

## 乳上

【位　置】　量患者之口吻长度，以此口寸从乳头上量，尽处是穴。

【主　治】　胁肋疼痛，一切乳病。

【针　灸】　灸 3～5 壮。

## 乳下

【位　置】　在乳中穴下 1 寸。

【主　治】　胃痛胁痛，乳肿少乳，乳岩久嗽，干呕反胃，月经闭止。

【针　灸】　灸 3～7 壮。

## 通谷

【位　置】　乳中穴下 2 寸处。

【主　治】　心痛恶气，上胁急痛。

【针　灸】　灸 3～7 壮。

按：此穴与足少阴肾经经穴通谷同名而异穴。

## 直骨

【位　置】　在乳头下约 1 横指处，若妇女可将乳头攀下，当尽处是穴。

【主　治】　伤寒咳逆，恶注欲绝，小儿温疟，转筋四厥，久嗽不愈。

【针　灸】　灸 3～7 壮。

## 薛息

【位　置】　在两乳下第 1 肋间宛宛中。

【主　治】　小儿腹满，短气转鸣。

【针　灸】　灸 3～7 壮。

按：此穴与足阳明胃经的乳根穴同部。

## 小儿龟胸

【位　置】　在两乳内侧各 1 寸 5 分上两行,当第 2、第 3、第 4 三肋间罅,左右共 6 穴。

【主　治】　小儿龟胸(即鸡胸)。

【针　灸】　灸 3 壮(春夏从上灸下,秋冬从下灸上)。

## 痰喘

【位　置】　以绳从患者极泉穴量至乳中穴,取其半,从极泉斜向膻中穴内量,当绳头尽处是穴。

【主　治】　喘哮。

【针　灸】　灸 3～7 壮。

## 左宜

【位　置】　在左乳旁下 1 肋间。

【主　治】　春温胁痛,乳痛。

【针　灸】　针 3 分,灸 3～5 壮。

## 右宜

【位　置】　在右乳旁下 1 肋间。

【主　治】　夏瘟胁痛,乳痛。

【针　灸】　针 3 分,灸 3～5 壮。

## 肩俞

【位　置】　在肩髃穴与云门穴之中间。

【主　治】　肩臂痛不举。

【针　灸】　针 3～7 分,灸 3～5 壮。

## 肩内俞

【位　置】　在肩俞下约 1 寸。

【主　治】　肩臂痛不举。

【针　灸】　针 3～7 分,灸 3～5 壮。

## 后腋

【位　置】　在腋窝后侧横纹头,举臂取之。

【主　治】　肩臂挛急不举,颈项瘰疬,喉风喉痹。

【针　灸】　针 7 分,灸 3～7 壮。

## 转谷

【位　置】　在腋旁二肋骨间,举臂取之。

【主　治】　胸胁支满,饮食不思,谷入不化,食入复吐。

【针　灸】　针 3～5 分,灸 3～5 壮。

## 腋下(腋门、太阴阳、腋间)

【位　置】　在腋下聚毛下肋骨陷者中。

【主　治】　膈中气闭,噫哕瘰疬。

【针　灸】　针 3～5 分,灸 3～5 壮。

## 胁堂

【位　置】　在腋窝下 2 寸骨陷中。

【主　治】　胸胁支满,噫哕喘逆,吐血唾血,瞻视目黄。

【针　灸】　灸 3～5 壮。

## 旁庭

【位　置】　在胁堂下一肋间,乳后 2 寸处。

【主　治】　卒中恶气,飞尸遁注,胸胁支满。

【针　灸】　针 3 分,灸 3 壮。

## 腋气

【位　置】　剃去腋毛,在腋窝部涂敷铅粉六七日,发现黑点处是穴。

【主　治】　狐臭。

【针　灸】　灸3～4壮。

## 始素

【位　置】　在腋季肋下廉2寸处,举臂取之。

【主　治】　胁下支满,腰痛引腹,筋挛阴缩。

【针　灸】　针3～5分,灸3～7壮。

## 传尸

【位　置】　在乳头外开3寸处。

【主　治】　飞尸诸注,传尸痨瘵。

【针　灸】　灸3～7壮,男左女右。

## 纪门

【位　置】　在乳旁下二肋骨间。

【主　治】　月里风乳痛,胸胁支满。

【针　灸】　针3分,灸3～5壮。

## 疰市

【位　置】　在乳两旁斜下3寸第3肋间。

【主　治】　胸胁痛,飞尸恶中。

【针　灸】　针3分,灸3～5壮。

按:一说即旁廷穴,但部位不同。

## 截疟

【位　置】　以绳量两乳间距离,截去一半,以一端自乳头向下直量,尽处
　　　　　　是穴。

【主　治】　疟疾胸胁痛。

【针　灸】　针 3～5 分,灸 5 壮。

## 期门(胸)

【位　置】　乳旁下三肋之肋间罅处。

【主　治】　月里风胸胁痛。

【针　灸】　针 3～5 分,灸 3～5 壮。

按：此穴与足厥阴肝经之期门穴同名异位。

## 呃逆

【位　置】　在乳头直下,当第 7、第 8 肋骨之间。

【主　治】　呃逆,胸胁痛。

【针　灸】　针 3～5 分,灸 3～5 壮。

## 肓募(钱孔)

【位　置】　量乳头斜至脐中的长度,取二分之一,自乳头向下直量,当尽处
　　　　　　是穴。

【主　治】　病后损弱,腹中痞块,黄疸。

【针　灸】　灸 3～7 壮,一说随年壮。

## 饮郄

【位　置】　在食窦下约 1 寸肋间。

【主　治】　腹满肠鸣,中有水声,痛引脐旁。

【针　灸】　针 3 分,灸 3～5 壮。

## 应突

【位　置】　在饮郄穴直下 1 寸处。

【主　治】　饮食不入,腹满便秘,肠鸣泄泻。

【针　灸】　针 3～5 分,灸 3～5 壮。

## 右俞

【位　置】 在右乳旁下最末一肋间（第9肋间）。

【主　治】 冬疬，肠疝痛。

【针　灸】 针3～5分，灸3～5壮。

## 左俞

【位　置】 在左乳旁下最末一肋间（第9肋间）。

【主　治】 秋疫，肠疝痛。

【针　灸】 针3～5分，灸3～5壮。

## 九曲中府

【位　置】 疰市穴直下3寸。

【主　治】 恶风邪气，遁尸瘀血。

【针　灸】 针5分，灸3～10壮。

## 命关

【位　置】 以中脘穴至乳头的距离为一边，以此两穴为定点，作一等边三角形，当另一角顶点是穴。

【主　治】 一切脾病。

【针　灸】 灸5～7壮。

## 通关

【位　置】 中脘穴旁开5分。

【主　治】 消化不良，饮食不思。

【针　灸】 针5～8分，灸3～5壮。旧说，左拈能进饮食，右拈能和脾胃。此穴一针有四效：凡下针后良久觉脾磨食，觉针动为一效，次针破病根，腹中作声为二效，次觉流入膀胱为三效，又次觉气流行腰后骨空间为四效。

## 梅花

【位　置】 用绳量患者口吻之长度,取两段,以 90°角垂直斜交成"×"形,将其交点置中脘穴上,绳端四虎及中脘穴共成 5 穴。

【主　治】 胃心痛,食入不化。

【针　灸】 针 5～8 分,灸 3～5 壮。

## 食仓

【位　置】 中脘穴外开 1 寸 5 分处。

【主　治】 一切脾胃病。

【针　灸】 针 5～8 分,灸 3～5 壮。

## 血门

【位　置】 在中脘穴旁开 3 寸处。

【主　治】 胃气痛,食欲不振。

【针　灸】 针 5～7 分,灸 3～5 壮。

## 食关

【位　置】 在建里穴外开 1 寸处。

【主　治】 噎膈反胃,饮食不化,胃气痛。

【针　灸】 针 5～8 分,灸 3～5 壮。

## 脐上下

【位　置】 在脐孔上下各 1 寸 5 分处,计 2 穴。

【主　治】 黄疸,下痢,胃痛,腹痛。

【针　灸】 针 5～8 分,灸 3～5 壮。

## 水分

【位　置】 在任脉水分穴旁外开 1 寸 5 分处。

【主　治】 气喘,单蛊胀。

【针　灸】　针 7 分～1 寸,灸 5～15 壮。

## 长谷(循际)

【位　置】　在脐孔旁 2 寸 5 分处。

【主　治】　不嗜食,食入不化,下痢,水肿。

【针　灸】　针 5～8 分,灸 3～7 壮。

## 魂舍

【位　置】　在脐孔旁 1 寸处。

【主　治】　腹痛腹泻,消化不良,大便秘结。

【针　灸】　针 5～8 分,灸 5 壮。

## 脐四边

【位　置】　脐孔上下左右各 1 寸处,计 4 穴。

【主　治】　小儿暴痫,腹中雷鸣。

【针　灸】　针 5～8 分,灸 5 壮。

## 三角灸

【位　置】　取患者口吻为标准,自脐孔为顶点,作一等边三角形,其两下角
　　　　　之顶点及脐孔共得 3 穴。

【主　治】　奔豚上冲,冷疝心痛。

【针　灸】　灸 3～7 壮。患偏坠者左病灸右,右病灸左。

## 囟门不合

【位　置】　在脐上下各 5 分处。

【主　治】　囟门不合,肠鸣下痢,水肿疝痛。

【针　灸】　针 3～7 分,灸 3～7 壮。

## 鬼门

【位　置】　在两乳下一麦粒许处。

【主　治】 小儿天钓,短气转鸣。

【针　灸】 灸 7 壮。

## 肋罅

【位　置】 以绳量两乳,取二分之一,从乳头后量,当绳头尽处肋间罅是穴。

【主　治】 胸胁痛,痨瘵,咳嗽。

【针　灸】 灸随年壮或 5～7 壮。

## 盲肠

【位　置】 在右侧髂前上棘与脐孔连线的中点处。

【主　治】 肠痛,腹泻。

【针　灸】 针 1 寸 2 分,灸 27～50 壮。

## 石关

【位　置】 在心募(巨阙)下 2 寸(即中脘穴处)两旁各 5 寸处。

【主　治】 产后两胁痛。

【针　灸】 灸 50 壮。

按:此与足少阴肾经的经穴石关异位而同名。

## 气中(气冲)

【位　置】 在气海穴旁 1 寸 5 分处。

【主　治】 腹痛肠鸣,溺血气喘。

【针　灸】 针 2 寸 5 分,灸 50 壮。

## 腹肋头

【位　置】 在第 10 肋骨端。

【主　治】 胁痛腹痛,腰痛引少腹,肝脏疾患。

【针　灸】 针 3～5 分,灸 3～7 壮。

## 经中

【位　置】 在气海穴旁 3 寸处。

【主　治】　五淋便秘,赤白带下,月经不调。

【针　灸】　针 5 分,灸 3～5 壮。

## 绝孕

【位　置】　在脐下 2 寸 3 分处。

【主　治】　妇人欲绝孕。

【针　灸】　灸 3 壮。

## 子户、胞门

【位　置】　在关元穴两旁各 2 寸处,左为胞门,右为子户。

【主　治】　子宫虚冷,不能成孕,妇女淋病,腹中积聚。

【针　灸】　针 8 分～1 寸,灸 15～50 壮。

## 肠遗（肠送）

【位　置】　在中极穴外开 2 寸处。

【主　治】　疝痛便秘,赤白带下,月经不调。

【针　灸】　针 8 分～1 寸,灸 5～10 壮。

## 肠道（遗道）

【位　置】　在中极穴外开 2 寸 5 分处。

【主　治】　遗溺。

【针　灸】　灸随年壮或 5～7 壮。

## 子宫

【位　置】　在中极穴外开 3 寸处。

【主　治】　妇人不孕,子肠下脱。

【针　灸】　针 8 分～1 寸 5 分,灸 7～15 壮。

## 气门

【位　置】　在关元穴旁开 3 寸处。

【主　治】　漏血下血,胎孕不成,疝气偏坠。

【针　灸】　针 5 分～1 寸,灸 15～50 壮。

## 子肠

【位　置】　在中极穴旁开 3 寸 5 分处。

【主　治】　妇女阴挺。

【针　灸】　针 1 寸～1 寸 4 分,灸 5～10 壮。

## 维胞

【位　置】　在维道穴向内斜下 1 寸处。

【主　治】　妇女阴挺。

【针　灸】　针 1 寸 2 分～1 寸 5 分,灸 5～10 壮。

## 维宫

【位　置】　在维道穴内斜下 2 寸处。

【主　治】　妇女阴挺。

【针　灸】　针 1 寸 2 分～1 寸 5 分,灸 5～10 壮。

## 羊矢

【位　置】　股内横纹中,按之皮肉间有核如羊矢者处。

【主　治】　疝气偏坠。

【针　灸】　灸 3～7 壮。

## 身交

【位　置】　在脐下横纹中。

【主　治】　妇人阴挺,遗尿闭尿,大便秘结。

【针　灸】　针 5～8 分,灸 5～10 壮。

## 关寸

【位　置】　取患者口寸从关元穴下量 1 口寸作一假点,从此假点下量 1 寸处是穴,再从假点左右平量 1 寸处,共计 3 穴。

【主　治】 遗精遗尿,赤白带下,腹痛疝痛,月经不调。

【针　灸】 针 5～8 分,灸 3～7 壮。

## 横骨

【位　置】 耻骨软骨接合部的中央。

【主　治】 闭尿遗尿,癫疝淋病。

【针　灸】 针 3～4 分,灸 3～5 壮。

按:此穴与足少阴肾经横骨穴同名而异位。

## 泉阴

【位　置】 在横骨穴(奇穴)旁开 3 寸处。

【主　治】 癫疝偏坠。

【针　灸】 针 3～5 分,灸 3～7 壮。

## 育门

【位　置】 在脐心下 7 寸旁开 3 寸 5 分处。

【主　治】 女子久婚不育。

【针　灸】 灸 3～7 壮。

## 阑门

【位　置】 当男子阴茎根旁开 3 寸处。

【主　治】 疝气冲心,阳强不倒,木肾偏坠。

【针　灸】 针 5 分,灸 3～7 壮。

## 关门

【位　置】 当男子阴茎根下旁开 2 寸处。

【主　治】 疝气冲心,阳强不倒。

【针　灸】 针 5 分,灸 3～7 壮。

## 玉泉

【位　置】在屈骨下,阴茎上际。

【主　治】癫疝偏坠,小便不利。

【针　灸】灸 3～7 壮。

## 泉门

【位　置】在女子横骨下,阴上际。

【主　治】妇人绝嗣不生,漏下赤白。

【针　灸】灸 5～10 壮。

## 龙门

【位　置】在女子横骨下方,泉门穴之下,当入阴内外之际。

【主　治】月经不调,子肠下垂,久婚不育。

【针　灸】针 3～5 分,灸 1～3 壮。

## 玉门头

【位　置】在女子阴户上,大阴唇内。

【主　治】癫狂,阴疮。

【针　灸】针 3 分,或用艾卷熏灸片刻。

## 窈漏

【位　置】在女子阴庭溺孔之端。

【主　治】阴疮阴痒,癫狂阴挺。

【针　灸】针 3 分,或用艾卷熏灸。

## 势头

【位　置】男子阴茎头尿孔上宛宛中。

【主　治】阴暴缩,癫狂。

【针　灸】灸 1 壮,或以艾卷熏灸。

## 阴囊下横纹

【位　置】　在阴囊下第1横纹中央。

【主　治】　猝然中恶,眼反口噤,腹中切痛。

【针　灸】　灸14壮。

## 囊底

【位　置】　在阴囊下十字纹中。

【主　治】　肾脏风疮,小肠疝气,小儿偏坠,阴中湿痒。

【针　灸】　灸3～7壮。

## 脐下六一

【位　置】　在脐下6寸,旁开各1寸处。

【主　治】　疝气冲心痛。

【针　灸】　灸3～7壮。

## 大泉

【位　置】　在腋前胸臂之交处。

【主　治】　痧症胸胁痛,肩臂痛。

【针　灸】　针5～8分。

## 五柱灸

【位　置】　即巨阙、中脘、下脘及左右梁门5穴。

【主　治】　胃痛,气喘。

【针　灸】　灸3～5壮。

# 第三节　背　腰　部

## 新识

【位　置】　在第3颈椎下外开1寸5分,当风池穴直下后发际下1寸5分处。

【主　治】　项强喉痛，角弓反张，肩背酸痛，咳嗽喘息。

【针　灸】　针 3～5 分，灸 3～5 壮。

## 百劳

【位　置】　在大椎穴上 2 寸外开 1 寸处。

【主　治】　瘰疬肺痨。

【针　灸】　灸 27 壮，分 3 次报灸，每次 9 壮。

## 下百劳

【位　置】　在大椎外开 1 寸 3 分处。

【主　治】　咳嗽瘰疬，肺痨背痛。

【针　灸】　针 3～5 分，灸 3～7 壮。

## 椎顶（崇骨、太祖）

【位　置】　在第 6、第 7 颈椎棘突之间。

【主　治】　疟疾咳嗽，顿咳项痛。

【针　灸】　针 3 分，灸 5～7 壮。

## 顶椎

【位　置】　在第 7 颈椎棘突端。

【主　治】　消渴。

【针　灸】　灸 3～7 壮。

## 癫痫（脊梁中央）

【位　置】　在脊梁中央，当大椎穴和尾闾骨端之中点处。

【主　治】　消渴，黄疸，癫痫。

【针　灸】　灸 3～15 壮。

## 喘息

【位　置】　在第 7 颈椎外开 1 寸处。

【主　治】　喘息,风疹。

【针　灸】　针4分,灸3~7壮。

## 臣觉(巨觉、巨搅)

【位　置】　在肩胛骨上角边际,两手相抱时当中指的尽端是穴。

【主　治】　喜怒悲泣无常。

【针　灸】　针5分,灸随年壮。

## 柱侧

【位　置】　在第3胸椎棘突下外开5分处。

【主　治】　胸腹久痛不愈,腰背痛,虚劳咳嗽。

【针　灸】　针4分,灸3~7壮。

## 六华、八华

【位　置】　以绳量患者两乳间距离,折作四等分,截一留三,将其余的绳作一等边三角形,照样剪成纸片,将此三角形的顶角置大椎穴上,其下端两底角的顶点处是穴。再将此纸片三角形的顶点置于前三角形底边的中点上,当其两底角的顶点处亦是穴。又将此纸片三角形的顶点置第2次三角形底边的中点上,其两底角的顶点也是穴位。这样左右计取六穴,称为六华穴。若再以此纸片三角形的顶点置第3次三角形底边的中点上,其两底角的顶点连前共成八穴,称为八华穴。兹附图解如下。

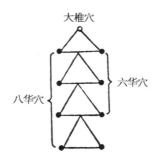

【主　治】　虚弱羸瘦,骨节疼痛,盗汗咳嗽。

【针　灸】　灸7～9壮。

## 巨阙俞

【位　置】　在第4胸椎棘突下陷中。

【主　治】　咳嗽，喘息。

【针　灸】　针3～4分，灸3～7壮。

## 患门

【位　置】　以绳自患者足大趾端沿足底后跟上量至委中穴处切断，即以此绳自鼻尖沿头顶正中引至背脊，绳尽处作一点记，再以另一绳折成"∧"形，由鼻中隔下齐两口角截断，然后将此绳之中点按在脊背假点上，向两侧引伸，绳之两端是穴（按此穴《针灸聚英》记载谓即心俞两穴）。

【主　治】　虚劳羸瘦，咳吐脓血，食少力乏，遗精盗汗。

【针　灸】　灸7～15壮，或灸随年壮。

## 无名穴

【位　置】　在第2胸椎棘突下陷中。

【主　治】　癫狂。

【针　灸】　针3～4分，灸3～7壮。

## 中风不语

【位　置】　在第2胸椎棘突及第5胸椎棘突上陷中，共2穴。

【主　治】　中风不语。

【针　灸】　针3分，灸7壮。

## 八曜

【位　置】　在大椎穴上下左右各开1寸，斜四方亦各开1寸，共计8穴。

【主　治】　胃病呕吐，妊娠恶阻。

【针　灸】　针5分，灸7～15壮。

## 肩上

【位　置】　在大椎穴与肩胛骨之正中。

【主　治】　肩臂痛,齿痛,喉痹。

【针　灸】　针 4～6 分,灸 3～7 壮。

## 肩头

【位　置】　在肩端起骨尖上,当锁骨与肩胛关节上际之陷中。

【主　治】　肩臂痛,齿痛。

【针　灸】　针 3～5 分,灸 3～7 壮。

## 肩柱骨

【位　置】　肩端起骨尖,即肩峰端上处是穴。

【主　治】　瘰疬,手不能举动。

【针　灸】　灸 3～7 壮。

## 灸哮

【位　置】　以绳环患者颈项向胸前下垂,至鸠尾骨尖端切断,然后转向背后,绳之中央平结喉,当绳两端并脊上之处是穴。

【主　治】　喘息,咳嗽。

【针　灸】　灸 3～7 壮。

## 背甲中间

【位　置】　在背部肩胛骨之中间。

【主　治】　癫狂。

【针　灸】　灸 3 壮。

## 胛缝

【位　置】　在肩胛端,当腋缝尖处是穴。

【主　治】　肩背痛连胛。

【针　灸】　针3分。

## 背缝

【位　置】　在肩端骨直下,后腋缝尖上,当膏肓穴水平线上5分处。
【主　治】　肩背疼痛。
【针　灸】　针3分,灸7壮。

## 银口

【位　置】　在肩胛骨之下角处。
【主　治】　咳血,胸胁痛。
【针　灸】　针4分,灸3~7壮。

## 胃脘下俞、膵俞

【位　置】　在第8胸椎棘突下,及两旁各开1寸5分处,计3穴。
【主　治】　消渴,咽喉干燥,腹痛呕逆。
【针　灸】　针3~5分,灸3~7壮。

按:若仅取左右两穴,称为膵俞。

## 气喘

【位　置】　在第7胸椎旁开2寸处。
【主　治】　哮喘,咳嗽。
【针　灸】　针3~5分,灸3~7壮。

## 咳嗽

【位　置】　以绳从患者两乳环身一周,前后高度相平,绳之着脊柱处是穴。
【主　治】　肺痨咳嗽。
【针　灸】　灸5~7壮。

## 八椎下

【位　置】　第8胸椎棘突下陷中。

【主　治】　疟疾。

【针　灸】　针 3～5 分，灸 3～7 壮。

## 四花

【位　置】　(1)以绳量患者两口角之间的长度，以此长为边，裁一正方形纸片，正中剪一小孔；另用绳踏脚下，前平足大趾端，后至委中穴止，再以该绳环在结喉下，垂向背后，当绳端着脊处作一点记，即以此纸孔按于点上，当四角之端是穴（按此法据《针灸聚英》云即膈俞、胆俞左右四穴）。

(2)以绳绕患者颈项，后平大椎，前平结喉，两端下垂至鸠尾穴切断，然后转绳向背后，原置大椎穴处之绳，置结喉上，当绳尽端着脊处作一假点，另用一绳折作"∧"形，由鼻中隔下垂至两边口角切断，即以此绳之中点直置假点上，其上下两端着脊处用墨点记是穴。再以此绳之中点横置假点上，左右两端着背处用墨点记亦是穴。计 4 穴。

【主　治】　虚弱羸瘦，喘息痨瘵。

【针　灸】　灸 7～10 壮。一说初灸 7 壮，累灸至百壮，并须兼灸足三里。

## 经门六之灸

【位　置】　即以上穴（四花）第 2 法取得之着脊处三点为假点，用同法取得的口寸的中点置此三假点上，左右共得 6 穴。

【主　治】　体质虚弱，喘息痨瘵。

【针　灸】　针 5～7 分，灸 7～10 壮。

## 胃病六之灸

【位　置】　即取膈俞、肝俞、脾俞 6 穴共灸之。

【主　治】　一切胃病，呃逆喘息。

【针　灸】　灸 5～15 壮。

## 至阳六之灸

【位　置】　以至阳穴为中心点，在两旁 5 分处各取 1 穴，再于此左右两穴的上下相去三四分处各取 1 穴,计成 6 穴。

【主　治】　胃病。

【针　灸】　灸 3～5 壮,每日 1 次,连灸 1 至数月。

## 阶段之灸

【位　置】　从第 7～第 11 胸椎下两旁去脊各 2 寸处,左右共计 10 穴。

【主　治】　肺痨咳嗽。

【针　灸】　灸 5～15 壮。

## 斜差

【位　置】　即肝俞与脾俞两穴,男取左肝俞右脾俞,女取右肝俞左脾俞,两
　　　　　　穴形成斜差。

【主　治】　胃病。

【针　灸】　灸 5～15 壮。

## 枢边

【位　置】　在第 10 胸椎下外开 1 寸处。

【主　治】　黄疸。

【针　灸】　灸 5～20 壮。

## 浊浴

【位　置】　在第 10 胸椎下去脊各 2 寸 5 分处(一云在胆俞外 5 分部)。

【主　治】　胆病胸中满。

【针　灸】　针 3～5 分,灸 5～20 壮。

## 接骨

【位　置】　在第 12 胸椎棘突下陷中。

【主　治】　胃痛,小儿癫痫,下痢脱肛,脊背痛。

【针　灸】　灸 5～7 壮。

### 肘椎（夹脊）

【位　置】　伏卧伸臂，以绳度两肘尖，依绳下脊椎棘突陷中是穴，再旁开各
1寸取两穴，计3穴。

【主　治】　霍乱吐泻，心腹胀痛。

【针　灸】　灸5～10壮，三穴一齐着火。

### 痞根

【位　置】　在第13椎下外开3寸5分处。

【主　治】　痞块久不愈。

【针　灸】　灸7～15壮。

### 血愁

【位　置】　在第14椎骨上。

【主　治】　吐血、衄血、便血及一切血症。

【针　灸】　灸7壮。

### 肠风

【位　置】　在第14椎下旁开1寸处（一说在命门穴与肾俞穴之间）。

【主　治】　肠风下血，诸痔，及小儿饮水不歇，面目黄者。

【针　灸】　灸3～7壮。

### 积聚痞块

【位　置】　第14椎下外开4寸处。

【主　治】　脘痛，肠鸣腹痛，胁痛。

【针　灸】　针3～5分，灸3～7壮。旧说，左病灸右，右病灸左。

### 腰部八穴

【位　置】　取患者示、中、环三指中央关节之横长度为边长，作一等边三角形，
剪成五块纸片，然后在命门穴下1寸处划一横线，将三块纸片平排

于此横线下,顶角向下,中间三角形顶角的顶点必须在脊柱上,其上缘共得四点,即是 4 穴,再在此三只三角形的顶点上平排两块纸片,其左右两外角的顶点,及两下角的顶点亦得 4 穴,如图 3 - 1。

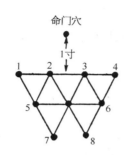

图 3 - 1　腰部八穴取穴方法

【主　治】　虚痨羸瘦,身体衰弱。

【针　灸】　灸 10～15 壮(本穴灸法为日本原志勉博士所发明,灸时以感觉温热为度,并须兼灸足三里穴,每日施灸 1 次)。

## 下极俞

【位　置】　在第 2 腰椎棘突下陷中。

【主　治】　腹疾腰痛,膀胱寒,澼饮注下。

【针　灸】　灸随年壮。

## 腰眼(鬼眼、癸亥、遇仙)

【位　置】　伏卧伸足,两手掌重叠按于额上,当第 4、第 5 腰椎之左右两旁陷凹处是穴。

【主　治】　痨瘵虚羸,消渴,腰痛。

【针　灸】　针 3～5 分,灸 3～7 壮。

## 腰宜

【位　置】　在第 4 腰椎下外开 4 横指处。

【主　治】　妇人血崩,腰痛。

【针　灸】　针 5～8 分,灸 3～7 壮。

## 子宫出血

【位　置】 在骶骨尖端上 5 寸处作一基点,再从此基点两侧各开 1 寸 5 分处做两点,复从基点上 1 寸作一点,并亦在其两侧各开 1 寸 5 分处再做两点,共得 6 穴。

【主　治】 子宫出血。

【针　灸】 灸 7～15 壮。

## 痔疮

【位　置】 在背脊骨对脐下 1 寸处。

【主　治】 痔疮。

【针　灸】 灸 7 壮。

## 十七椎下

【位　置】 在第 5 腰椎棘突下陷中。

【主　治】 腰痛,转胞。

【针　灸】 灸 7～50 壮。

## 腰目

【位　置】 在肾俞下 3 寸,夹脊两旁各 1 寸 5 分处。

【主　治】 消渴小便数。

【针　灸】 灸 3～7 壮。

## 下腰(三宋骨)

【位　置】 在八髎正中央,脊骨上。

【主　治】 泄痢及下脓血久不愈。

【针　灸】 灸 50～100 壮。

## 间上

【位　置】 取中指端至本节横纹之长度,从尾闾骨端向上量至尽处是穴,复取此长度之半，左右横量，尽处亦是穴，一排计 3 穴。

【主　治】 痔疮下血。

【针　灸】 灸 3～7 壮。

## 鸠杞

【位　置】 在尾骶骨上两椎处陷中。

【主　治】 妇人血崩。

【针　灸】 灸 3～7 壮。

## 腰奇

【位　置】 在尾骶骨端上 2 寸处。

【主　治】 癫痫。

【针　灸】 将皮提起，先直刺 3 分，再往上刺进 2 寸余，有酸胀感扩散向上者为佳。

## 灸血病

【位　置】 在第 3 骶骨假棘突起处。

【主　治】 吐血、衄血、便血、尿血、妇女血崩等一切血病。

【针　灸】 灸 3～7 壮。

## 尾穷骨

【位　置】 在尾间骨端上 1 寸及左右各开 1 寸处，平排计 3 穴。

【主　治】 腰痛不能俯仰。

【针　灸】 灸 3～7 壮。

## 淋泉

【位　置】 取患者口寸从长强穴上量，在尽处作一点记，再取此口寸之半从点记左右两旁横量，尽处得两穴即是。

【主　治】 一切淋病。

【针　灸】 灸 7 壮。

## 小儿疳痢

【位　置】　在尾闾骨端上 3 寸处。

【主　治】　小儿疳痨羸瘦,腹痛下痢,脱肛。

【针　灸】　针 3 分,灸 5 壮。

## 团冈(环冈)

【位　置】　在小肠俞穴下 2 寸处。

【主　治】　便秘尿闭,腰痛腹痛。

【针　灸】　针 5 分,灸 3~7 壮。

## 环中

【位　置】　在环跳与腰俞穴之中间。

【主　治】　腰腿痛。

【针　灸】　针 1~2 寸,灸 3~7 壮。

## 回气

【位　置】　在尾骶骨尖端上。

【主　治】　大便不禁,五痔便血。

【针　灸】　灸 5~100 壮。

## 玉田

【位　置】　在尾骶骨上四椎之下。

【主　治】　难产。

【针　灸】　针 2~3 分,灸 3~7 壮。

## 贫血灵

【位　置】　在尾骶骨上 4 横指处,玉田穴下方。

【主　治】　血虚。

【针　灸】　灸 3~7 壮。

## 耀中

【位　置】 在尾骶骨上三椎之下。

【主　治】 难产,崩漏,痔疮,泄痢。

【针　灸】 针2～3分,灸2～5壮。

## 下椎

【位　置】 在腰俞穴上一椎之下陷中。

【主　治】 月经不调,痔疾淋病。

【针　灸】 针2～3分,灸3～5壮。

## 脊三穴

【位　置】 在哑门穴下1寸处,第1胸椎棘突下及第5腰椎棘突下共
3穴。

【主　治】 痉病。

【针　灸】 针3～5分,灸3～7壮。

## 脊五穴

【位　置】 先在第2胸椎棘突上作第1点,尾闾骨之尖端作第2点,并在两
点间的中央作第3点,再以第1点与中央点的距离折半,以此长
度折成一等边三角形,将其顶点置中点上,其两下角的顶点处亦
是穴,计成5穴。

【主　治】 小儿痉挛,癫痫。

【针　灸】 灸3～7壮。

## 华佗夹脊穴

【位　置】 自第1胸椎之下到第5腰椎下,每椎从脊中旁开5分处是穴,计
左右共34点。

【主　治】 肺痨咳嗽,喘息,一切慢性病。

【针　灸】 各灸7～15壮。

## 九连环

【位　置】 在第 1、第 3、第 5、第 7、第 9、第 11 胸椎,第 1、第 3、第 5 腰椎棘
　　　　　 突下陷中。

【主　治】 一切慢性疾病。

【针　灸】 针 3～5 分,灸 3～7 壮。

## 五处

【位　置】 取患者手中指端至腕后横纹之长度,从长强穴上量,当尽处为第
　　　　　 1 穴。再以此长度之半从第 1 穴左右横量,当尽处为第 2、第 3
　　　　　 穴。又在第 1、第 2 穴和第 1、第 3 穴之中间取第 4、第 5 穴,计左
　　　　　 右横平 5 穴。

【主　治】 一切腰间疾病。

【针　灸】 针 1 寸,灸 7～11 壮。

## 中空

【位　置】 在肾俞下 3 寸旁开 2 寸处。

【主　治】 腰痛难立。

【针　灸】 灸 7 壮。

按:此穴他书均在肺俞下 3 寸旁开 2 寸,今从《经穴汇解》订正。

## 横痃

【位　置】 使患者用手按在臀部中央,中指置于尾骨尖端,拇指直对环跳
　　　　　 穴,在拇、示二指之间取之是穴。

【主　治】 梅毒,横痃,一切痔疾。

【针　灸】 针 5～7 分,灸 1～3 壮。

## 五脏俞

【位　置】 即肺俞、心俞、脾俞、肾俞、肝俞五脏的背俞穴。

【主　治】 疠风,湿毒入中五脏。

【针　灸】　每穴可灸 5～10 壮。

## 背监

【位　置】　使患者赤足在平坦处并脚站立,用绳一条自脚板周匝截断,却于项前搬过背上,两头绳尽处脊骨中是穴。

【主　治】　疟疾。

【针　灸】　灸 21 壮(将发时灸之)。

## 上字灸、下字灸

【位　置】　命门、十五椎、阳关、阳关左右的华佗夹脊穴。

【主　治】　腰尻痛,脊背痛,腹寒痛,下肢疼痛麻痹,妇科疾患。

【针　灸】　各灸 5～15 壮。

注:如仅治腰腹部疾病,宜改用命门左右的华佗夹脊穴,代替阳关左右的华佗夹脊穴,如是则为下字灸。

## 喇麻

【位　置】　在天宗穴斜至腋纹头约 1 寸 5 分处,平譩谵穴。

【主　治】　喉痛。

【针　灸】　针 8 分～1 寸。

## 骑竹马

【位　置】　以绳量取患者中指端至尺泽穴之长度,另以绳量取两段中指同身寸之长度。乃令患者跨坐大竹竿上,两人扛抬之,患者两足尖稍离地,背脊挺直,即以前量之绳自患者尾骶骨端沿脊上量,绳尽处作一假点,再以后量之绳的中点置假点上,两端向左右引伸,其尽处是穴。

【主　治】　一切痈疽发背,无名肿毒。

【针　灸】　灸 7～37 壮。

## 脊缝

【位　置】　自第 1 胸椎至第 5 腰椎去脊两旁各开约 4 分半处。左右共 34 穴。

【主　治】　龟背风。

【针　灸】　针 3～4 分。

按：此穴与华佗夹脊灸穴略同。

## 竹杖

【位　置】　令人直立，以竹杖立地上比脐心，截痕再比脊背，当痕处是穴。

【主　治】　纳呆，脱肛，痔疾，腰痛。

【针　灸】　灸 7～15 壮。

按：此穴约当命门处。

## 新四花

【位　置】　在第 2、第 3 胸椎左右旁开 6 分处。

【主　治】　顿咳。

【针　灸】　针 3～5 分。

按：临床上须配大椎穴同用。

# 第四节　上　肢　部

## 三商

【位　置】　包括少商、中商、老商三穴：

少商——在大指内侧爪甲角一韭叶许。

中商——在少商穴和老商穴下方的中间，离爪甲根一韭叶处。

老商——在大指外侧爪甲角部，与少商穴相对。

【主　治】　感冒。

【针　灸】　排行三针，用三棱针点刺，不挤出血。

## 大都

【位　置】　在手大指次指虎口赤白肉际，握拳取之。

【主　治】　头风牙疼。

【针　灸】　针 1～3 分，灸 7 壮。

## 上都

【位　置】　在手示指、中指本节歧骨间，握拳取之。

【主　治】　手臂红肿，风热目痛。

【针　灸】　针 1～3 分，灸 5 壮。

## 中都

【位　置】　在手中指、环指本节歧骨间。

【主　治】　手臂红肿，风热目痛。

【针　灸】　针 1～3 分，灸 5 壮。

## 下都

【位　置】　在手环指、小指本节后歧骨间。

【主　治】　手臂红肿，目肿痛。

【针　灸】　针 1～3 分，灸 5 壮。

## 八邪

【位　置】　在手五指歧缝间，即前列大都、上都、中都、下都左右 8 穴之总称。

【主　治】　头风牙痛，目肿赤，手臂红肿，五指疼麻，鹅掌风，疬风。

【针　灸】　针 1～3 分，灸 5 壮，或刺出血。

## 十宣（鬼城）

【位　置】　在两手十指尖端，去爪甲 1 分许，左右计 10 穴。

【主　治】　卒中，中暑，乳蛾，发狂，一切阳热有余及气血暴脱的急症。

【针　灸】　针 1 分，凡阳热有余之症可以刺泻出血，灸 3 壮。

## 十王

【位　置】　在手十指爪甲后正中赤白肉际。

【主　治】　痧症,中暑,霍乱。

【针　灸】　用三棱针或粗毫针刺出血,针头斜向指关节。

## 大拇指头

【位　置】　在两手大拇指尖端。

【主　治】　五尸,通身水肿。

【针　灸】　针1分,灸5～7壮。

## 大指甲根

【位　置】　在手大指爪甲根后约1分许处赤白肉际。

【主　治】　乳蛾,卒中。

【针　灸】　排行三针,用三棱针刺出血。

## 小儿盐哮（小指尖）

【位　置】　在手小指尖端上,男取左,女取右。

【主　治】　顿咳,小儿盐哮,消渴。

【针　灸】　针1～3分,灸5～7壮。

## 小指中节

【位　置】　在小指中节外侧横纹头上,屈指取之。

【主　治】　身上生瘤。

【针　灸】　刺出黄水,男左女右。旧说,针后不可洗手,洗则复发。

## 小骨空

【位　置】　在手小指背面中节骨尖上,握拳取之。

【主　治】　手节疼,目痛,烂弦风,冷泪不止。

【针　灸】　灸3～5壮。

## 大骨空

【位　置】　在手大拇指中节骨尖上,握拳取之。

【主　治】　目久痛,翳膜内障,吐泻。

【针　灸】　灸 3～5 壮。

## 中魁

【位　置】　在手中指背面中节骨尖上,握拳取之。

【主　治】　噎膈反胃。

【针　灸】　灸 5～7 壮。

## 中指节

【位　置】　在两手中指背第 3 节(原载为第 1 节,系从指端算起者)前有陷凹处。

【主　治】　牙齿疼。

【针　灸】　灸 7 壮。

## 小指节

【位　置】　在手小指本节骨尖上,握拳取之。

【主　治】　久年胃病。

【针　灸】　灸 3～5 壮。

## 拳尖

【位　置】　在手中指本节骨尖上,握拳取之。

【主　治】　目赤,目翳,目疼。

【针　灸】　灸 3 壮,左灸右,右灸左。

## 五虎

【位　置】　在示指及环指本节骨尖上,握拳取之。

【主　治】　手指拘挛。

【针　灸】　灸 3 壮。

## 一扇门、二扇门

【位　置】　在中指背两旁夹界下 5 分处,中、示二指间名一扇门,中指、环指间名二扇门。

【主　治】　热病汗不出,疥疮,目疾。

【针　灸】　针 1～3 分,灸 3～7 壮。治热病发汗,宜用指针法揉掐。

## 威灵

【位　置】　在虎口下两旁歧骨间有圆骨处,即当大指和次指本节之下际。

【主　治】　卒死。

【针　灸】　针 3～5 分,或用指针法,揉按推掐。

## 精灵

【位　置】　在手四指、五指夹界下半寸处。

【主　治】　痰壅气促。

【针　灸】　针 3～5 分。

按:以上二穴本书系据《经穴汇解》辑入,与他书不同。

## 三门(少骨)

【位　置】　在手次指本节后内侧陷中。

【主　治】　蜂窝疽。

【针　灸】　灸 3～7 壮。

## 虎口

【位　置】　在合谷穴前歧缝间。

【主　治】　心痛,烦热头痛,小儿唇紧。

【针　灸】　针 3 分,灸 7 壮。

## 傍虎

【位　置】　在中指和示指本节后歧骨间。

【主　治】　咽喉痛。

【针　灸】　灸 5～7 壮。

## 外劳宫

【位　置】　在手背正中央是穴。

【主　治】　指不能伸,指掌痒麻,小儿急慢惊风,粪白不变,五谷不消,肚腹泄泻。

【针　灸】　针 5 分,灸 3 壮。

## 凤眼

【位　置】　在手大指爪甲后约 1 寸许,内侧横纹头处。

【主　治】　小儿夜盲。

【针　灸】　灸 3～5 壮。

## 大指内侧横纹头

【位　置】　在大指中节内侧横纹头处。

【主　治】　五指不能伸屈,目生白翳。

【针　灸】　针 1～2 分,灸 1～2 壮。旧说,治目翳须兼灸小指本节尖 3 壮。

## 鬼当

【位　置】　在手拇指本节外侧横纹头处。

【主　治】　小儿泄泻,目赤,喉痹。

【针　灸】　针 1～2 分,灸 3～5 壮。旧说,兼灸小指本节尖,治五指不能屈伸;兼肝俞灸之,治雀目。

## 地神

【位　置】　在手拇指与掌交界之横纹中央部。

【主　治】　缢死。

【针　灸】　灸 7 壮。

## 端正

【位　置】　在中指第 2、第 3 节(一说在第 1、第 2 节,系从指端计算排列者)

关节横纹中央。

【主　治】　小儿疳积。

【针　灸】　针1～2分。

## 四缝

【位　置】　在手示指、中指、环指、小指四指的掌面第2、第3节(一说在第
1、第2节,此乃从指端计算排列者)横纹中央。

【主　治】　小儿疳积,猢狲痨。

【针　灸】　刺出黄白色之透明液。

## 中平

【位　置】　在手中指根接掌处横纹中央。

【主　治】　口疮。

【针　灸】　针2分,灸1～3壮。

## 指根

【位　置】　在手示指、中指、环指、小指的第1节接掌处横纹中央。

【主　治】　手指生疔。

【针　灸】　针3分(初起时刺之),灸5～7壮。

## 八关大刺

【位　置】　在十指缝中。

【主　治】　大烦热昼夜不息,目赤痛欲出。

【针　灸】　刺出血。

按：此穴疑即八邪穴。

## 手心

【位　置】　在手掌正中心。

【主　治】　黄疸,卒死,癫痫。

【针　灸】　针2～3分,灸1～7壮。

## 风关

【位　置】　在示指横纹中。

【主　治】　小儿惊风。

【针　灸】　刺出血,见血即可,男先左手,女先右手,针毕务出汗为妙,不见汗不效。

## 内阳池

【位　置】　在手掌中,大陵穴前1寸陷中。

【主　治】　鹅掌风,咽喉痛。

【针　灸】　针5分,灸5～7壮。

## 板门

【位　置】　在鱼际穴内向掌心1寸处。

【主　治】　齿痛,咽喉痛,气促气攻。

【针　灸】　针5分,或用指针法揉按。

## 阴池

【位　置】　在内阳池旁向桡侧1寸处。

【主　治】　咳血,喉痛,嘶哑。

【针　灸】　针5分,灸3～5壮。

## 高骨

【位　置】　在掌后桡骨茎突上。

【主　治】　手痛。

【针　灸】　灸7壮。

## 池泉（永泉）

【位　置】　在手腕之横纹中,正与大陵穴相对处。

【主　治】　一切心胸痛不止。

【针　灸】　针3分,灸3壮。

## 中泉

【位　置】　在手腕背面,当阳池穴与阳溪穴之中间。

【主　治】　胃气上逆,吐血,胸中气满不得卧,掌中热,目生白翳。

【针　灸】　针3～5分,灸7壮。

## 靠山

【位　置】　在手大指下掌根处腕中。

【主　治】　疟疾痰壅。

【针　灸】　灸7壮。

## 手踝

【位　置】　在手背腕上踝骨尖上。

【主　治】　上下齿痛,十指筋挛急。

【针　灸】　灸3～7壮,若不愈,可再灸7壮。

## 寸平

【位　置】　在手背腕横纹中央上1寸旁向桡侧4分处。

【主　治】　有回阳起脉、急救的功效。

【针　灸】　针3分。

## 瘰疬

【位　置】　在手掌后横纹中央,即大陵穴上3寸5分处。

【主　治】　瘰疬。

【针　灸】　针5～7分,灸3～5壮。

## 疔俞

【位　置】　在患侧神门穴后方4寸处,当压迫时环指与小指觉有感应且疼痛者是穴。

【主　治】　疔、痈。

【针　灸】　灸 50 壮。

## 河口

【位　置】　在手腕骨后陷中动脉侧。

【主　治】　惊癫狂走。

【针　灸】　灸 3～7 壮。

## 龙玄（龙元、龙渊）

【位　置】　在两手侧列缺上青脉中。

【主　治】　中风口㖞，手痛牙痛。

【针　灸】　灸 3～7 壮，不针。

## 灸齿痛

【位　置】　以绳量自手中指头至掌后第 1 横纹折为 4 分，取 1 分自掌横纹
　　　　　　向后上量，当尽处两筋间是穴。

【主　治】　风牙疼。

【针　灸】　灸 3 壮，随左右灸之。

## 臂间

【位　置】　在掌后横纹正中上约五横指处两筋间。

【主　治】　疔肿，前臂痛。

【针　灸】　针 3～5 分，灸 3～5 壮。

## 臂石头子

【位　置】　在前臂掌侧，从腕中太渊穴上量一夫接白肉际处是穴。

【主　治】　马黄黄疸。

【针　灸】　灸 7 壮。

## 二白

【位　置】　在大陵穴直上 4 寸处，一穴在两筋之间，一穴在大筋之外，两侧

共计 4 穴。

【主　治】　痔漏或痛或痒或下血。

【针　灸】　针 3～6 分。

## 手逆注

【位　置】　在手掌横纹中央后 6 寸处两筋间。

【主　治】　狂痫哭泣。

【针　灸】　针 3～5 分,灸 3～7 壮。

## 泽下

【位　置】　在尺泽穴下 2 寸两筋之间。

【主　治】　牙痛,手臂疔疮,前臂痛。

【针　灸】　针 5 分,灸 3～7 壮。

## 泽前

【位　置】　在尺泽穴下 1 寸,直对中指处。

【主　治】　瘰气。

【针　灸】　针 5 分。

## 夺命（惺惺、虾蟆）

【位　置】　在曲泽穴上 1 寸处是穴。

【主　治】　目眩。

【针　灸】　针 3 分,不灸。

## 肘俞

【位　置】　在肘关节后面,当鹰嘴突起与桡骨小头间之凹陷中。

【主　治】　肘关节痛。

【针　灸】　针 3 分,灸 3～5 壮。

## 肘尖

【位　置】　在两肘尖骨头处(即鹰嘴突起尖端)是穴,屈肘取之。

【主　治】　瘰疬,痈疔,恶疡等。

【针　灸】　灸 7～15 壮。

## 斗肘

【位　置】　在曲池穴后,手肘曲处之高骨圆起处。

【主　治】　偏瘫,肘臂痛。

【针　灸】　灸 3～7 壮。

## 小儿睡惊

【位　置】　在屈肘横纹上 3 分处。

【主　治】　小儿睡中惊,目不合。

【针　灸】　灸 1 壮。

## 髃前

【位　置】　在肩髃穴斜上前约 1 寸陷中。

【主　治】　肩膊痛,臂不能举。

【针　灸】　针 5～8 分,灸 3～7 壮。

## 十二井穴

【位　置】　即少商、商阳、中冲、关冲、少冲、少泽左右共 12 穴。

【主　治】　中风卒倒,不省人事,有急救作用。

【针　灸】　针 1～2 分,或三棱针刺出血。

## 一窝风

【位　置】　在掌背中指根尽处腕中。

【主　治】　肛门痛,急慢惊风。

【针　灸】　针 1～3 分,灸 1～3 壮,或揉按至中指尖。

## 六缝

【位　置】　在手示、中、环、小指四指中节指缝中及拇指第 1、第 2 节指缝中,计 6 穴。

【主　治】　疔疮。

【针　灸】　针 1～2 分。

# 第五节　下　肢　部

## 气端

【位　置】　在足十趾端,计 10 穴。

【主　治】　脚气卒腹痛。

【针　灸】　灸 3～14 壮。

## 八风(八冲、足八邪)

【位　置】　在足五趾歧缝间,左右计 8 穴。

【主　治】　脚气,脚背红肿,疠风。

【针　灸】　针 1 分,灸 5 壮,或刺出血。

## 甲根

【位　置】　在足大拇指端爪甲角,当爪甲根的内外两侧与皮肤交接处。

【主　治】　疝气。

【针　灸】　针 1 分,灸 3 壮。

## 踇趾表横纹

【位　置】　在足踇趾背侧第 2 节横纹中央。

【主　治】　疝痛,淋病,腰痛。

【针　灸】　针 1～2 分,灸 3～5 壮。

## 踇趾里横纹

【位　置】　在足踇趾掌侧第 2 节横纹中央。

【主　治】　疝痛。

【针　灸】　针 1～3 分,灸 3 壮。

## 踇趾聚毛

【位　置】　在足踇趾本节尖与第 2 节之中间聚毛之中。

【主　治】　卒中风眩晕,头痛,久魇不醒。

【针　灸】　针 1～2 分,灸 3 壮。

## 踇趾横里三毛

【位　置】　在足踇趾背本节横纹之中央。

【主　治】　鼻衄时痒,阴肿。

【针　灸】　针 2～3 分,灸 5～7 壮。

## 里内庭

【位　置】　在足掌面,足大趾与次趾夹缝中。

【主　治】　五趾痛,小儿搐搦。

【针　灸】　针 3～5 分,灸 3～5 壮。

## 独阴（独会）

【位　置】　在足第 2 趾下第 2 节横纹中央是穴。

【主　治】　小肠疝气,女子干哕,经血不调,难产死胎,胎衣不下。

【针　灸】　灸 3～5 壮。

## 前后隐珠

【位　置】　在涌泉穴前后 5 分处,一足两穴。

【主　治】　腿部疔疮。

【针　灸】　针 3 分,不灸。

## 足心

【位　置】　在涌泉穴后 1 寸处陷中。

【主　治】　妇女血崩,小儿搐搦,头痛眩晕,并可用于急救。

【针　灸】　针 3～7 分,灸 3～5 壮。

## 失眠

【位　置】　在足跟部正中央。

【主　治】　脚底痛,失眠。

【针　灸】　针 1～3 分。

## 足第二趾上

【位　置】　在足第 2 趾上 1 寸处。

【主　治】　水病。

【针　灸】　灸随年壮。

## 足小趾尖<sub>(横产)</sub>

【位　置】　在足小趾尖端。

【主　治】　难产。

【针　灸】　针 5 分,灸 3～50 壮。

## 通里

【位　置】　在足小趾上 2 寸处。

【主　治】　妇人崩中,经水过多。

【针　灸】　针 2 分,灸 27 壮。

## 大趾甲下

【位　置】　在足大趾甲下内侧,去甲 3 分处。

【主　治】　尸厥,癫狂。

【针　灸】　针 1～3 分。

## 阴阳

【位　置】　在足蹰趾下屈向里时,表横纹两旁纹头上白肉际,一足两穴。

【主　治】　女子漏下赤白，泄注。

【针　灸】　灸 3 壮或随年壮。

## 华佗

【位　置】　在足大趾内侧白肉际，去爪甲 5 分处。

【主　治】　男子卒疝，阴卵偏大。

【针　灸】　灸 3 壮。

## 阴独

【位　置】　在足第 4、第 5 趾缝间，当侠溪穴微前处。

【主　治】　足背肿痛，月经不调。

【针　灸】　针 2～3 分，灸 3 壮。

## 然后

【位　置】　在然谷后约 4 分处。

【主　治】　足肿，腹痛，呕吐。

【针　灸】　针 3～5 分，灸 3～7 壮。

## 内踝前

【位　置】　在足内踝前约一横指处。

【主　治】　翻胃。

【针　灸】　灸 3 壮。

## 营池（阴阳）

【位　置】　在足内踝前后两边池中脉上，一足两穴。

【主　治】　女子漏下赤白。

【针　灸】　灸 30 壮。

## 内太冲

【位　置】　在太冲穴内侧隔大筋陷中。

【主　治】　疝气上冲。

【针　灸】　针 1 分，灸 3 壮。

## 踝下

【位　置】　在足内踝下赤白肉际。

【主　治】　水肿面浮，足跗关节痛。

【针　灸】　针 3 分，灸 3 壮。

## 内昆仑

【位　置】　在足内踝后陷中，与昆仑穴相对。

【主　治】　脚转筋，胸腹坚满，妇人癥聚。

【针　灸】　针 6 分，灸随年壮。

## 内踝尖

【位　置】　在足内踝骨尖。

【主　治】　足内廉转筋，牙痛，喉痹，乳蛾。

【针　灸】　灸 7 壮。

## 外踝尖

【位　置】　在足外踝骨尖。

【主　治】　足外廉转筋，寒热脚气。

【针　灸】　灸 7 壮，或以三棱针出血。

## 内外踝尖

【位　置】　在足内外踝骨尖上。

【主　治】　齿痛，咽喉痛。

【针　灸】　灸 7 壮。

## 治转筋

【位　置】　在内踝骨上中央陷中。

【主　治】　恶疮溃烂,息肉出,转筋,痛风。

【针　灸】　灸 7 壮。

## 少阳维

【位　置】　在太溪穴和复溜穴之中间,当足内踝后 1 寸微上些。

【主　治】　脚气。

【针　灸】　灸 7 壮。

## 外踝前交脉

【位　置】　在外踝高骨前交动脉处。

【主　治】　齿痛,足肿痛。

【针　灸】　灸 3～7 壮。

## 女膝(丈母、女须、女婿)

【位　置】　在足后跟骨赤白肉际。

【主　治】　牙槽风,腹痛。

【针　灸】　灸 5～7 壮。配委中针刺。

## 足踵(脚后跟)

【位　置】　在足踵聚筋上赤白肉际,当女膝穴微下些。

【主　治】　霍乱转筋,马黄黄疸,寒暑诸毒,腰痛。

【针　灸】　灸 3～10 壮。一说先灸涌泉穴 3～7 壮,不止,再灸此穴。

## 泉生足

【位　置】　在跟骨后横纹中。一说在足第 2 趾第 2 节上。

【主　治】　难产呕吐,吞酸。

【针　灸】　针 2 分,灸 3～5 壮。

## 鞋带

【位　置】　在足跗横纹中央。

221

【主　治】　小儿角弓反张。

【针　灸】　灸 3～7 壮。

## 足太阴、足太阳

【位　置】　在足内踝与足外踝之后各 1 寸处。

【主　治】　难产胞衣不下。

【针　灸】　针 3 分，灸 3 壮。

## 漏阴

【位　置】　在足内踝下 5 分微动脉上。

【主　治】　妇人漏下赤白，四肢酸削。

【针　灸】　针 1 分，灸 30 壮。

按：此穴与照海穴部位相近。

## 欲断产

【位　置】　在右足内踝上 1 寸。

【主　治】　妇女欲断产。

【针　灸】　灸 3 壮。

## 外踝上

【位　置】　从外踝骨尖端直上 3 寸处是穴。

【主　治】　妇女生育过多。

【针　灸】　灸 35 壮。

## 承命

【位　置】　在太溪穴直上 3 寸处。

【主　治】　癫痫，下肢浮肿。

【针　灸】　针 5～8 分，灸 3～7 壮。

## 交仪

【位　置】　在足内踝上 5 寸处。

【主　治】　妇人带下赤白,月经不调。

【针　灸】　灸 30 壮。

按：此穴部位与蠡沟穴相同。

### 鲁根

【位　置】　在委中穴上三横指处。

【主　治】　月里风膝腘痛。

【针　灸】　针 1～3 寸。

### 前承山

【位　置】　在胻前对承山穴处。

【主　治】　小儿角弓反张。

【针　灸】　灸 3～7 壮。

### 阑尾穴

【位　置】　在上巨虚上 1 寸许。

【主　治】　肠痈腹暴痛。

【针　灸】　针 1 寸～1 寸 5 分。

### 胆囊穴

【位　置】　在阳陵泉下 1 寸处。

【主　治】　胆病。

【针　灸】　针 5～7 分。

### 成骨

【位　置】　在膝外廉之骨独起者,即腓骨小头端处。

【主　治】　腰痛。

【针　灸】　以三棱针出血。

### 膝眼(膝目)

【位　置】　在膝盖骨下两旁陷中。

【主　治】　中风,脚气,膝冷痛。

【针　灸】　针 5 分,灸 7 壮,一说禁灸。

## 鹤顶

【位　置】　在膝盖骨正中央。

【主　治】　瘫痪,膝痛,两腿无力。

【针　灸】　灸 7 壮。

## 太阴

【位　置】　在足内踝上 8 寸骨下陷中是穴。

【主　治】　脚气。

【针　灸】　灸 3～7 壮。

## 膝上二穴

【位　置】　在膝盖骨上部之两外旁凹陷处。

【主　治】　膝痛。

【针　灸】　针 5～8 分,灸 3～5 壮。

## 髋骨

【位　置】　在膝盖骨上 2 寸,梁丘穴两旁外开 1 寸处。

【主　治】　腿痛,脚肿,鹤膝风。

【针　灸】　灸 7 壮。

## 膝跟

【位　置】　在膝膑下骭上之犊鼻旁,内外两窝中。

【主　治】　腿膝红肿痛,不得屈伸,行步难。

【针　灸】　针 5 分,灸 3 壮。

## 关仪

【位　置】　在膝外边上 1 寸宛宛中。

【主　治】　女子阴中痛,引心下及小腹绞痛,腹中寒。

【针　灸】　灸百壮。

## 膝旁

【位　置】　在曲膝横纹两头,左右共 4 穴。

【主　治】　腰痛不能俯仰,脚酸不能久立。

【针　灸】　各灸 3 壮,同时着火。

## 陵后

【位　置】　在阳陵泉穴后,隔腓骨小头处。

【主　治】　膝痛。

【针　灸】　灸 3～5 壮。

## 陵后下

【位　置】　陵后穴下约 5 分处。

【主　治】　腿股痛,膝痛。

【针　灸】　针 5～8 分,灸 3～5 壮。

## 大轮

【位　置】　在膝头上内侧。

【主　治】　月里风膝痛。

【针　灸】　针 6 分～1 寸,灸 3～5 壮。

## 足明

【位　置】　在大轮穴上二横指处。

【主　治】　月里风膝痛。

【针　灸】　针 5 分～1 寸,灸 3～5 壮。

## 足罗

【位　置】　在大轮穴上约 3 寸处。

【主　治】　月里风下肢拘急,月经不调,腿膝疼痛。

【针　灸】　针5分～1寸,灸3～5壮。

## 后期门

【位　置】　在环跳穴直上腿轮头骨衕。

【主　治】　难产腿股痛。

【针　灸】　针1寸5分～3寸。

## 郎阴

【位　置】　在腿轮正中。

【主　治】　吐血不止,腿股痛。

【针　灸】　针1寸5分～2寸5分,灸3壮。

## 百虫窝

【位　置】　当膝内廉上3寸陷中取之。

【主　治】　风湿痒疹,下部生疮。

【针　灸】　针2寸5分,灸5壮。

按:《针灸大成》谓即血海穴。

## 新建

【位　置】　在股骨大粗隆与髂前上棘连线的中点处。

【主　治】　下肢麻木,疼痛,并有退热作用。

【针　灸】　针3～7分,灸5～20分钟(艾卷灸)。

## 节纹

【位　置】　在足大趾节内横纹中。

【主　治】　癫痫。

【针　灸】　针2～3分,灸3～7壮。须配用独阴穴。

# 第六节　其　　他

## 过梁针穴

【主　治】　癫狂。

### 天灵

【位　置】　在腋窝前缘直上1寸,向内旁开5分处,垂膊取之。
【针　灸】　针5～6寸,微向外斜刺。

### 腋灵

【位　置】　在腋窝前缘上5分,肌腱下缘处。
【针　灸】　针5～6寸。

### 屈委阳

【位　置】　在屈肘横纹端之稍外方。
【针　灸】　针1寸5分～5寸。

### 尺桡

【位　置】　在腕横纹至肘横纹的中央,即腕上6.25寸处,当上肢伸侧。
【针　灸】　针1寸5分～3寸。

### 中桡

【位　置】　在上肢伸侧,腕横纹上4寸处。
【针　灸】　针1寸～2寸5分。

### 寸桡

【位　置】　上肢伸侧,腕横纹上2寸处。
【针　灸】　针1寸～2寸5分。

227

脑根

【位　置】　在外踝与跟腱之间凹陷处。

【针　灸】　针 1 寸～2 寸 5 分。

中平

【位　置】　在膝下 5 寸处,胫骨和腓骨之间。

【针　灸】　针 2～6 寸。

阴委一

【位　置】　在股外侧,腘窝横纹上 1 寸,股二头肌腱与股外侧肌之间陷
　　　　　　凹处。

【针　灸】　针 3～8 寸。

阴委二

【位　置】　在阴委一上 1 寸。

【针　灸】　针 3～8 寸。

阴委三

【位　置】　在阴委二上 1 寸。

【针　灸】　针 3～8 寸。

四连

【位　置】　在阴委三上 1 寸。

【针　灸】　针 3～8 寸。

五灵

【位　置】　在阴委三上 2 寸。

【针　灸】　针 3～8 寸。

灵宝

【位　置】　在阴委三上 3 寸。

【针　灸】　针 3～8 寸。

## 十三鬼穴

即鬼宫(人中),鬼信(少商),鬼垒(隐白),鬼心(大陵),鬼路(申脉),鬼枕(风府),鬼床(颊车),鬼市(承浆),鬼窟(劳宫),鬼堂(上星),鬼藏(男会阴,女玉门头),鬼腿(曲池),鬼封(海泉)13 穴。

【位　置】　各参本条。

【主　治】　癫狂鬼祟。

【针　灸】　各参阅本条,依次针治。旧说,男先左,女先右。

## 中风七穴

即百会、曲鬓、肩井、风市、足三里、绝骨、曲池 7 穴;风池、大椎、肩井、间使、曲池、足三里、百会 7 穴。

【位　置】　各参阅本条。

【主　治】　中风半身不遂,言语蹇涩。

【针　灸】　各灸 7 壮。

## 脚气八处灸

即风市,伏兔,犊鼻,内膝眼,足三里,上巨虚,下巨虚,绝骨 8 穴。

【位　置】　各参阅本条。

【主　治】　脚气。

【针　灸】　依次灸治,每穴 20～30 壮。

## 回阳九针穴

【位　置】　即哑门、劳宫、三阴交、涌泉、太溪、中脘、环跳、足三里、合谷。

【主　治】　阳气欲脱,用于救急。

【针　灸】　各参阅本条。

## 四关

【位　　置】　即合谷、太冲,左右共 4 穴。

【主　　治】　风寒湿痹。

【针　　灸】　各参阅本条。

## 手足髓孔

【位　　置】　手髓孔即腕骨穴。足髓孔即昆仑穴。

【主　　治】　猥腿风,半身不遂。

【针　　灸】　灸百壮。

## 鬼哭(鬼眼)

【位　　置】　使手足大指、趾相并,于爪甲角上取之。

【主　　治】　癫痫。

【针　　灸】　灸 3 壮(于癫痫发作时灸之)。

## 三才穴

即天才——百会,人才——璇玑,地才——涌泉;上才——大包,中才——天枢,下才——地机。

【位　　置】　各参阅本条。

【主　　治】　各参阅本条。

【针　　灸】　各参阅本条。

## 身八邪

即双侧肩井,风门,肺俞,曲泽。

【位　　置】　各参阅本条。

【主　　治】　疠风。

【针　　灸】　各参阅本条。

# 第四章　陆瘦燕朱汝功相关论文集粹

## 腧穴的命名

　　腧穴的发展到目前为止,已有经穴 361 个,奇穴 400 个左右。这些穴位在针灸临床上起着重要的作用。但有关解释穴名意义的文献,并不多见。笔者有鉴及此,撰文择要论之。

　　腧穴最初是以"按之快然""以痛为腧"的形式被人们发现的。那时的穴位既无固定的位置,也无固定的主治性能,没有脱离原始的雏形,也就是说还没有固有的特异性质和实质基础,当然不可能有名称的存在,所以概称为"阿是穴""天应穴""不定穴"等。其后,随着针灸学的发展,肯定了腧穴的部位和性能,具备了特异性和实质的基础,因此,穴位的名称才逐渐出现。从腧穴命名多以阴阳五行、脏腑气血等学说为根据来推论,腧穴名称的制定,可能肇始于东周,至战国时方渐趋完整。

　　腧穴穴名的制定,由于去古已远,目前已很少有人能逐一地解释清楚。历代医学文献中,有关讨论穴名意义的著作也如凤毛麟角,不可多得。现在可以查考及见到的:有隋代杨上善撰《黄帝内经太素》第 9 卷十五络脉篇所载十五经穴穴名意义的注解。还有杨氏撰注的《黄帝内经明堂》一书,对十四经经穴也曾作过解释。可惜此书现存者唯手太阴一卷十穴(内少云门穴),其余部分均已散佚了。

　　唐代孙思邈的《千金方》及明代张介宾的《类经》均对腧穴穴名的意义作了综合性的叙述,如"凡诸孔穴,名不徒设,皆有深意"。但未逐穴地注解。

　　唐宋以下,甚少发展,直到清代,有海阳程知氏撰著《医经理解》一书,其中对十四经经穴逐穴地加以解释。但此书刊行不广,医史鲜载,多为好古家所搜集珍藏。除此以外,少有诠释穴名的专著了。

　　古人命名腧穴是遵循着一定的方法和有一定依据的。这些方法和依据,若细加归纳,可分类如下。

## （一）腧穴命名的方法

腧穴的特异性是客观存在的，古人根据腧穴的特异性，首先将其归纳成概念，然后制定出腧穴名称。其方法约有下列四种。

1. 比拟法　此种方法是以腧穴的特异性为基础，结合自然界其他事物的特征，根据事物之间相互联系的现象和性质，用比拟的方法来刻画和记述所要命名的腧穴，从而使这个穴位的形象或功能通过名称具体地反映出来。

古人观察到经脉内经气的作用和影响，有和流水相似的地方，因此就用水的流行现象来比喻腧穴的功能而制定名称，如将经气所入处的穴位命名为海、泽。例如手太阴的合穴自寸口上量其长盈尺，故名为"尺泽"；手太阳属小肠，其经气所入之合穴，命名为"小海"。将经气深集处的穴位命名渊、泉。例如手太阴之原穴，由于脉气大会于此，博大而深，故名"太渊"；足少阴属肾为水经，故命经气深集之郄穴为"水泉"。经气通过比较狭窄处的腧穴名为沟、渎。如手少阳所行之经穴位在腕后 3 寸两骨之间，手腕属上肢，"肢"字古与"支"通，脉气行过此穴，狭窄如沟，故名"支沟"；又如足少阳有一个穴位在髀骨外，膝上 5 寸处，上当风市，下临阳关，此穴居中，脉气通过时好像水行于沟渎之中，颇为狭窄，所以名为"中渎"。经气通过比较表浅处的腧穴名为池、渚，例如手少阳在手背部的"阳池""中渚"等。

又用人事来类比，市或府代表经气聚集处，如"风市"即指此穴为下肢风气聚集之处，故善治中风偏枯，是祛风的要穴；"中府"为中气府聚之处，故是手足太阴之会。道、里代表经气经过之处，例如手少阴属心，心藏神，神化而为灵，故其脉气所行之经穴，名为"灵道"；其通达表里的络穴，命名为"通里"。室、舍比喻经气留住的处所。如"意舍""志室"就是脾气、肾气留住的穴位。门、户比喻经气出入之处，如肝魂出入的腧穴称为魂门；肺魄出入之处为"魄户"。经气流注重要的地方作关、梁，足阳明在上腹部有两个穴位，正当胃气出入的重要之处，故名为"关门"和"梁门"。经气留住而深居之穴位，称为堂或阙，如心神留住之处为"神堂"；心气募聚之处则称为"巨阙"。

还有象征腧穴所在处骨肉起陷的命名方法：凡隆起的比作山、陵、丘、墟；低陷的比作溪、谷。腧穴位置在上的比喻为天；位置在下的比喻为地。都属此法范围，兹不逐一举例。

2. 象形法　此法假借其他事物外在的形象，直接描记腧穴所在处各种组织的形状特征从而定出名称,目的要把腧穴所在处的形状特点,通过命名的形式,真实地记录下来,给人们以深刻的印象。用作象形的事物有动物、植物等,例如:"伏兔"穴是因其处有肌肉隆起如俯伏着的兔子相似而得名;"攒竹"穴的名称,是由于两眉攒聚时形如竹叶而来;还有"曲垣"穴,是因该处肩胛棘隆起,弯曲如墙垣一样,故以为名。都属象形的命名方法。

3. **会意法** 这是以腧穴本身在生理、病理、解剖上的特点,通过会意的方法,使它从名称上反映出来,其范围比较广泛。例如:手阳明的井穴——商阳,是因为此穴属庚金,金为商声,故名"商阳";又如,胆为中正之官,决断所出,十一藏皆取决于胆,决断务求其明,"明"字从日从月,所以胆募命名为"日月"。

4. **写实法** 此法实录腧穴的部位、生理、治疗等方面的特点和作用,所以给人们的印象最为深刻。例如:"肩髃"穴即指此穴位在肩上髃骨端;"气海"实录了生气之海的生理作用;"睛明"反映出能治疗眼目视物不明的性能等,都属此法范围。

上述四种命名的方法,有时常合并用之。例如"商丘"穴,因此穴属金(足太阴之经金穴)而定名为"商"(会意法);又因它所在处有骨隆起而取名为"丘"(比拟法)。又如"前谷"穴,因位于手小指本节之前,所以用写实法命名为"前";再因孔穴所在处,骨肉相会,凹陷如谷,所以用比拟法取名为"谷"。均是比较典型的例子。

### (二)腧穴命名的依据

运用上述四种命名的方法后,在制定腧穴名称时还必须抓住所要命名的腧穴的某些特点,这样才能把腧穴的实质具体地反映出来,使人们对这个穴位能有鲜明的概念。这种提取腧穴特点来制定穴名的方法,乃是腧穴命名最基本的条件,也就是腧穴命名的依据。下面分别论之。

1. **以经络学说为根据** 腧穴是位在经络上的点,又是经气出入的处所,它的作用与关系和经络学说最为密切,所以在命名腧穴时也以此为主要的根据。兹分两方面来说明。

(1)根据经气流行的现象来命名:凡腧穴名称以流水现象来比拟命名的,均以此为依据。例如前述海、泽、池、渚、渊、泉等。还有名"俞"、名"注"的,也是指经气流注的现象而言。前面已经举例,此间从略。

(2)根据经脉循行和交会的特点来命名:例如肾经的"交信"穴,就是因为肾经之脉从此穴交会到脾经的"三阴交"穴去。脾属土,在五德中主信,所以命名为"交信";又如"三阴交",则因此穴是足太阴、足厥阴、足少阴三经交会之处,故以为名;再如肾经的"肓俞"穴,系指肾经之脉由此循行深入到肓膜中去的意思。都属此类。

2. 以阴阳五行学说为根据　阴阳和五行可分为两部分叙述之。

(1)根据阴阳学说来命名:人体的部位,内为阴,外为阳;腹为阴,背为阳;足为阴,手为阳……有些腧穴名称也据此而制定。例如:腹部有"阴交""阴都"等穴,背部有"至阳""会阳"等穴;四肢内侧有"阴郄""阴陵泉""阴谷""阴廉"等;四肢外侧有"阳关""阳谷""阳溪""阳陵泉""阳池"等,都是鲜明的例子。

(2)根据五行学说来命名:五行学说用来作为腧穴命名的根据,以五声为依据则有"商阳""商丘"(均已解释)、"商曲"(位在上腹部,内当大肠横过处,大肠属金为商声,穴在肠曲处,故名商曲)、"少商"(乙年阴金,少商起初运,"少商"是肺经的井穴,属乙木,肺为阴金,故所出之井以初运为名)等;以五色为依据时,有"侠白"(穴在上臂内侧,正当肺脏两旁,肺色白,穴侠其旁,故名侠白)、"伏白"(复溜之别名,乃水经之经金穴,金生水,是金伏水中之象,金色白,故名伏白);以五常为依据,则有"交信"(已解);以五帝为依据则有"公孙"(此为脾经之络,脾居中土,灌溉四旁,有中央黄帝,位临四方的意义,黄帝姓公孙,故以为名)。

3. 以脏腑气血学说为根据　脏腑和气血是人体维持生命的基础,它在生理、病理上的影响也和腧穴息息相关,所以古人亦用以作为腧穴命名的根据。分述如下。

(1)根据脏腑来命名:五脏六腑在人体内并不是孤立地存在着的,其生理功能和病理影响,必和其他器官、精神活动、环境变化等有着有机的联系。古人在命名腧穴时考虑到脏腑和五体(筋、脉、肉、皮毛、骨)、五神(魂、神、意、魄、志)及其他脏腑的联系。因此,用脏腑来直接命名时,有"心俞""肝俞""脾俞""肾俞""胆俞""胃俞""三焦俞"等。用五神与脏腑的关系命名时,有"神堂""魄户""志室""意舍""魂门"(均已解)等。联系五体时,有"筋缩"(在第9椎节下间,旁为肝俞,肝主筋,肝病则筋肉挛缩,此穴和肝气相通,故名"筋缩")等。

(2)根据气血来命名:气血在经脉内流行,它的关系和腧穴特别密切,所以,在腧穴的名称中也结合了腧穴和气血的关系。例如"血海"即指脾血归聚之海而言;"血室"乃"关元"之别名,因此穴为女子蓄血之处,腹气出入之处;又如"气冲"，即指腹气出入之冲要；肾气归聚之穴，命名为"气穴"。都以气血为依据。

4. 以腧穴所在处的解剖和位置特点为依据　腧穴分布全身，随着它们所在的部位不同，在解剖上和位置上也各具特异。例如，有的腧穴在某一骨骼、肌肉、器官的近旁；有的腧穴因所在部位的特征而和某一器官有特殊的生理、病理影响；有的腧穴在骨肉丰隆之处；有的腧穴在骨肉宛陷之中。根据这些特点，所以有的穴位以所在处的骨骼为名，如"曲骨""完骨""大椎""巨骨"等；有的穴位以所在处的器官为名，如"耳门""鼻准"等；也有以穴位所在处的局部名称为名的，如"印堂""会阴"等。

5. 以腧穴在生理、病理、治疗上的特性为依据　某些腧穴因有某种生理功能而得名，如"水分"，因此穴是小肠分清别浊的分水岭而得名；某些腧穴的名称是由病理影响而来，如风气出入之处曰"风门"、风气入中之处曰"风府"等；还有一些腧穴是因为在治疗上有特殊的影响，人们为了记录这种特性，故以治疗效果来命名，例如"睛明"（已解）、"光明"（能使目视物光明之意）等皆是。

除了上述五种命名的依据外，古人还利用腧穴的特点结合自然界其他事物的关系，作为命名的依据。其内容包括了古代的"音律""运气"等学说和某些现成的名词，在腧穴的名称中常可见到。例如："吕细"（"太溪"之别名）即是指吕声之细弱者，吕为阴声，细弱亦阴象，肾为阴中之阴，故其原穴以吕之细者为名，这是音律的运用；又如"少商"的名称即因运气而来（已详前）；再如"列缺"为手太阴之络穴，因肺为华盖，有垂天之象，其络自此穴别出，经气由此而至手阳明经，也有裂出缺去的现象，故用会意法取用这个名词为名。

## （三）尾语

由于腧穴名称的内容包括了腧穴本身在解剖、生理、病理、治疗等各方面的特性，真实地反映了腧穴的内容，因此研究它的命名是有科学意义的，可以帮助我们了解腧穴客观的特性，进而应用于临床。同时，古人在制定穴名时广泛地引用了当时的各种学术思想，因此腧穴的名称，也可以作为一种民族文化遗产来研究。尤其是在定名的过程中，对客观事物之间，有内在联系的这一自发的辩证法思想曾被充分利用，因此研究腧穴的命名，对了解古代的哲学思想也有一定的益处。

本文略论腧穴命名的概念。由于篇幅所限，不能全面地对各经腧穴穴名逐一地解释，同时举例解释的穴名，也比较简单，不当之处，祈同道正之。

按:本文原载《中医杂志》1962年11月号。陆氏鉴于腧穴名称的意义,从古以来很少有人进行研究和作全面的解释,因此从事整理和收集穴名意义的工作,积多年心血,对此有较深的认识。本篇所述仅是腧穴命名的方法和依据的概况,所举穴名,如少商、商曲、日月、交信、公孙、伏白、吕细、列缺等,均义深难懂,经陆氏剖析,恍然大白。虽文短词简,但对研究腧穴名称的含义有一定参考价值。现全文收辑。

# "五输穴"的意义及其应用

"五输穴"就是四肢肘膝以下,十二经脉所属的"井、荥、输、原、经、合"等66个"五行穴"。此66个腧穴在临床上应用非常广泛,若能配合恰当,确实能发挥很好的疗效。本文拟就古文献中的记载,将其意义和应用规律提出来和大家商榷。下面分三个方面进行讨论。

## (一)有关五输穴意义的探讨

在讨论五输穴意义之前,首先简单地谈谈经气的意义。笔者的理解,经气有两方面含义:其一是在经脉内外循行的荣卫之气流行不息的一种生理现象;其二是指经络本身的作用,即所以能够行气血、营阴阳、调虚实、处百病的一种功能现象,也就是经络的原气。《难经·八难》说:"十二经脉者,皆系于生气之原,所谓生气之原者,谓十二经之根本也。"所以经络之原气,也可以理解为经络的生命动力。五输穴即乃象征此经络原气的作用而产生。"四肢为诸阳之本",故十二经脉的原气皆以肢端为根、为本,向上结聚于头面躯干为结、为标,此等关系在《灵枢·根结》"六经根结"和《灵枢·卫气》"十二经标本"中可以体验到。因此《灵枢·九针十二原》以之喻作流水:"所出为井,所溜为荥,所注为输,所行为经,所入为合。"如说得更明确些,即井穴是经脉原气所出之根本,如流水的泉源一样;荥穴是经脉之气刚自井穴初生,其作用尚较微弱,如流水初出始流;输穴是经脉之气所注输入内之处,如流水渐入深处而灌注一般;经穴是经脉之气所行经的处所,和流水渐深,迅速流过相似;合穴是经脉之气深入作用于内脏和躯干的部位,与川流归海相类似。

这里须要重点讨论的是"原穴"和"合穴"。要理解此两穴的意义,首需了解十二经脉的标本关系,具体见下表(表4-1)。

表4-1　十二经脉标本表

| 经　名 | 本　部 | | 标　部 | |
| | 部　位 | 穴　位 | 部　位 | 穴　位 |
| --- | --- | --- | --- | --- |
| 足太阳 | 跟以上5寸中 | 跗阳 | 命门 | 睛明 |
| 足少阳 | 窍阴之间 | 窍阴 | 窗笼 | 听宫 |
| 足阳明 | 厉兑 | 厉兑 | 人迎颊下,上挟颃颡 | — |
| 足少阴 | 内踝下上3寸中 | 交信 | 背俞与舌下两脉 | 肾俞 |
| 足厥阴 | 行间上5寸所 | 中封 | 背俞 | 肝俞 |
| 足太阴 | 中封前上4寸中 | 三阴交 | 背俞与舌本 | 脾俞、廉泉 |
| 手太阳 | 外踝之外 | 养老 | 命门上1寸 | — |
| 手少阳 | 小指次指之间上2寸 | 液门 | 耳后上角下,外眦处 | 丝竹空 |
| 手阳明 | 肘骨中上至别阳 | 曲池 | 眼下合钳耳上 | 疑是头维穴 |
| 手太阴 | 寸口之中 | 太渊 | 腋内动脉 | 天府 |
| 手少阴 | 锐骨之端 | 神门 | 在背俞 | 心俞 |
| 手心主 | 掌后两筋之间2寸处 | 内关 | 腋下3寸 | 天池 |

从表中可看出,手足阳经的标部都在头部,但手足阴经其标部大都在背俞。对背俞的意义,张介宾认为:"五脏居于腹中,其脉气俱出于背之足太阳经。"所以是五脏之气转输于背部的地方。因此,也可理解为手足阴经的经气,是直接注输于内脏的,而手足阳经的经气仅作用于其外经所经过的部分,而最后上合于头面部。六腑所秉之气,从《灵枢·邪气脏腑病形》所称位于足三阳上的"阳脉之别,入于府者"来看,皆自位于足三阳经上的合穴处别入。所以《灵枢·本输》说:"六府皆出足之三阳,上合于手者也。"由此可见,阴经和阳经,其经脉原气对脏腑的作用是有所不同的。

基于上述关系,故对合穴也可这样理解:阴经的合穴其经气深入内脏,故均可治疗本脏的疾病。阳经的合穴,其中手三阳经的合穴由于其脉气不直接作用于本腑,所以《针灸甲乙经》、《铜人腧穴针灸图经》等书中对此皆无主治本腑病的记载;足三阳经的合穴及手三阳经的下合穴(即手三阳经在足三阳上的3个合穴),由于是阳脉别入内腑的地方,因此是治疗本腑病的主要穴位,统称"六腑之合",其名如下表(表4-2)。

表 4-2 六腑之合

六腑之合
　　胆合入于阳陵泉
　　膀胱合入于委中
　　胃合入于足三里
　　大肠合入于上巨虚
　　小肠合入于下巨虚 ┐手三阳之下合穴
　　三焦合入于委阳

其次，六阳经脉各有一原，六阴经脉以俞代原。所谓"原"穴，《灵枢·九针十二原》说："十二原者，五藏之所以秉三百六十五节气味也。"《灵枢》中所说的十二原，乃是阴经（脏经）的原穴，即肺原太渊二、心原大陵二、肝原太冲二、脾原太白二、肾原太溪二，加上膏之原鸠尾一、肓之原脖胦（气海）一，计共12穴，皆是五脏秉受经气的处所。又因为此十二原均是五输穴中的"输"穴，所以亦是经气注输入于内脏的地方。清代徐大椿认为："各经之气留住深入之处即为原。"也同此义。若再从"原"字的意义上来探讨，《难经·六十六难》中解释说："脐下肾间动气者，人之生命也，十二经之根本也，故名为原……故所止辄为原。"从这段引文中，也可这样理解，原穴是经脉的原气留住而深入作用于内脏的腧穴，也是经脉原气所聚集的部位，因此能够治疗经脉和内脏的疾病。

至于阳经的原穴，《灵枢·本输》中皆以"所过"作原，故其意义和经穴近似，都是经气经过的穴位。清代张志聪解释说："五脏合五行，六腑应六气，六气之中有二火，故多火之原，而原附于经也。"六阳经脉在五输穴之外，另多一原穴的理由即在于此。

此外还有五输穴的五行属性问题，也和临床应用关系很大，必须加以讨论。《难经·六十六难》说："阴井木，阳井金，阴荥火，阳荥水，阴俞土，阳俞木，阴经金，阳经火，阴合水，阳合土。"若将其列成表格，可以清楚地看出两种关系（表 4-3）。

表 4-3 五输穴的五行属性

| 阳　干 | | 庚　壬　甲　丙　戊 | | |
|---|---|---|---|---|
| 阳　经<br>五输穴<br>阴　经 | | 金→水→木→火→土<br>井　荥　输　经　合<br>木→火→土→金→水 | | |
| 阴　干 | | 乙　丁　己　辛　癸 | | |

上表，自左而右，五行皆属相生，这就是说，五输穴的气化是相递而生的。自上而下，五行皆为相克，但这仅是一种表面现象，内中包涵着夫妻刚柔阴阳天干相合的关系，因为阳经五行所属的天干皆为阳干，阴经五行所属的天干都是阴干，其中乙庚、丁壬、甲己、丙辛、戊癸均是相合的。故此明为相克，实际上是制中有生，说明表里二经是阴阳调和，相制相生的。

尚有一点值得提示一下，即是阴井为木，阳井为金的理由。对这个问题张志聪解释得很好，他说："五脏之俞出于井木者，五脏合地之五行以应生、长、化、收、藏之气，故从木火土金水而顺行；六腑之俞出于井金者，六腑应天之六气，六气生于阴，而初于地，从秋冬而春夏，此阴阳逆顺之气也。"五脏合五行，以春生为始，故以井木为先；六腑应六气，生于阴而始于秋，故此井金在首，其理完全是参照天地阴阳的变化而来。

对十二经脉五输穴的名称，本文为了节省篇幅起见，不再列表。

## （二）有关《灵枢·寿夭刚柔》"病在阴之阴者"四句的探讨

《灵枢·寿夭刚柔》说："内有阴阳，外亦有阴阳；在内者，五藏为阴，六腑为阳；在外者，筋骨为阴，皮肤为阳。"又说："病在阴之阴者，刺阴之荥俞；病在阳之阳者，刺阳之合；病在阳之阴者，刺阴之经；病在阴之阳者，刺络脉。"这两段引文中，前面一段文意即是用阴阳学说的对立统一性来区分五脏和六腑、筋骨和皮肤的不同性，后一段就指出了治疗的原则。笔者在原文"阴阳"二字下，记以双点（··）符号，认为似有衍误，讨论如下：

这段文字中的"阴阳"二字，查考了《甲乙经》、《名经》等书均是一样，似无讹误可寻。但为了这一倒错却使原文上下之意不能相接，历代注家也因不敢擅改，以致所注内容多与《内经》其他各篇的取穴规律自相矛盾，令人费解，难以适从。兹举三家的注释如下。

1. 明马元台《灵枢注证发微》注　"病有在阴之阴者，即五脏有病而在于筋骨，当刺阴经之荥输；病有在阳之阳者，即六腑有病而在皮肤，当刺阳经之合；病有在阳之阴者，即六腑有病而于筋骨，当刺阴经之经；病有在阴之阳者，即五脏有病而在于皮肤，当刺阳经之络。"

2. 明张介宾《类经》注　"阴之阴者，阴病在于阴分也，当刺其荥输，以诸经荥输气微；阳之阳者，阳病在阳分也；当刺其合穴，盖所入为合，犹在阳分，刺此以

239

防深入;阳之阴者,阳病在阴也,当刺阴之经穴,盖所行为经,其气正盛,即阴中之阳;阴之阳者,阴病在阳也,当刺诸络脉,盖络脉浮浅,皆在阳分。"

3. 清张志聪《灵枢集注》 "病在阴之阴者,病在内之五脏,故当刺荣输;病在阳之阳者,病在外之皮肤,故当刺阳之合,谓六腑外合于皮肤,故当取腑经之合穴也;病在阳之阴者,病在外之筋骨,故当刺阴之经,谓五脏外合于筋骨,故当取阴之经也;病在阴之阳者,病在内之六腑,故当刺络脉。"

以上三位注家的意见各不相同,虽然各有发挥,但因不敢擅改经文,致多暗晦之词,而对此数穴的应用规律,实未语中其的。第一,马氏之注配穴方法,笔者检视了很多针灸书籍,如此处方例子很少,未能在《内经》中得到证实。第二,张介宾之注,脱离了《灵枢》上文以阴阳分别内外和脏腑、筋骨、皮肤的精神,所以也不够理想。第三,张志聪之注,虽较透彻,但是由于第 2 句和第 4 句中的阴阳二字掉错,故也不能和《内经》中的原意相合。

## (三) 笔者之见

笔者的意见认为这四句原文应改为:"病在阴之阴者,刺阴之荣输;病在阴之阳者,刺阳之合;病在阳之阴者,刺阴之经;病在阳之阳者,刺络脉。"这样才能符合《内经》中其他各篇五输穴运用的规律。修改以后的意思是:"病在阴之阴,即病在五脏,应取脏经的荣穴或输穴治疗;病在阴之阳,即病在六腑,当取腑经的合穴来治;病在阳之阴,即病在筋骨,应取脏经的经穴来治;病在阳之阳,即病在皮肤,应取络脉治疗。"这样更正的理由,可从以下几方面论证。

1. 从经络学说论证 《灵枢·邪气藏腑病形》载:"余闻五藏六腑之气,荣输所入为合,令何道从入,入安连过,愿闻其故? 岐伯答曰:'此阳脉之别,入于内,属于府者也。'黄帝曰:'荣输与合,各有名乎?'岐伯答曰:'荣输治外经,合治内府。'黄帝曰:'治内府奈何?'岐伯曰:'取之于合。'"在这段文字中,可以理解所谓合穴,乃是荣输之气所合入的处所,即经脉原气深入之部。而足三阳之合穴(足三里、委中、阳陵泉)和位在其上的手三阳之下合穴(上巨虚、下巨虚、委阳)更是阳脉(腑经)别入于内,连属于内腑的部分。所以《灵枢·四时气》说:"邪在府,取之合。"因六腑在内,为阴之阳。据此,则"病在阳之阳者,刺阳之合"句,应改为"病在阴之阳者",其理由十分明显了。

至于"病在阴之阳者,刺络脉",应改为"病在阳之阳者"的理由,也可从经络学说来理解。经脉深在,络脉浅居,络脉之中还有孙络,浮处皮肤。《素问·皮部论篇》说:"是故百病之始生也,必先于皮毛,邪中之,则腠理开,开则入客于络脉,留而不去,传入于经,留而不去,传入于腑,廪于肠胃……"从这段引文中,可理解为邪气中于皮肤,必定入客于络脉,这时当然要针刺络脉,泄泻其溢满的病邪,才能达到治疗的目的。《灵枢·五邪》说:"络脉治皮肤。"为此《灵枢·寿夭刚柔》经文,应改正为"病在阳之阳"(皮肤)其理由也彰然而毋待赘言了。

2. 从临床治疗的实例中论证  考查《内经》各篇,有不少的治疗处方是遵循着改正后的这一规律而制定的。现举例如下。

(1)《灵枢·五邪》:"气在于肠胃者,取之足太阴阳明,不下者,取之三里。"

(2)《灵枢·邪气脏腑病形》:"大肠病者……取巨虚上廉;胃病者……取之三里也;小肠病者……取之巨虚下廉;三焦病者……取之委阳;膀胱病者……取委中央;胆病者……取阳陵泉。"

(3)《素问·咳论篇》说:"治藏者,治其俞,治府者,治其合。"《素问·痹论篇》也说:"五藏有俞,六府有合,循脉之分,各有所发,各随其过,则病瘳也。"

从以上的《内经》治疗法引文中,进一步说明了腑病取合的规律性,为此,第2句"刺阳之合"所适应的疾病,必为"阴之阳"的衍文无疑了。

证实了第2句讹误之处,则第4句的错误也可以相对地得到纠正证实。因为在同一段文字中,决不会有两个"阴之阳"(腑病)的治法。故此也必为"阳之阳"无疑。

## (四) 五输穴的应用

1.《灵枢·寿夭刚柔》对于五输穴的应用原则  根据改正后的经文,可以归纳出下列原则,即脏病取脏经的荥穴和俞穴;腑病取位在足三阳经上的六腑之合穴;筋骨有病应适当配合有关脏经的经穴同治;皮肤中邪,浮络溢满时,应刺络脉出血。

2.《难经·六十八难》的应用原则  《难经·六十八难》说:"井主心下满,荥主身热,俞主体重节痛,经主喘咳寒热,合主逆气而泄,此五藏六腑井荥俞经合所主病也。"这种配穴的方法是以症为主,凡五脏六腑之病,所见上列何症即对症配用何穴,对此配穴法,金代医家张洁古有所阐发,称为"接经法",后明代文献《针灸聚英》与《针灸大成》均有引载,兹据前者文意列表如下(表4-4)。

表4-4 脏腑井荥输经合主治

| 病脏<br>(腑) | 脉象 | 主 症 | 配 穴 | | | | | 备 注 |
|---|---|---|---|---|---|---|---|---|
| | | | 心下满<br>(井) | 身热<br>(荥) | 体重节痛<br>(输) | 喘咳寒热<br>(经) | 逆气而泄<br>(合) | |
| 胆 | 弦 | 善洁、面青、善怒 | 窍阴 | 侠溪 | 临泣 | 阳辅 | 阳陵泉 | 总刺丘墟 |
| 肝 | 弦 | 淋溲难、转筋、四肢满闭、脐右有动气 | 大敦 | 行间 | 太冲 | 中封 | 曲泉 | |
| 小肠 | 浮洪 | 面赤、口干、喜笑 | 少泽 | 前谷 | 后溪 | 阳谷 | 小海 | 总刺腕骨 |
| 心 | 浮洪 | 烦心、心痛、掌中热而哕、脐上有动气 | 少冲 | 少府 | 神门 | 灵道 | 少海 | |
| 胃 | 浮缓 | 面黄、善噫、善思善沫 | 厉兑 | 内庭 | 陷谷 | 解溪 | 足三里 | 总刺冲阳 |
| 脾 | 浮缓 | 腹胀满、食不消、体重节痛、怠惰嗜卧、四肢不收、当脐有动气、按之牢若痛 | 隐白 | 大都 | 太白 | 商丘 | 阴陵泉 | |
| 大肠 | 浮 | 面白、善嚏、悲愁不乐、欲哭 | 商阳 | 二间 | 三间 | 阳溪 | 曲池 | 总刺合谷 |
| 肺 | 浮 | 喘嗽、洒淅寒热、脐右有动气、按之牢若痛 | 少商 | 鱼际 | 太渊 | 经渠 | 尺泽 | |
| 膀胱 | 沉迟 | 面黑善恐欠 | 至阴 | 通谷 | 束骨 | 昆仑 | 委中 | 总刺京骨 |
| 肾 | 沉迟 | 逆气、小腹急痛、泄如下重、足胫寒而逆 | 涌泉 | 然谷 | 太溪 | 复溜 | 阴谷 | |

3.《难经·七十四难》结合时令的应用 《难经·七十四难》说："春刺井、夏刺荥、季夏刺俞、秋刺经、冬刺合。"晋王叔和在《脉经》中用于五脏病的治疗,兹列表于下(表4-5)。

表4-5 五脏病四时配穴

| 五脏 | 主 穴 | 配 穴 | | | | |
|---|---|---|---|---|---|---|
| | | 春 | 夏 | 长夏 | 秋 | 冬 |
| 肝 | 期门、肝俞 | 大敦 | 行间 | 太冲 | 中封 | 曲泉 |
| 心 | 巨阙、心俞 | 中冲 | 劳宫 | 大陵 | 间使 | 曲泽 |
| 脾 | 章门、脾俞 | 隐白 | 大都 | 太白 | 商丘 | 阴陵泉 |
| 肺 | 膻中、肺俞 | 少商 | 鱼际 | 太渊 | 经渠 | 尺泽 |
| 肾 | 京门、肾俞 | 涌泉 | 然谷 | 太溪 | 复溜 | 阴谷 |

4.《难经·六十九难》的应用　此即子母补泻配穴法。《难经》原文中说："虚者补其母,实者泻其子。"这是以五行生克的原理,在脏腑络脉有病时的一种配穴方法,特别在母邪传子或母虚子弱的病理情况下最为适宜。此种配穴法,包括本经取穴和他经取穴两个方面,其原理与运用已在前面"对针灸运用辨证论治与切诊方法的论述"中阐明,此间不再重复。

有时本法也可结合五行相克的原理来应用,尤其是当发生相乘相侮的病理机转时更有必要。《素问·五运行大论篇》说:"气有余,则制己所胜而侮所不胜。"故当补本经所胜和所不胜的腧穴和补所胜及所不胜的他经的同性腧穴。例如肾经的实证,水有余就会克制己所胜的火和反侮己所不胜的土,这时须补本经的输土穴"太溪"和荥火穴"然谷"及补脾经(土经)的输土穴"太白"以及心经的荥火穴"少府"来防治其未病。又当"其不及,则己所不胜侮而乘之,己所胜轻而侮之"时,应泻本经所不胜及所胜的腧穴和泻所胜经及所不胜经的同性腧穴。例如肾经的虚证,水不足则己所不胜的土就会侮乘,己所胜的火也会反过来相克。因此要泻本经的土穴"太溪"和火穴"然谷"及泻脾经的土穴"太白"和心经的火穴"少府"来解除其压制,以加强作用。兹据上文之意将十二经脉虚实兼相乘相侮病理机转时的配穴法列表,以利查考(表4-6)。

5.《难经·七十五难》的应用原则　此种方法称为"泻南补北法"。也适用在五行制化失调而发生反克现象的病理机转之时。但是其特点仅只反侮其所不胜,而不发生乘克所胜的疾病症状。《难经》原文说:"《经》言东方实、西方虚,泻南方、补北方,何谓也? 然,金木水火土,当更相平。东方木也,西方金也,木欲实,金当平之,火欲实,水当平之,土欲实,木当平之,金欲实,火当平之,水欲实,土当平之;东方肝也,则知肝实,西方肺也,则知肺虚;泻南方火,补北方水,南方火,火者木之子也,北方水,水者木之母也,水胜火,子能令母实,母能令子虚,故泻火补水,欲令金得平木也。"金虚木实,就是肺虚肝实。金克木,木克土,肝木实时,反克肺金而致肺虚,这是气有余侮其所不胜的现象。木实侮土,应该脾土亦虚,此是制己所胜的必然趋势,但是原文中没有提到土虚,故是本法适应证的特点,其病理、治法以及穴位配伍等均已在前面"对针灸运用辨证论治与切诊方法的论述"中讨论,此间从略。

6.《难经·六十六难》中对原穴的应用　《难经·六十六难》说:"五藏六府之有病者,皆取其原也。"阴经以输代原,脏病取荥输,故原穴也能治疗本脏的疾

表 4－6　十二经子母补泻及乘侮关系配穴

| 经名 | 虚证 补(母) 本经母穴 | 虚证 补(母) 他经母穴 | 虚证 泻证 本经 所胜 | 虚证 泻证 本经 所不胜 | 虚证 泻证 他经 所胜 | 虚证 泻证 他经 所不胜 | 实证 泻(子) 本经子穴 | 实证 泻(子) 他经子穴 | 实证 补证 本经 所胜 | 实证 补证 本经 所不胜 | 实证 补证 他经 所胜 | 实证 补证 他经 所不胜 |
|---|---|---|---|---|---|---|---|---|---|---|---|---|
| 肺(金) | 太渊(土) | 太白(土) | 少商(木) | 鱼际(火) | 大敦(木) | 少府(火) | 尺泽(水) | 阴谷(水) | 少商(木) | 鱼际(火) | 大敦(木) | 少府(火) |
| 大肠(金) | 曲池(土) | 足三里(土) | 三间(木) | 阳溪(火) | 足临泣(木) | 阳谷(火) | 二间(水) | 通谷(水) | 三间(木) | 阳溪(火) | 足临泣(木) | 阳谷(火) |
| 心(火) | 少冲(木) | 大敦(木) | 灵道(金) | 少海(水) | 经渠(金) | 阴谷(水) | 神门(土) | 太白(土) | 灵道(金) | 少海(水) | 经渠(金) | 阴谷(水) |
| 小肠(火) | 后溪(木) | 足临泣(木) | 少泽(金) | 前谷(水) | 商阳(金) | 通谷(水) | 小海(土) | 足三里(土) | 少泽(金) | 前谷(水) | 商阳(金) | 通谷(水) |
| 肾(水) | 复溜(金) | 经渠(金) | 然谷(火) | 太溪(土) | 少府(火) | 太白(土) | 涌泉(木) | 大敦(木) | 然谷(火) | 太溪(土) | 少府(火) | 太白(土) |
| 膀胱(水) | 至阴(金) | 商阳(金) | 昆仑(火) | 委中(土) | 阳谷(火) | 足三里(土) | 束骨(木) | 足临泣(木) | 昆仑(火) | 委中(土) | 阳谷(火) | 足三里(土) |

续表

| 穴位\病型名 | 虚证 补(母)·本经母穴 | 虚证 补(母)·他经母穴 | 虚证 泻·本·所胜 | 虚证 泻·本·所不胜 | 虚证 泻·他·所胜 | 虚证 泻·他经·所不胜 | 实证 泻(子)·本经子穴 | 实证 泻(子)·他经子穴 | 实证 补·本·所胜 | 实证 补·本·所不胜 | 实证 补·他·所胜 | 实证 补·他经·所不胜 |
|---|---|---|---|---|---|---|---|---|---|---|---|---|
| 脾(土) | 大都(火) | 少府(火) | 阴陵泉(水) | 隐白(木) | 阴谷(水) | 大敦(木) | 商丘(金) | 经渠(金) | 阴陵泉(水) | 隐白(木) | 阴谷(水) | 大敦(木) |
| 胃(土) | 解溪(火) | 阳谷(火) | 内庭(水) | 陷谷(木) | 通谷(水) | 足临泣(木) | 厉兑(金) | 商阳(金) | 内庭(水) | 陷谷(木) | 通谷(水) | 足临泣(木) |
| 肝(木) | 曲泉(水) | 阴谷(水) | 太冲(土) | 中封(金) | 太白(土) | 经渠(金) | 行间(火) | 少府(火) | 太冲(土) | 中封(金) | 太白(土) | 经渠(金) |
| 胆(木) | 侠溪(水) | 通谷(水) | 阳陵泉(土) | 窍阴(金) | 足三里(土) | 商阳(金) | 阳辅(火) | 阳谷(火) | 阳陵泉(土) | 窍阴(金) | 足三里(土) | 商阳(金) |
| 心包(相火) | 中冲(木) | 大敦(木) | 间使(金) | 曲泽(水) | 经渠(金) | 阴谷(水) | 大陵(土) | 太白(土) | 间使(金) | 曲泽(水) | 经渠(金) | 阴谷(水) |
| 三焦(相火) | 中渚(木) | 足临泣(木) | 关冲(金) | 液门(水) | 商阳(金) | 通谷(水) | 天井(土) | 足三里(土) | 关冲(金) | 液门(水) | 商阳(金) | 通谷(水) |

病;阳经之原,以经穴合之,经火生合土,故治疗腑病的作用也能理解。惟手三阳经,因其下合穴皆在足经,本腑之气是上合于本经的,故古人文献中对这三经原穴的主治记载,均未提到可治本腑的病候,此点还须作进一步的研究和探讨。

此外十二经脉的原穴都能治疗本经的一切疾病,不论虚证和实证皆可应用。据此元代医家王海藏倡"拔原说",后明代杨继洲将病经的原穴和与其为表里的他经的络穴配合同用,称为"主客原络"配穴法。其具体的配合应用,详见《对针灸辨证论治与切诊运用的论述》一文。

7.《素问·缪刺论》中有关"井"穴的应用 《灵枢·卫气失常》说:"皮之部,输于四末。"邪气中人,先客于皮毛,各以其皮部入传于络脉,不得入于经俞,因此左注右,右注左,上下左右,与经相干,而布于四末,故行缪刺时必须取各经的井穴施治。《素问·缪刺论篇》中有详细的记载,后杨继洲据之而发展成为"十二经井穴"的缪刺法,列表如下(表4-7)。

表 4-7　缪刺用穴

| 受病络脉 | 症　　状 | 缪刺用穴 |
|---|---|---|
| 手太阴络 | 膨胀、喘咳、缺盆痛、心烦掌热、肩背疼、咽痛喉肿 | 少商 |
| 手阳明络 | 气满、胸中紧痛、烦热、喘息不已 | 商阳 |
| 足阳明络 | 腹心闷、恶人火、闻响心惕、鼻衄、唇㖞、疟狂、足痛、气蛊、疮疥、齿寒 | 厉兑 |
| 手足少阴太阴足阳明络 | 尸厥暴死、身脉动、不知人事 | 隐白、涌泉、厉兑、少商、少冲 |
| 手少阴络 | 心痛、烦渴、臂厥、胁肋疼、心中热闷、呆痴忘事、癫狂 | 少冲 |
| 手太阳络 | 颔肿、项强、肩似拔、臑如折、肘痛 | 少泽 |
| 足太阳络 | 头项肩背腰目疼、脊痛、痔症、癫狂、目黄泪出、鼻流血 | 至阴 |
| 足少阴络 | 卒心痛、暴胀、胸胁支满 | 涌泉 |
| 手厥阴络 | 卒心痛、掌中热、胸满、手挛臂痛不能屈伸、腋下肿、面赤、目黄、喜笑、心热、耳聋 | 中冲 |
| 手少阳络 | 耳聋痛、目疼、肘痛、脊间心后疼 | 关冲 |
| 足少阳络 | 胸胁足痛、面滞、头目疼、缺盆腋肿、汗多、颈项瘿瘤、强硬症 | 足窍阴 |
| 足厥阴络 | 卒疝暴痛、绕脐痛急 | 大敦 |

8. 阴阳大溢或经络偏枯时井穴应用　经络盛满，阴阳大溢时，《灵枢·终始》说："人迎与脉口俱盛三倍以上，命曰阴阳俱溢，如是者，不开则血脉闭塞，气无所行，流淫于中，五藏内伤。"在这种病理机转下，就需要刺十二经井穴，泄泻其溢盛的脉气。中风及中暑症时常要用到此法。此外，在中风偏枯之时，经气枯绝，须"从阳引阴"与"从阴引阳"，疏导其经气。元代医家罗天益在《卫生宝鉴》中倡用一种"大接法"，并用十二经井穴。其法：从阳引阴——至阴、涌泉、中冲、关冲、足窍阴、大敦、少商、商阳、厉兑、隐白、少冲、少泽。从阴引阳——少商、商阳、厉兑、隐白、少冲、少泽、至阴、涌泉、中冲、关冲、足窍阴、大敦（均依次而刺）。

9. 《灵枢·邪气藏府病形》"荥输治外经"的应用　前面已谈及脏病应取阴经的荥穴和输穴来治疗。对阳经的荥穴和输穴的主治性能，《灵枢·邪气藏府病形》说："荥输治外经。"其意即是阳经的荥穴和输穴以治疗经脉所过之处的外经病为主，不能用治内腑病。这一原则的具体处方示例，可在《灵枢·五乱》中找到，故此也是五输穴临床应用的一项重要规律。

10. "子午流注配穴"的应用　此法是以五输穴为基础，结合人体气血循环随着时间变化在经脉内出现盛衰的生理特点，用干支时辰来推算取穴的一种方法。其大意是：以十天干中甲、丙、戊、庚、壬属奇数的作阳；乙、丁、己、辛、癸属偶数的作阴；根据阳日阳时开阳穴，阴日阴时开阴穴的原则作为主要开穴的依据，并按"经生经""穴生穴"，五行相生的次序逐日按时或逐时按刻分别开穴。在逐日按时开穴时，如果阳日逢阴时或阴日逢阳时则为穴不开，则可取与之相合的日子的合穴施治（十天干相合已详上节）。如逢时没有开穴，也没有所开的合穴，则可用子母补泻配穴法代替。由于本法在应用时需要按时推算取穴，叙述比较费时，并另有专书讨论，故于此间简略提及，不做进一步的介绍。

按：本文为朱氏所著，原载《上海中医药杂志》1960年2月号，较早地对五输穴的意义及其应用作了阐发，特别是联系经脉的"标本""根结"来阐明五输穴的含义，并对"六腑之合"作了解释，在当时属于创见。文中对《灵枢·寿夭刚柔》中"病在阴之阴者"四句作了正本穷源的探讨，敢于破前人之禁，阐明其真义，实乃独具只眼之见。文后还对五输穴的应用作了整理和阐发，承前启后，对临床应用很有参考价值。现据原文作某些增删，全文收辑。

# 陆瘦燕、朱汝功有关经络腧穴理论的阐发

陆氏和朱氏十分重视对经络腧穴理论的研究，他们认为："经络学说的起源和针灸的关系十分密切，经络学说用于指导临床实践，以针灸为最早，其后随着中医学理论的发展，才广泛地被应用到各科中去，所以经络学说从孕育、诞生到发展，皆与针灸息息相关。如失去经络学说的指导，实践中就会迷失方向，缺乏理论依据，在千变万化的病例面前，必然不知所措。"因此，他们从整理文献着手，结合临床实践，先后出版了《穴道释义》《经络学图说》《腧穴学概论》《针灸腧穴图谱》等专著，并发表了多篇论文，阐述经络学说与针灸学的关系。如经气的含义，"标本""根结"理论与腧穴主治规律的关系，十二经脉同名经相接的关系，十二经脉病候的分类及析解、腧穴的命名的方法及依据等。对当时争议较多、众说纷纭的问题，敢于破前贤之旧说，提出自己独特的见解，对针灸理论的发展做出了应有的贡献。

下面将他们在有关经络腧穴理论方面的阐发做一综合介绍。

## （一）经气的意义

经气就是经络之气，针刺得气、针刺调气的"气"就是指的经气，那么经气究竟是什么？在《经气的探讨》一文中，他们就古代文献并结合自己的体会提出了看法。认为经气包括两个方面：禀受于父母先天之精气而产生的元气和流行于经脉内外的荣卫之气（即后天之谷气）。前者是维持经络通行血气、营运阴阳、调理虚实、处治百病的功能力量，也是腧穴所以能通过经络的传导发生治疗作用的动力；后者则是营养脏腑、充实身形、维持生命活动的物质基础。虽然先天元气和后天水谷之气有本质的区别，但在生理上是相辅相成、相互为根的，元气必须依靠胃腑所化生的水谷精微之气的滋养，才能充实不衰，假如元气没有营卫之气的不断充实，必致耗损而枯竭；而脾胃也必须依靠元气的作用，才能不断化生精微，假如没有元气的作用，就会壅滞而不行。因此，元气和谷气是不可分割的一个整体。

这个观点的提出，对当时文献仅认为经络是"通行营卫"的狭义理解，无疑是

起了深化的作用,从而也为解释在针灸教学和临床长期存在的一些悬而未解的问题,提供了理论依据。

### (二)经脉元气和脏腑腧穴的关系

他们归纳了十二经脉"标本"和足六经"根结"的关系,指出:十二经脉的本部及足六经的根部在四肢肘膝以下,而标部及结部都在头面和躯干,其中六阳经脉的标部在头面,六阴经脉的标部大都在各该经脉所属的胸腹部募穴或背腰部俞穴处。经脉之元气,除了内以生气之元(即肾间动气)为根本外,其作用则是在四肢肘膝关节以下的四关,即本部及根部。背俞穴是脏腑元气注输所出的地方,募穴是脏腑元气募聚之处。六腑之气出于足三阳经,上合于手三阳经,具体地说,就是手三阳经所属的大肠、小肠、三焦之气,皆是禀受了足阳明、足太阳之气后,上合于手阳明、手太阳、手少阳的。这说明了十二经脉元气的作用影响,皆自肢端及于躯干、内脏。其中手足三阴经脉之元气自肢端直接作用于本脏,然后注输出于背部五脏的俞穴,结聚于五脏的募穴。足三阳经的元气除了作用于头面、躯干部经脉循行所过处外,一部分脉气由合穴处别入内脏,与六腑相通,然后注输出于背部六腑的俞穴,结聚于六腑的募穴。手三阳经的元气,不深入本腑,仅能作用于头面、躯干部外经循行所过处,其本腑之气皆自位在足三阳经合穴处别入,上合于手部的本经。

由此还归纳出四肢肘膝以下的腧穴主治规律,由于手足三阴之本在四肢,标在背俞与腹募,经脉元气直接作用于本脏,所以六阴经脉肘膝以下的穴位一般均能治疗本脏病。手三阳之本在上肢,标在头面,经脉元气不入内腑,所以其腧穴不能治疗本腑病,而只能治疗头面病,足三阳本部的经脉元气,经六腑之合别入内腑,所以足三阳经在膝以下的腧穴,除一般都治疗头面病外,部分穴位,特别是"六腑之合穴",还能治疗六腑病。

《灵枢·经脉》中记载的十二经病候,阴经的"是动所生病"中差不多均有本脏病的症状描述。六阳经脉中:手三阳的是动所生病仅反映了外经循行所过处的疾病,没有涉及大肠、小肠、三焦病。足三阳经中,足阳明有胃中寒热的病候记载;足少阳有口苦、善太息的胆腑病症状;足太阳虽然没有讨论到膀胱病,但是《灵枢·本输》中却补充说:"三焦者……太阳之别也……并太阳之正,入络膀胱,约下焦,实则闭癃,虚则遗溺。"

对五输穴均自四肢末端向心排列,不与经脉循行走向完全一致的理由,他们认为前者体现了经脉元气自四肢末端作用于躯干,渐入渐深的现象,后者则是营气循环的通路,所以顺逆相接,不与五输穴排列一致。

以上三个方面问题的阐释,体现了经脉元气说对提高和深化经络腧穴理论有指导实践的现实意义。

### (三)十二经脉之间及十二经脉与奇经八脉的交会关系

十二经脉是气血循环的主要通路,按其顺逆方向相互连接,形成一个连通的整体。他们在整理十二经脉的交会关系中发现,除了顺逆相接以外,手足同名的三阴经、三阳经也是相互衔接的。因此,十二经脉若将其压缩来看,实际就是"六经"。古代文献中所称的"六经",也就是十二经脉的缩影,这种关系在人体生理、病理上均有很大的影响。例如,心肾之气必须相交,就是手足少阴相连的关系;脾气散精,上归于肺,即是因为手足太阴相接的特点;包络相火之所以寄附于肝胆,亦是因手足厥阴通连的缘故。在病理上,伤寒六经的辨证依据,也是以此为基础的。

对奇经八脉,历代较少重视,他们在研究奇经八脉所过腧穴及所会经脉的同时,对奇经八脉的功能作了全面的阐发。指出足三阴经皆交会于任脉的中极、关元,阴维脉交会于任脉的天突、廉泉,冲脉交会于任脉的阴交,手三阴经虽不直接和任脉相交,但是由于手足三阴同名经相接,脉气相通,因此,构成任脉能容任诸阴之气而为"阴脉之海"。督脉上的大椎穴为手足六阳经的交会穴,百会是督脉与足太阳之会,故手足诸阳之脉气可以集聚于督脉,称为"阳脉之海"。冲脉发于气街,并足少阴直冲而上,气街属胃,是五脏六腑和水谷之海,足少阴属肾,为藏精之处和先天之本,冲脉贯统二经,故为"十二经脉之海"。带脉束腰如带,有统束一身上下纵行诸经的作用。维脉能维络一身表里之阴阳,阳维脉维络诸阳,阴维脉维络诸阴,这也是由二脉所经过的腧穴和交会的经脉决定的,又因阴主里,阳主表,所以阴维脉主一身在里之阴,阳维脉主一身在表之阳。阳跷脉经过手足太阳、手足阳明和足少阳五脉,却不与督脉相交会,各自分布在身体的左右阳部,故分主一身左右之阳气;阴跷脉也不和任脉相交会,循行于阴部而分居左右,故分主一身左右之阴气。

八脉之中,冲、任、督三脉皆起胞中,同出会阴,任脉行于胸腹正中,督脉行于脊背正中,二脉上行至头面而在唇内的龈交穴相接,合之为一,分之则二,用来象征阴阳一气、子午南北的关系。而冲脉出会阴,过气街,并足少阴而上至胸中,此三脉称为一源而三歧,加上带脉统束诸经,在生理上有十分重要的作用。

### (四)十二经脉病候的病理析解

他们系统而全面地阐释了十二经脉的"循行部位"和"经过腧穴",并结合中医理论,对十二经脉病候的病因病机逐条作了详细的分析,在《十二经脉病候析解》一文中,把每条经的"是动病"和"所生病"归纳为五类:本外经病、本脏(腑)病、他脏(腑)病、有关器官病及其他病。指出经络的实证,多因经脉为某种致病因素所激惹或壅阻,导致气血运行不能通畅,即所谓经气壅滞,则在经脉所过之处出现肿或痛的症状,"血伤为肿""气伤为痛",如果邪壅化热,还兼有灼热的现象。经络的虚证,多为经气虚陷,气血不足而成,可以由某一脏腑和经脉本身的元气不足、阳气虚陷而致,也可因全身性的气血不足、阳气虚弱而引起,往往会出现局部不仁不用,甚至枯萎的症状。

由于经络"内属脏腑,外络肢节",故经络的病候,实际上离不开脏腑器官以及皮肉筋骨等组织功能变异的症状。同时,由于经络的分布错综复杂,加之脏腑经络之间阴阳表里、生克制化等方面的生理病理影响,故十二经脉的病候,实际上是多个脏腑器官病变的证候群,有着错综复杂的关系。

此外,有些症状虽然相同,但由于隶属的经脉不同,病理传变的结果也不相同,在辨证时必须作具体的分析。例如膀胱经病变可有腰痛,肝经病变也见有腰痛,虽见同一腰痛的症状,但膀胱经的腰痛由于脉气厥逆、气血不通、脉道壅塞而致,属实证,所以疼痛如折断腰脊,不能转侧;而肝经的腰痛,则为肝病不能淫气于筋,腰部的筋肉缺少阳气温养,故而拘急板滞,不能俯仰,属虚证。同样是腰痛,治疗法则就完全不同。

### (五)系统考证腧穴,诠释穴名

腧穴是脏腑、经络之气输注于体表的部位,它是人体疾病的反应及治疗点,故临床上取穴不准确,往往会影响针灸疗效。他们对全身经穴及历代文献中记载的有明确部位的奇穴,做了系统的整理和详细的考证,再根据自己的临床经验,予以必要的订正,"去芜存菁,弃粗用精",著述了《穴道释义》《腧穴学概论》,

编绘了《针灸腧穴图谱》，使"初学者可得其概要，研究者可从而推衍"。

腧穴命名的意义，自古以来鲜见阐述，他们认为古人制定腧穴名称，皆有其深义，它包括了腧穴本身在解剖、生理、病理、治疗等各方面的特性，真实地反映了腧穴的内容，因此，阐明它们的命名是有现实意义的，可以帮助我们了解腧穴客观的特性，进而应用于临床，故撰写了《腧穴的命名》一文，略论了腧穴命名的方法和依据，并对若干费解而有意义的穴名作了解释。

他们提出以经络学说，阴阳学说，脏腑气血学说，腧穴所在处的解剖和位置特点，腧穴在生理、病理、治疗上的特性等五种腧穴命名的依据。归纳了四种腧穴命名的方法。① 比拟法：用比拟方法来刻画和记述所要命名的腧穴。② 象形法：假借其他事物外在的形象，直接描记腧穴所在处各种组织的形状特征从而定出名称。③ 会意法：以腧穴本身在生理、病理、解剖上的特点，通过会意的方法，使它从名称上反映出来。④ 写实法：实录腧穴的部位、生理、治疗等方面的特点和作用，给人以深刻的印象。此四种命名的方法，有时常合并应用。比如少商、商阳、商曲、商丘等穴，"商"字的含义颇令人费解，当时文献有释为小商人（少商）、男商人（商阳）等，牵强附会，有失真义。他们在文中释示"商"为"金"声，"金"是肺与大肠的五行属性，"少商"为肺经脉气所出的井穴，故名（会意法结合比拟法）。"商阳"为大肠经的井穴，性属庚金（即阳金）而得（会意法）。"商丘"是指该穴系脾经的经金穴，而其处有骨隆起如丘（会意法结合比拟方法）。又如中极穴，假借于星名，该星位在天体中央，而该穴位在腹部，居人体上下左右之正中，如该星位置有天体垂布的现象，故此为名（象形法）。"前谷"穴，因位于手小指本节之前，穴位所在处凹陷如谷，故取名为"前谷"（写实法结合比拟法）。

# 附　　录

## 附录一　十四经经穴分寸歌

**(一) 手太阴肺经**

中府乳上三肋间，　　云门锁骨下窝寻，

云在璇玑旁六寸，　　天府腋三动脉求，

侠白肘上五寸主，　　尺泽肘中约纹是，

孔最腕侧七寸拟，　　列缺交叉食指尽，

腕上寸半骨后取，　　经渠一寸动脉行，

太渊掌后横纹头，　　鱼际本节后散纹，

少商大指内侧端，　　甲角一分韭叶明。

**(二) 手阳明大肠经**

商阳食指内侧旁，　　二间寻来本节前，

三间节后陷中取，　　合谷虎口岐骨间，

阳溪腕上筋间是，　　偏历交叉中指端，

温溜腕后去五寸，　　池前四寸下廉看，

池前三寸上廉中，　　池前二寸三里逢，

曲池曲肘纹头尽，　　肘髎大骨外廉近，

大筋中央寻五里，　　肘上三寸行向里，

臂臑髃下肉尽端，　　肩髃肩端举臂取，

巨骨肩尖端上行，　　天鼎扶下二寸真，

扶突人迎后寸五，　　禾髎水沟旁五分，

迎香禾髎上一寸，　　大肠经穴是分明。

**(三) 足阳明胃经**

胃之经兮起承泣，　　眼睑缘下七分寻，

四白目下方一寸，
地仓侠吻四分近，
颊车耳下曲颊陷，
头维神庭旁四五，
水突筋前迎下在，
缺盆舍外锁骨上，
气户璇玑旁四寸，
库房屋翳膺窗近，
乳中乳头心上是，
均去中行须四寸，
再下便是不容穴，
其下承满与梁门，
上下一寸无多少，
外陵大巨水道接，
相隔俱是一寸取，
髀关膝上交分内，
阴市膝上方三寸，
膝膑陷中犊鼻存，
膝下六寸上巨虚，
下巨虚在九寸下，
却向踝上八寸寻，
冲阳跗上动脉凭，
内庭次趾外间陷，
甲角尽处一分存。

巨髎鼻孔旁八分，
大迎颔前寸三分，
下关耳前动脉行，
人迎喉旁寸五真，
气舍穴处天突平，
中行四寸直乳明，
锁下肋上仔细寻，
相去一肋寸六分，
乳根下一肋间临，
胸部诸穴为君陈，
斜内二寸巨阙平，
关门太乙滑肉门，
天枢脐旁二寸凭，
归来气冲五穴邻，
中行旁开二寸程，
伏兔股前起肉形，
梁丘膝上二寸呈，
膝下三寸三里迎，
膝下八寸条口行，
条口之旁丰隆盈，
解溪跗上系鞋处，
陷谷庭后二寸间，
厉兑次趾外侧端，

（四）足太阴脾经

大趾内侧端隐白，
太白核后白肉际，
商丘踝前陷中逢，
踝上六寸漏谷是，
膝内辅下阴陵泉，

节前陷中求大都，
节后一寸公孙呼，
踝上三寸三阴交，
膝下五寸地机朝，
血海膝膑上内廉，

箕门穴在鱼腹取，动脉应手越筋间，
冲门横骨两端同，去腹中行三寸半，
冲上七分府舍求，舍上三寸腹结算，
结上寸三是大横，却与脐平莫胡乱，
建里之旁四寸取，便是腹哀分一段，
中庭旁六食窦穴，膻中去六是天溪，
再上寸六胸乡穴，周荣相去亦同然，
大包腋下有六寸，渊腋直下三寸悬。

（五）手少阴心经

少阴心起极泉中，腋下筋间动引胸，
青灵肘上三寸觅，少海肘后纹头中，
灵道腕后一寸半，通里腕后一寸同，
阴郄去腕五分是，神门掌后锐骨逢，
少府小指本节末，小指内侧是少冲。

（六）手太阳小肠经

小指外侧端少泽，前谷外侧节前觅，
节后捏拳取后溪，腕骨腕前骨陷侧，
锐骨下陷是阳谷，腕后锐上觅养老，
支正腕后五寸量，小海肘端五分到，
肩贞胛下两骨解，臑俞大骨下陷保，
天宗秉风后骨中，秉风髎外举有空，
曲垣肩中曲胛陷，外俞去脊三寸从，
中俞二寸大椎旁，天窗扶突后陷详，
天容耳下曲颊后，颧髎面颅锐端量，
听宫耳前珠子旁，此为小肠手太阳。

（七）足太阳膀胱经

足太阳是膀胱经，目内眦角始睛明，
眉头头中攒竹取，眉冲直上旁神庭，
曲差入发五分际，神庭旁开寸五分，
五处旁开亦寸半，细算却与上星平，

承光五处后二寸，　　通天络却寸半匀，
玉枕夹脑一寸三，　　入发二五枕骨寻，
天柱项后发际中，　　大筋外廉陷中献，
自此夹脊开寸五，　　第一大抒二风门，
三椎肺俞厥阴四，　　心五督六椎下论，
膈七肝九十胆俞，　　十一脾俞十二胃，
十三三焦十四肾，　　气海俞在十五椎，
大肠十六椎之下，　　十七关元俞穴椎，
小肠十八胱十九，　　中膂俞在二十椎，
白环廿一椎下当，　　以上诸穴可推之，
更有上次中下髎，　　一二三四腰空好，
会阳阴尾骨外在，　　即是尻骨旁边到，
又从臀下横纹取，　　承扶居下陷中央，
殷门扶下方六寸，　　浮郄委阳一寸上，
委阳腘外二筋间，　　委中腘纹之中央，
又从脊上开三寸，　　第二椎下为附分，
三椎魄户四膏肓，　　第五椎下神堂尊，
第六谚谚膈关七，　　第九魂门阳纲十，
十一意舍之穴存，　　十二胃仓穴已分，
十三肓门端正在，　　十四志室不须论，
十九胞肓廿一秩，　　背部三行诸穴匀，
合阳委中下二寸，　　承筋腨肠之中寻，
承山腨下分肉间，　　外踝七寸飞扬存，
跗阳外踝上三寸，　　昆仑后跟陷中明，
仆参跟下脚边上，　　申脉踝下五分凭，
金门踝前骰陷取，　　京骨外侧骨际呈，
束骨本节后肉际，　　通谷节前陷中存，
至阴却在小指侧，　　太阳之穴记须清。
（八）足少阴肾经
足掌心中是涌泉，　　然谷踝前大骨边，

太溪踝后跟骨上， 大钟跟后踵筋间，
水泉太溪下一寸， 照海踝下四分安，
复溜内踝上二寸， 交信溜前五分连，
筑宾五寸上内踝， 阴谷膝下内辅边，
横骨大赫并气穴， 四满中注亦相连，
上下一寸旁五分， 肓俞脐旁半寸间，
商曲石关阴都穴， 通谷幽门五穴缠，
下上俱是一寸取， 各开中行半寸前，
步廊神封灵墟穴， 神藏彧中穴相连，
下上寸六旁二寸， 俞府璇玑二寸研。

（九）手厥阴心包络经

心包穴起天池间， 乳后旁一腋下三，
天泉曲腋下二寸， 曲泽肘内大筋边，
郄门去腕方五寸， 间使腕后三寸连，
内关去腕有二寸， 大陵掌后两筋间，
劳宫握拳中指处， 二三掌骨仔细研，
中冲中指内侧取， 包络九穴始周全。

（十）手少阳三焦经

无名指外端关冲， 液门小次指陷中，
中渚液上止一寸， 阳池手表腕陷中，
外关腕后方二寸， 腕后三寸支沟容，
支沟横外取会宗， 空中一寸用心攻，
腕后四寸三阳络， 四渎肘前五寸着，
天井肘外大骨后， 骨罅中间一寸摩，
肘后二寸清冷渊， 消泺渊上三寸落，
臑会肩下三寸量， 肩髎臑上陷中央，
天髎睯骨陷内上， 天牖天容之后旁，
翳风耳后尖角陷， 瘈脉耳后鸡足张，
颅息亦在青络上， 角孙耳郭上中央，
耳门耳缺前起肉， 和髎耳前锐发乡，

257

欲知丝竹空何在，　　眉后陷中仔细量。

（十一）足少阳胆经

外眦五分瞳子髎，　　耳前陷中听会绕，
起骨上廉客主人，　　内斜曲角颔厌照，
后行颔中厘下廉，　　曲鬓耳上发际看，
入发寸半率谷穴，　　天冲率后斜五分，
浮白下行一寸间，　　枕骨之下窍阴安，
完骨耳后入发际，　　量得四分须用记，
本神神庭旁三寸，　　阳白眉上一寸许，
入发五分头临泣，　　临后寸半目窗穴，
正营承灵皆寸半，　　灵后四五脑空觅，
风池耳后发际陷，　　肩井肩上陷解中，
大骨之前寸半寻，　　渊液腋下三寸逢，
辄筋复前一寸行，　　日月直乳三肋取，
期门之下寸五存，　　京门十二肋端取，
带脉季下寸八分，　　五枢带下三寸真，
维道章下五三定，　　章下八三居髎名，
环跳髀枢宛陷中，　　风市垂手中指寻，
膝上五寸是中渎，　　阳关阳陵上三寸，
阳陵膝下一寸是，　　阳交外踝上七寸，
外丘外踝七寸分，　　踝上五寸定光明，
踝上四寸阳辅地，　　踝上三寸是悬钟，
丘墟踝下陷中立，　　丘下三寸临泣存，
临下五分地五会，　　会下一寸侠溪呈，
欲觅窍阴归何处，　　小趾次趾外侧寻。

（十二）足厥阴肝经

足大趾端名大敦，　　行间大趾缝中存，
太冲本节后寸半，　　踝前一寸中封名，
蠡沟踝上五寸是，　　中都踝上七寸寻，
膝关犊鼻下二寸，　　曲泉曲膝横纹尽，

阴包膝上方四寸，　　　五里股内动脉存，
阴廉恰在鼠蹊下，　　　急脉距中二五真，
章门十一肋端取，　　　乳下二肋是期门。

（十三）督脉

尾闾骨端是长强，　　　二十一椎腰俞当，
十六阳关十四命，　　　十三悬枢在中央，
十一脊中椎下取，　　　中枢十椎之下藏，
九椎筋缩至阳七，　　　六灵五神身柱三，
陶道一椎之下乡，　　　一椎之上大椎穴，
发上五分哑门行，　　　风府一寸宛中取，
脑户二五枕方当，　　　发上四寸强间位，
五寸五分后顶强，　　　七寸百会顶中取，
耳尖直上发中央，　　　前顶前行八寸半，
前行一尺囟会量，　　　一尺一寸上星会，
入发五分神庭当，　　　鼻端准头素髎穴，
水沟鼻下人中藏，　　　兑端唇上端中取，
龈交齿上龈缝乡，　　　经行背头居中行。

（十四）任脉

任脉会阴两阴间，　　　曲骨毛际陷中安，
中极脐下四寸取，　　　关元脐下三寸连，
脐下二寸石门是，　　　脐下寸半气海泉，
脐下一寸阴交穴，　　　脐之中央即神阙，
脐上一寸为水分，　　　脐上二寸下脘列，
脐上三寸名建里，　　　脐上四寸中脘觅，
脐上五寸上脘在，　　　巨阙脐上六寸列，
鸠尾蔽骨下五分，　　　中庭膻下寸六取，
膻中却在两乳间，　　　膻上寸六玉堂主，
膻上紫宫三寸二，　　　膻上四八华盖举，
璇玑膻上五寸八，　　　玑上一寸天突取，
廉泉颔下结上已，　　　承浆颐前下唇陷。

# 附录二　五输穴歌

少商鱼际与太渊，　　经渠尺泽肺相连，
商阳二三间合谷，　　阳溪曲池大肠牵，
隐白大都太白脾，　　商丘阴陵泉要知，
厉兑内庭陷谷胃，　　冲阳解溪三里随，
少冲少府属于心，　　神门灵道少海寻，
少泽前谷后溪腕，　　阳谷小海小肠经，
涌泉然谷与太溪，　　复溜阴谷肾所宜，
至阴通谷束京骨，　　昆仑委中膀胱知，
中冲劳宫心包络，　　大陵间使传曲泽，
关冲液门中渚焦，　　阳池支沟天井索，
大敦行间与太冲，　　中封曲泉属于肝，
窍阴侠溪临泣胆，　　丘墟阳辅阳陵泉。

按：本歌所列五输穴均依井、荥、输、原、经、合的次序排列。
阴经以输代原，因此只有五穴；阳经另有一原，所以有
六穴，背熟后可以依次推求。

# 附录三　十二募穴歌

心募巨阙京肾经，　　膻中心包肝期门，
章门属脾肺中府，　　藏经六募细沉吟。
还须兼知六府募，　　大肠天枢莫模糊，
膀胱中极三焦石，　　脐下关元小肠符，
中脘当胃日月胆，　　指下分明补泻和。

# 附录四　十六郄穴歌

阴郄心经肾水泉，　　肺是孔最穴相传，
郄门包络分明记，　　中都肝脾地机宜，
大肠府郄是温溜，　　膀胱金门胆外丘，
三焦会宗小养老，　　梁丘膝上胃经求，
奇经阳跷郄跗阳，　　阴跷交信踝上量，
阴维筑宾腨分觅，　　阳维阳交细审详。

# 附录五　八会穴歌

脏会章门骨大杼，　　中脘腑会气膻持，
髓会绝骨太渊脉，　　筋会阳陵血膈俞。

# 附录六　八脉交会穴歌

公孙冲脉胃心胸，　　内关阴维下总同，
临泣胆经连带脉，　　阳维目锐外关逢，
后溪督脉内眦颈，　　申脉阳跷络亦通，
列缺任脉行肺系，　　阴跷照海膈喉咙。

# 附录七　十四经常用腧穴主治歌

本歌录自《医宗金鉴》，是把十四经经穴中常用的 140 余个腧穴分成五部编成的，扼要地介绍了主治内容，颇便初学诵读记忆。

（一）头部

百会主治卒中风，
大肠下气脱肛病，
神庭主灸羊痫风，
翳风专刺耳聋病，
上星通天主鼻渊，
兼治头风目诸疾，
哑门风府只宜刺，
颈项强急及瘿疣，
头维主刺头风疼，
禁灸随皮三分刺，
率谷酒伤吐痰眩，
兼治偏正头疼痛，
临泣主治鼻不通，
惊痫反视卒暴厥，
水沟中风口不开，
刺治风水头面肿，
承浆主治男诸疝，
偏风不遂刺之效，
迎香主刺鼻失嗅，
先补后泻三分刺，
口眼歪斜灸地仓，
失音不语目不闭，
听会主治耳聋鸣，
中风瘈疭㖞斜病，
听宫主治耳聋鸣，
迎风流泪眦痒痛，
角孙主治目生翳，
耳门耳聋聤耳病，

兼治癫痫儿病惊，
提补诸阳气上升。
目眩头痛灸脑空。
兼刺瘰疬项下生。
息肉痔塞灸能痊，
炷如小麦灼相安。
中风舌缓不能言，
头风百病与伤寒。
目痛如脱泪不明，
兼刺攒竹更有功。
风池主治肺中寒，
颊车落颊风自痊。
眵䁾冷泪云翳生，
日晡发疟胁下疼。
中恶癫痫口眼歪，
灸治儿风急慢灾。
女子瘕聚儿紧唇，
消渴牙疳灸功深。
兼刺面痒若虫行，
此穴须知禁火攻。
颊肿唇弛牙噤强，
瞤动视物目䀮䀮。
兼刺迎香功最灵，
牙车脱臼齿根疼。
睛明攒竹目昏蒙，
雀目攀睛白翳生。
齿龈肿痛牙不利。
丝竹空穴治头风。

（二）胸腹部

膻中穴主灸肺痈，　　　咳嗽哮喘及气瘿。
巨阙九种心痛病，　　　痰饮吐水息贲宁。
上脘奔豚与伏梁，　　　中脘主治脾胃伤，
兼治脾病疟痰晕。　　　痞满翻胃尽安康。
水分胀满脐突硬，　　　水道不利灸之良。
神阙百病老虚泻，　　　产胀溲难儿脱肛。
气海主治脐下气，　　　关元诸虚泻浊遗。
中极下元虚寒病，　　　一切癀冷总皆宜。
膺肿乳痈灸乳根，　　　小儿龟胸灸亦同。
呕吐吞酸灸日月，　　　大赫专治病遗精。
天枢主灸脾胃伤，　　　泄泻痢疾甚相当，
兼灸膨胀癥瘕病，　　　艾火多加病必康。
章门主治痞块病，　　　但灸左边可拔根，
若灸肾积脐下气，　　　两边齐灸自然平。
期门主治奔豚病，　　　上气咳逆胸背疼，
兼治伤寒胁硬痛，　　　热入血室刺有功。
带脉主灸一切疝，　　　偏坠木肾尽成功，
兼灸妇人浊带病，　　　丹田温暖自然停。

（三）背部

腰俞主治腰脊痛，　　　冷痹强急动作难，
腰下至足不仁冷，　　　妇人经病溺赤痓。
至阳专灸黄疸病，　　　兼灸痞满喘促声。
命门老虚腰痛证，　　　更治痞肛痔肠风。
膏肓一穴灸劳伤，　　　百损诸虚无不良，
此穴禁针惟宜灸，　　　千金百壮效非常。
大杼主刺身发热，　　　兼刺疟疾咳嗽痰。
神道惟灸背上病，　　　怯怯短气艾火添。
风门主治易感风，　　　风寒痰嗽吐血红，
兼治一切鼻中病，　　　艾火多加嗅自通。

肺俞内伤嗽吐红，
小儿龟背亦堪灸，
膈俞主治胸胁痛，
更治一切失血证，
肝俞主灸积聚痛，
更同命门一并灸，
胆俞主灸胁满呕，
兼灸酒疸目黄色，
脾俞主灸伤脾胃，
喘急吐血诸般病，
三焦俞治胀满疼，
更治赤白休息痢，
胃俞主治黄疸病，
疟疾善饥不能食，
肾俞主灸下元虚，
兼灸吐血聋腰痛，
大肠俞治腰脊疼，
兼治泄泻痢疾病，
膀胱俞治小便难，
更治腰脊强直痛，
譩譆主治久疟病，
意舍主治胁满痛，
身柱主治羊痫风，
长强惟治诸般痔，
（四）手部
尺泽主治肺诸疾，
伤寒热病汗不解，
列缺主治嗽寒痰，
男子五淋阴中痛，
经渠主刺疟寒热，

兼灸肺痿与肺痈，
肺气舒通背自平。
兼灸痰疟痃癖功，
多加艾灼总收功。
兼灸气短语声轻，
能使瞽目复重明。
惊悸睡卧不能安，
面发赤斑灸自痊。
吐泻疟痢疸瘕癥，
更治婴儿慢脾风。
积块坚硬痛不宁，
刺灸此穴自然轻。
食毕头目即晕眩，
艾火多加自可痊。
令人有子效多奇，
女疸妇带不能遗。
大小便难此可通，
先补后泻要分明。
少腹胀满不能安，
艾火多添疾自痊。
五脏疟灸脏俞平。
兼疗呕吐立时宁。
咳嗽痰喘腰背疼。
百劳穴灸汗津津。

绞肠痧痛锁喉风，
兼刺小儿急慢风。
偏正头疼治自痊，
尿血精出灸便安。
胸背拘急胀满坚，

喉痹咳逆气数欠，
太渊主刺牙齿病，
兼刺咳嗽风痰疾，
鱼际主灸牙齿痛，
更刺伤寒汗不出，
少冲主治心胆虚，
少商惟针双蛾痹，
少海主刺腋下瘰，
灵道主治心疼痛，
通里主治温热病，
喉痹苦呕暴瘖痖，
神门主治悸怔忡，
兼治小儿惊痫证，
少府主治久痎疟，
兼治妇人挺痛痒，
曲泽主治心疼惊，
兼治伤寒呕吐逆，
痰火胸痛刺劳宫，
兼治鹅掌风证候，
商阳主刺卒中风，
少商中冲关冲少，
三里三间并二间，
兼治偏风眼目疾，
合谷主治破伤风，
兼治头上诸般病，
阳溪主治诸热证，
头疼牙疼咽喉痛，
曲池主治是中风，
兼治一切疟疾病，
肩井一穴治仆伤，

呕吐心痛亦可痊。
腕肘无力或痛疼，
偏正头疼效若神。
在左灸左右同然，
兼治疟疾方欲寒。
怔忡癫狂不可遗。
血出喉开功最奇。
漏臂痹痛羊痫风。
瘛疭暴瘖不出声。
无汗懊侬心悸惊，
妇人经漏过多崩。
呆痴中恶恍惚惊，
金针补泻疾安宁。
肘腋拘急痛引胸，
男子遗溺偏坠疼。
身热烦渴肘掣疼，
针灸同施立刻宁。
小儿口疮针自轻，
先补后泻效分明。
暴仆昏沉痰塞壅，
少泽三棱立回生。
主治牙疼食物难，
针灸三穴莫教偏。
痹痛筋急针止疼，
水肿产难小儿惊。
瘾疹痂济亦当针，
狂妄惊中见鬼神。
手挛筋急痛痹风，
先寒后热自然平。
肘臂不举浅刺良。

肩颥主治瘫痪疾，　　手挛肩肿效非常。
少泽主治衄不止，　　兼治妇人乳肿疼。
大陵一穴何尚主，　　呕血疟疾有奇功。
前谷主治癫痫疾，　　颈项肩臂痛难堪，
更能兼治产无乳，　　小海喉龈肿痛痊。
腕骨主治臂腕痛，　　五指诸疾治可平。
后溪能治诸疟疾，　　能令癫痫渐渐轻。
阳谷主治头面病，　　手膊诸疾有多般，
兼治痔漏阴痿疾，　　先针后灸自然痊。
支正穴治七情郁，　　肘臂十指尽皆挛，
兼治消渴饮不止，　　补泻分明自可安。
液门主治喉龈肿，　　手臂红肿出血灵，
又治耳聋难得睡，　　刺入三分补自宁。
中渚主治肢木麻，　　战振跷挛力不加，
肘臂连肩红肿痛，　　手背痈毒治不发。
阳池主治消渴病，　　口干烦闷疟热寒，
兼治折伤手腕痛，　　持物不得举臂难。
外关主治脏腑热，　　肋臂胁肋五指疼，
瘰疬结核连胸颈，　　吐衄不止血妄行。
支沟中恶卒心痛，　　大便不通胁肋疼，
能泻三焦相火盛，　　兼治血脱晕迷生。
天井主治瘰疬疹，　　耳聋喉痹瘾疹平。

（五）足部

隐白主治心脾痛，　　筑宾能医气疝疼。
照海穴治夜发病，　　兼疗消渴便不通。
大都主治温热病，　　伤寒厥逆呕闷烦，
胎产百日内禁灸，　　千金主灸大便难。
太白主治痔漏疾，　　一切腹痛大便难。
痞疸寒疟商丘主，　　兼治呕吐泻痢痊。
公孙主治痰壅膈，　　肠风下血积块疴，

兼治妇人气蛊病，
三阴交治痞满坚，
兼治不孕及难产，
血海主治诸血疾，
阴陵泉治胁腹满，
涌泉主刺足心热，
血淋气痛疼难忍，
然谷主治喉痹风，
疝气温疟多渴热，
太溪主治消渴病，
妇人水蛊胸胁满，
阴谷舌纵口流涎，
疝痛阴痿及痹病，
复溜血淋宜乎灸，
伤寒无汗急泻此，
大敦治疝阴囊肿，
小儿急慢惊风病，
行间穴治儿惊风，
浑身肿胀单腹胀，
太冲主治肿胀满，
兼治霍乱吐泻证，
中封主治遗精病，
鼓胀瘿气随年灸，
曲泉癀疝阴股痛，
兼治女子阴挺痒，
伏兔主刺腿膝冷，
若逢穴处生疮疖，
阴市主刺痿不仁，
兼刺两足拘挛痹，
足三里治风湿中，

先补后泻自然瘥。
痈冷疝气脚气缠，
遗精带下淋漓痊。
兼治诸疮病自轻。
刺中下部尽皆松。
兼刺奔豚疝气疼，
金针泻动自安宁。
咳血足心热遗精，
兼治初生儿脐风。
兼治房劳不称情，
金针刺后自安宁。
腹胀烦满小便难，
妇人漏下亦能痊。
气滞腰疼贵在针，
六脉沉伏即可伸。
兼治脑衄破伤风，
炷如小麦灸之灵。
更刺妇人血蛊癥，
先补后泻自然平。
行动艰辛步履难，
手足转筋灸可痊。
阴缩五淋溲便难，
三里合灸步履艰。
足膝胫冷久失精，
少腹冷痛血痕癥。
兼刺脚气痛痹风，
说与医人莫用功。
腰膝寒如注水侵，
寒疝少腹痛难禁。
诸虚耳聋上牙疼，

噎膈鼓胀水肿喘，　　　寒湿脚气及风痹。
解溪主治风水气，　　　面腹足肿喘嗽频，
气逆发噎头风眩，　　　悲泣癫狂悸与惊。
陷谷主治水气肿，　　　善噫痛疝腹肠鸣，
无汗振寒痰疟病，　　　胃脉得弦泻此平。
内庭主治痞满坚，　　　左右缪灸腹响宽，
兼刺妇人食蛊胀，　　　行经头晕腹疼安。
厉兑主治尸厥证，　　　惊狂面肿喉痹风，
兼治足寒膝膑肿，　　　相偕隐白梦魇灵。
飞扬主治步艰难，　　　金门能疗病癫痫。
足腿红肿昆仑主，　　　兼治齿痛亦能安。
昼发痓证治若何，　　　金针申脉起沉疴，
上牙疼兮下足肿，　　　亦针此穴自平和。
环跳主治中风湿，　　　股膝筋挛腰痛疼。
委中刺血医前证，　　　开通经络最相应。
阳陵泉治痹偏风，　　　兼治霍乱转筋疼。
承山主针诸痔漏，　　　亦治寒冷转筋灵。
阳辅主治膝酸痛，　　　腰间溶溶似水浸，
肤肿筋挛诸痿痹，　　　偏风不遂灸功深。
风市主治腿中风，　　　两膝无力脚气冲，
兼治浑身麻搔痒，　　　艾火烧针皆就功。
悬钟主治胃热病，　　　腹胀肘痛脚气疼，
兼治脚胫湿痹痒，　　　足指疼痛针可停。
丘墟主治胸胁痛，　　　牵引腰腿髀枢中，
小腹外肾脚腕痛，　　　转筋足胫不能行。
颈漏腋下马刀疮，　　　连及胸胁乳痈疡，
妇人月经不利病，　　　下临泣穴主治良。
侠溪主治胸胁满，　　　伤寒热病汗难出，
兼治目赤耳聋痛，　　　颔肿口噤疾堪除。
窍阴主治胁间痛，　　　咳不得息热躁烦，
痈疽头痛耳聋病，　　　喉痹舌强不能言。

# 附录八 十四经经穴分部图

分部图说明：

"·"表示腧穴。

"－－－－－"表示经脉路线。

"－－－－－－"表示骨骼标志。

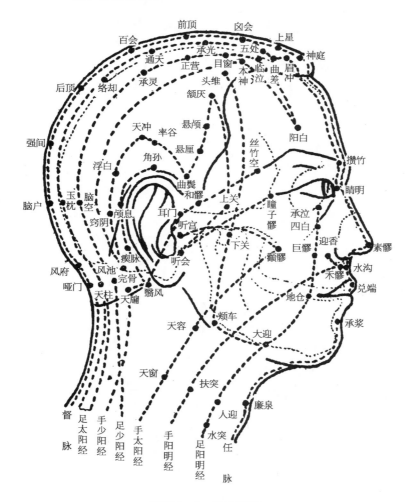

附图 8-1 侧头面部

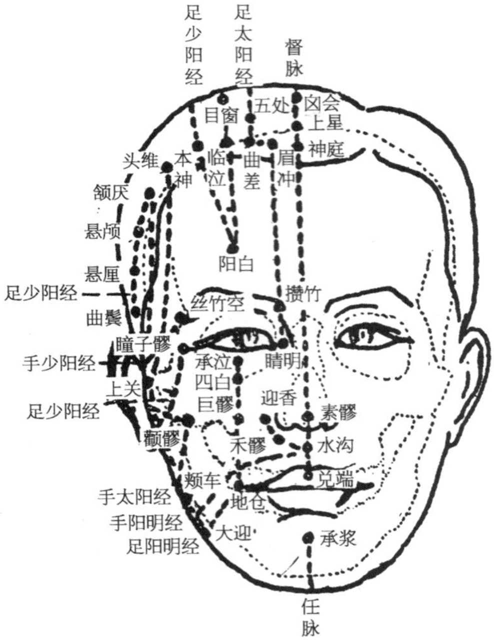

附图 8-2　正头面部

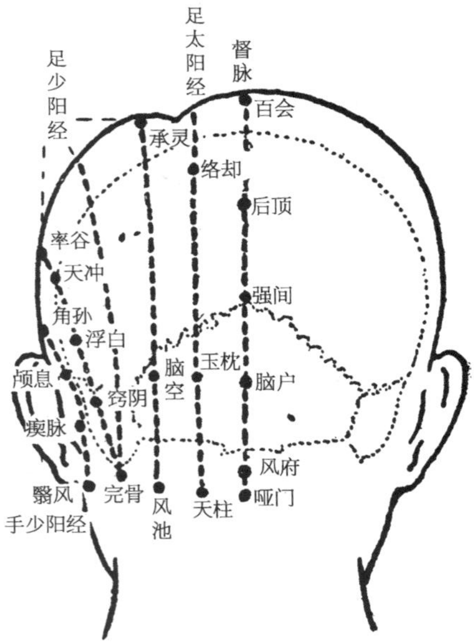

附图 8-3　后头部

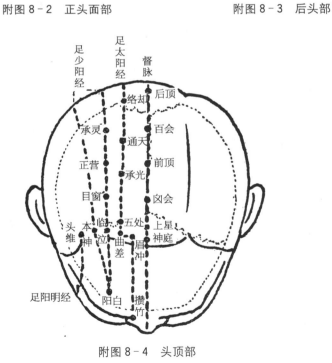

附图 8-4　头顶部

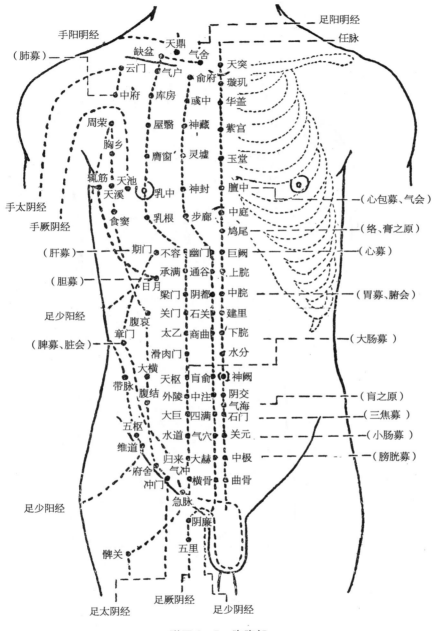

手阳明经

（肺募）

手太阴经

手厥阴经

（肝募）

（胆募）

足少阳经

（脾募、脏会）

带脉

足少阳经

髀关

足阳明经

任脉

天鼎　　气舍

缺盆　　天突

云门　气户　俞府　璇玑

中府　库房　彧中　华盖

周荣　　屋翳　神藏　紫宫

胸乡　　膺窗　灵墟　玉堂

辄筋　天池　乳中　神封　膻中　　　（心包募、气会）

天溪　　乳根　步廊　中庭

食窦　　　　　鸠尾　　　（络、膏之原）

期门　不容　幽门　巨阙　　　（心募）

承满　通谷　上脘

日月　梁门　阴都　中脘　　　（胃募、腑会）

关门　石关　建里

章门　太乙　商曲　下脘

滑肉门　　　水分　　　（大肠募）

大横　天枢　肓俞　神阙

腹结　外陵　中注　阴交　　　（肓之原）

大巨　四满　气海

五枢　水道　气穴　石门　　　（三焦募）

维道　归来　大赫　关元　　　（小肠募）

府舍　气冲　横骨　中极　　　（膀胱募）

冲门　　　　　曲骨

急脉

阴廉

五里

足太阴经　　足厥阴经　　足少阴经

附图 8-5　胸腹部

271

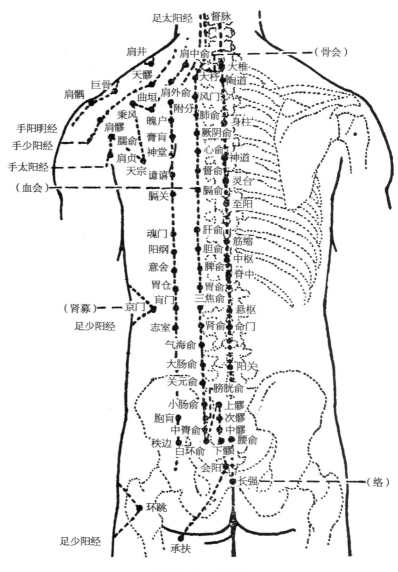

附图 8-6　背腰部

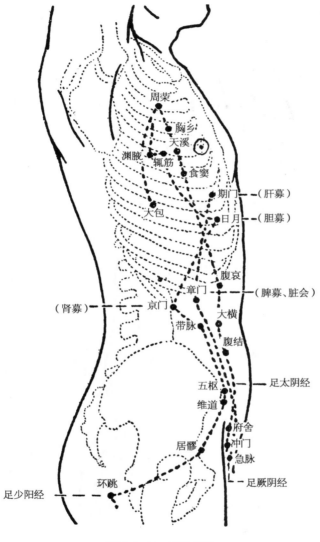

周荣
胸乡
天溪
渊腋
辄筋
食窦
期门 —— （肝募）
大包
日月 —— （胆募）
腹哀
章门 —— （脾募、脏会）
（肾募） —— 京门
大横
带脉
腹结
五枢 —— 足太阴经
维道
府舍
冲门
居髎
急脉
足少阳经 —— 环跳
足厥阴经

附图 8-7　侧胸腹部

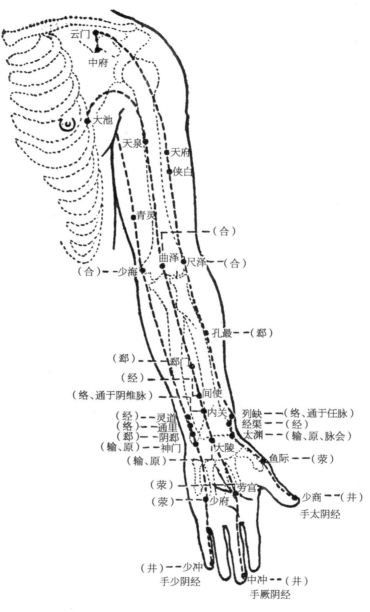

附图 8-8　上肢部(甲)

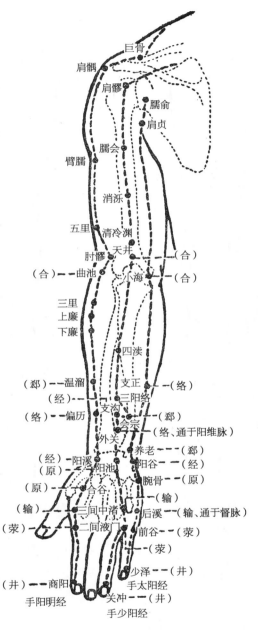

巨骨

肩髃

肩髎

臑俞

肩贞

臑会

臂臑

消泺

五里

清冷渊

肘髎　天井　　　　（合）

（合）－－曲池

小海　　　－（合）

三里
上廉
下廉

四渎

（郄）－－温溜　支正　　－（络）

（经）－－　　　三阳络

（络）－－偏历　支沟

　　　　　会宗　　－（郄）

外关　　　　（络、通于阳维脉）

养老　－－（郄）

（经）－阳溪　　　阳谷　－－（经）

（原）－－阳池

腕骨　－－（原）

（原）－－合谷

　　　　　　－－（输）

（输）－－三间中渚　后溪－－（输、通于督脉）

（荥）－－二间液门　前谷－－（荥）

（荥）

少泽－－（井）

（井）－－商阳　　手太阳经

手阳明经　　关冲－－（井）

手少阳经

附图 8-9　上肢部(乙)

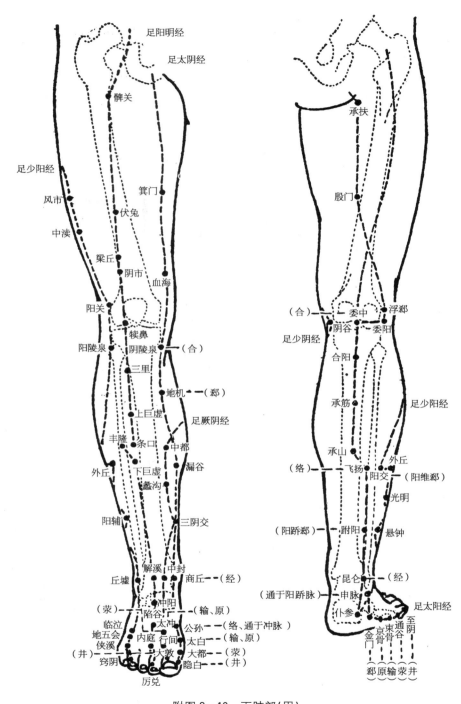

附图 8-10 下肢部(甲)

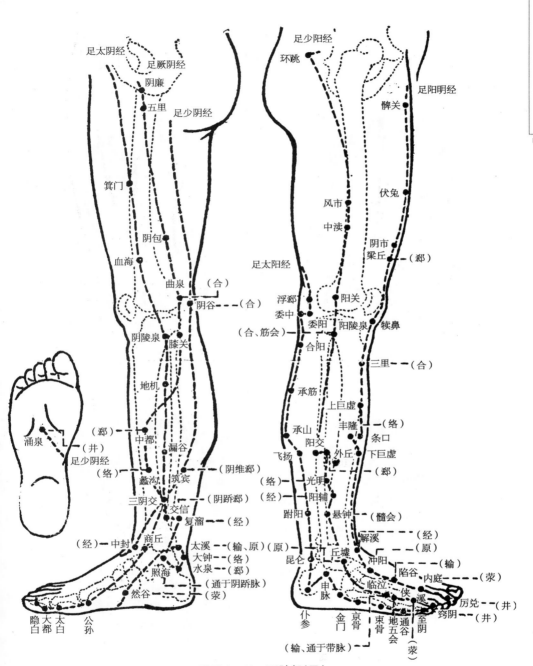

足太阴经
足厥阴经
阴廉
五里　足少阴经

足少阳经
环跳

足阳明经

髀关

箕门

风市
中渎

伏兔

阴包

阴市
梁丘　　（郄）

血海

曲泉　　（合）
阴谷——（合）

足太阳经

阴陵泉
膝关

浮郄
委中
委阳　阳陵泉　犊鼻
（合、筋会）
合阳

阳关

地机

三里——（合）

承筋
上巨虚
丰隆——（络）
条口
下巨虚

涌泉
（郄）——中都
（井）
足少阴经
（络）
蠡沟　筑宾
三阴交　交信
复溜——（经）
（经）——中封　商丘
大钟
水泉

承山
阳交
飞扬
（络）　光明　（郄）
（阴维郄）　（经）　阳辅
（阴跷郄）　跗阳　悬钟　（髓会）

解溪　　（经）
（原）
太溪——（输、原）（原）　昆仑　丘墟
（络）
（郄）　冲阳
陷谷　内庭——（荥）
（输）
临泣　侠溪
申脉
（通于阴跷脉）
然谷——（荥）

照海

隐大太　公孙
白都白
仆参　金门　京骨　束骨　地五会　至阴（荥）　窍阴（井）
历兑——（井）
（输、通于带脉）

附图 8-11　下肢部(乙)

# 附录九　具有特别标志或特殊取穴方法的腧穴图

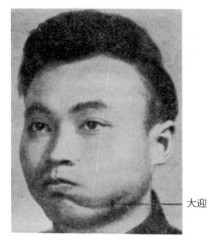

附图 9-1　大迎穴

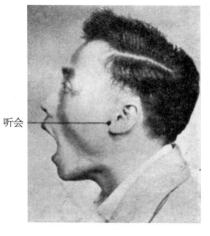

附图 9-2　听会穴

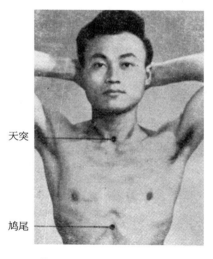

附图 9-3　天突穴、鸠尾穴

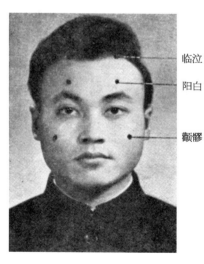

附图 9-4　临泣穴、阳白穴、颧髎穴

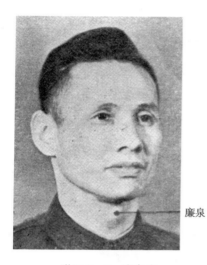

廉泉

附图 9-5　廉泉穴

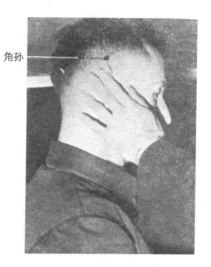

角孙

附图 9-6　角孙穴

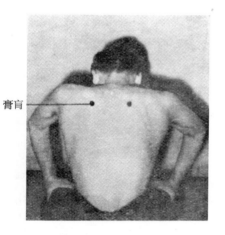

膏肓

附图 9-7　膏肓穴

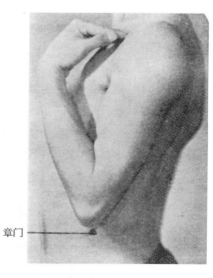

章门

附图 9-8　章门穴

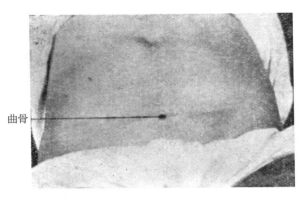

曲骨 ———————

附图 9‑9　曲骨穴

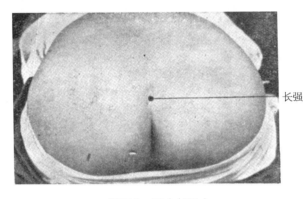

——— 长强

附图 9‑10　长强穴

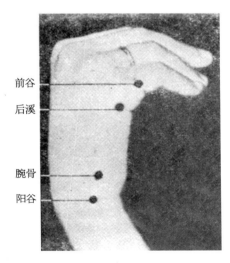

前谷 ———
后溪 ———

腕骨 ———
阳谷 ———

附图 9‑11　前谷穴、后溪穴、腕骨穴、阳谷穴

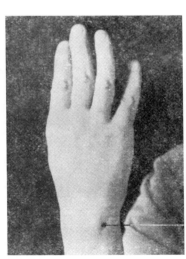

——— 养老

附图 9‑12　养老穴

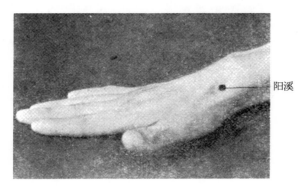

附图 9－13　阳溪穴

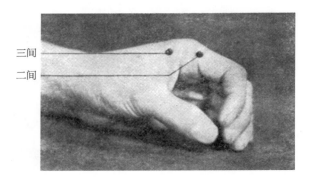

附图 9－14　二间穴、三间穴

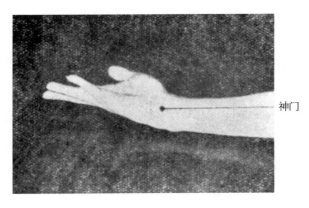

附图 9－15　神门穴

内关

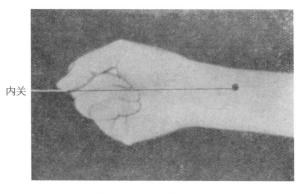

附图 9－16　内关穴

偏历

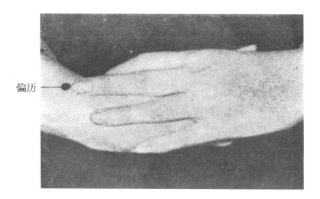

附图 9－17　偏历穴

列缺

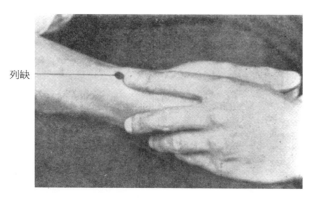

附图 9－18　列缺穴

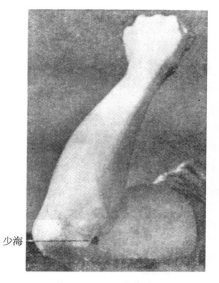

少海

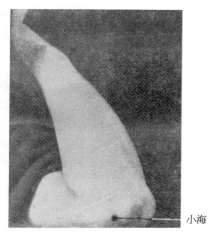

小海

附图 9 - 19　少海穴　　　　　　　　　附图 9 - 20　小海穴

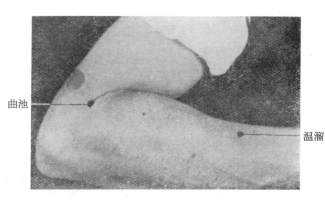

曲池

温溜

附图 9 - 21　曲池穴、温溜穴

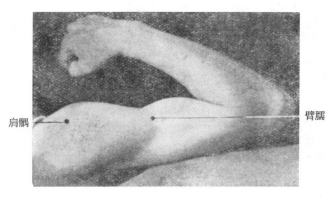

肩髃

臂臑

附图 9 - 22　肩髃穴、臂臑穴

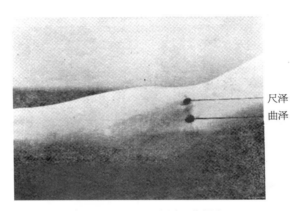

肩髎

附图 9－23　肩髎穴

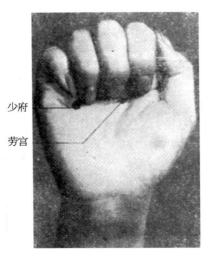

尺泽
曲泽

附图 9－24　尺泽穴、曲泽穴

少府
劳宫

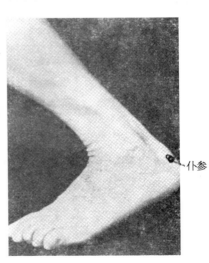

仆参

附图 9－25　少府穴、劳宫穴　　　　　附图 9－26　仆参穴

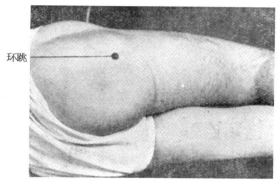

附图 9－27　环跳穴

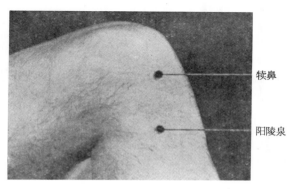

附图 9－28　犊鼻穴、阳陵泉穴

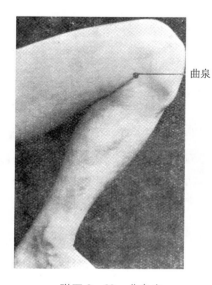

附图 9－29　曲泉穴

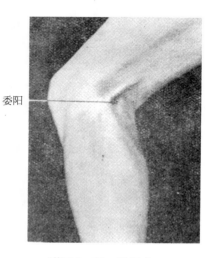

附图 9－30　委阳穴

285

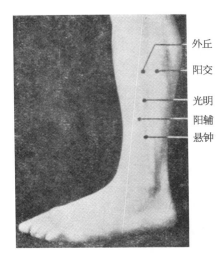

外丘
阳交
光明
阳辅
悬钟

附图 9 - 31　外丘穴、阳交穴、光明穴、
阳辅穴、悬钟穴

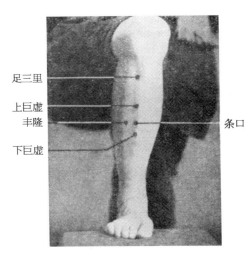

足三里
上巨虚
丰隆
下巨虚
条口

附图 9 - 32　足三里穴、上巨虚穴、条口穴、
丰隆穴、下巨虚穴

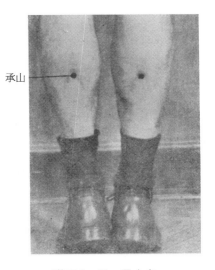

承山

附图 9 - 33　承山穴

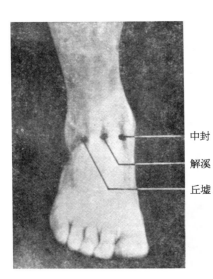

中封
解溪
丘墟

附图 9 - 34　中封穴、解溪穴、丘墟穴

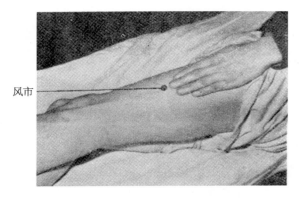

风市

附图 9‑35　风市穴

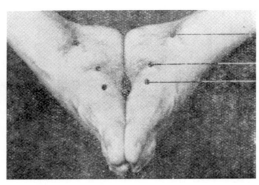

照海

然谷

公孙

附图 9‑36　照海穴、然谷穴、公孙穴

# 穴名笔画索引

## 说明

（1）本索引编排以笔画多寡为序，首以每一穴名第 1 字的笔画分节，次以第 1 字起笔时第 1 笔分成〔丶〕、〔乛〕、〔一〕、〔丨〕、〔丿〕四目。若遇第 1 字相同者，则分别以第 2、第 3 字笔画多少依次排列。

（2）本索引收列穴名，以本书所载十四经经穴及经外奇穴的正名、别名为限，共计 1 368 穴名。凡在括号内有"经"字者为十四经经穴；有"奇"字者为经外奇穴；有"别"字者为别名。

（3）本索引括号内经字后所标明的：肺、大肠、胃、脾、心、小肠、膀胱、肾、心包、三焦、胆、肝、任脉、督脉等，即指十四经；奇字后所标明的：头面、胸腹、腰背、上肢、下肢、其他等，即指书中奇穴所隶属的节目；别名之后，均注明正名，以便查考。

（4）本索引在每一穴名之后，均注明正文页码，以便于读者查阅正文中记载的有关项目。

（5）本索引所用简化字，以四批推行的简化汉字表为标准。

（6）根据四批推行的简化汉字表规定，本索引简体字中的阝作二画，辶（辶）作三画，礻（示）作四画。

# 三画

## 【一】

附录

**293**

295

附

录

297

附录

299

## 十一画

【丶】

【一】

【丨】

## 十三画

【丶】

【丨】

【丿】

附

录

309

# 主要参考书目

1.《灵枢经》

2.《黄帝内经素问》（唐王冰注）

3.《黄帝内经太素》（隋杨上善撰注）

4.《针灸甲乙经》（晋皇甫谧集）

5.《难经经释》（清徐大椿释）

6.《备急千金要方》（唐孙思邈撰）

7.《千金翼方》（唐孙思邈撰）

8.《外台秘要》（唐王焘撰）

9.《铜人腧穴针灸图经》（宋王惟一编）

10.《针灸资生经》（宋王执中撰）

11.《太平圣惠方》（宋王怀隐等编）

12.《圣济总录》（宋政和中奉敕撰）

13.《十四经发挥》（元滑寿著）

14.《针灸聚英发挥》（明高武撰）

15.《医学入门》（明李梴撰）

16.《针灸大成》（明杨继洲编著）

17.《类经图翼》（明张介宾编著）

18.《东医宝鉴》（朝鲜许浚撰）

19.《循经考穴编》（明不著撰人）

20.《针灸大全》（明徐凤编）

21.《针灸集成》（清廖润鸿撰）

22.《医宗金鉴》（清吴谦纂）

23.《经穴纂要》（日本小阪元祐撰）

24.《经穴汇解》（日本原昌克子柔编）

25.《俞穴折衷》（日本安井元越撰）

26. 《针灸经穴图考》(黄竹斋编著)

27. 《针灸学讲义》(上海中医学院编著)

28. 《针灸取穴参考图》(沈白涛绘制)

29. 《十四经络图谱》(日本泽田健校订)

30. 《针灸经外奇穴治疗诀》(柯传灏编著)

31. 《针灸孔穴及其疗法便览》(池澄清编)